実践！ケースに学ぶ
栄養管理・食事指導エキスパートガイド

［編集］**稲垣 暢也** 京都大学大学院医学研究科 糖尿病・内分泌・栄養内科学 教授
京都大学医学部附属病院 疾患栄養治療部 部長

長嶋 一昭 京都大学大学院医学研究科 糖尿病・内分泌・栄養内科学 講師

幣 憲一郎 京都大学医学部附属病院 疾患栄養治療部 副部長

南山堂

執筆者一覧 (執筆順)

田中　　仁	帝塚山学院大学人間科学部 食物栄養学科	
細川　雅也	帝塚山学院大学人間科学部 食物栄養学科 教授	
津田　謹輔	帝塚山学院大学人間科学部 食物栄養学科 教授／学長	
川﨑　英二	長崎みなとメディカルセンター市民病院 糖尿病・代謝内科 診療部長／研究開発センター長	
中屋　　豊	四国中央病院 臨床研究センター長／副院長	
稲垣　暢也	京都大学大学院医学研究科 糖尿病・内分泌・栄養内科学 教授 京都大学医学部附属病院 疾患栄養治療部 部長	
長嶋　一昭	京都大学大学院医学研究科 糖尿病・内分泌・栄養内科学 講師	
幣　憲一郎	京都大学医学部附属病院 疾患栄養治療部 副部長	
矢部　大介	関西電力病院 糖尿病・代謝・内分泌センター 部長／ 疾患栄養治療センター センター長	
岩崎　真宏	関西電力病院 疾患栄養治療センター	
桑田　仁司	関西電力病院 糖尿病・代謝・内分泌センター	
清野　　裕	関西電力病院 院長	
和田　啓子	京都大学医学部附属病院 疾患栄養治療部	
福井　道明	京都府立医科大学 内分泌・代謝内科学 准教授	
佐々木　環	川崎医科大学 腎臓・高血圧内科学 教授	
市川　和子	川崎医科大学附属病院 栄養部 部長	
浅井加奈枝	京都大学医学部附属病院 疾患栄養治療部	
山根　俊介	京都大学大学院医学研究科 糖尿病・内分泌・栄養内科学	
藤本　新平	高知大学医学部 内分泌代謝・腎臓内科学(糖尿病・代謝内科) 教授	
伊與木美保	高知大学医学部附属病院 栄養管理部 栄養管理副部長	
藤田　義人	京都大学大学院医学研究科 糖尿病・内分泌・栄養内科学	
藤倉　純二	京都大学大学院医学研究科 糖尿病・内分泌・栄養内科学	
水野菜穂子	京都大学医学部附属病院 疾患栄養治療部	

濵崎　暁洋	田附興風会 医学研究所 北野病院 糖尿病内分泌センター 部長代行／栄養指導部	
藤田　美晴	京都大学医学部附属病院 疾患栄養治療部	
原田　範雄	京都大学大学院医学研究科 糖尿病・内分泌・栄養内科学	
田中　　清	京都女子大学家政学部 食物栄養学科 教授	
桑原　晶子	大阪樟蔭女子大学学芸学部 健康栄養学科 講師	
太田　淳子	京都女子大学家政学部 食物栄養学科	
楊　　鴻生	藍野大学医療保健学部 特任教授	
曽根　正勝	京都大学大学院医学研究科 糖尿病・内分泌・栄養内科学 特定講師	
古御門恵子	京都大学医学部附属病院 疾患栄養治療部	
栢下　淳子	徳島赤十字病院 栄養課	
冨田　　努	京都大学大学院医学研究科 糖尿病・内分泌・栄養内科学	
辻　　秀美	京都大学医学部附属病院 疾患栄養治療部	
山際　岳朗	京都大学医学部附属病院 薬剤部	
八十田明宏	京都大学大学院医学研究科 糖尿病・内分泌・栄養内科学 講師	
池松　禎人	浜松医療センター 手術センター センター長／外科	
岡本　康子	浜松医療センター 栄養管理科（NST 管理室）副参事	
佐々木真美	定禅寺フローレンスクリニック 院長	
岡本　智子	東北大学病院 栄養管理室 室長	
三宅　映己	愛媛大学大学院医学系研究科 消化器・内分泌・代謝内科学	
利光久美子	愛媛大学医学部附属病院 栄養部	
日浅　陽一	愛媛大学大学院医学系研究科 消化器・内分泌・代謝内科学 教授	
卯木　　智	滋賀医科大学医学部附属病院 糖尿病・腎臓・神経内科 講師	
徳本　良雄	愛媛大学大学院医学系研究科 消化器・内分泌・代謝内科学 講師	
玉井由美子	京都大学医学部附属病院 疾患栄養治療部	
田中　大祐	京都大学大学院医学研究科 糖尿病・内分泌・栄養内科学	
京面ももこ	京都大学医学部附属病院 疾患栄養治療部	

河本　　泉	関西電力病院 外科 部長
北谷　直美	関西電力病院 疾患栄養治療センター 部長
佐々木雅也	滋賀医科大学医学部附属病院 栄養治療部 部長
岩川　裕美	滋賀医科大学医学部附属病院 栄養治療部 副部長
髙岡あずさ	滋賀医科大学医学部附属病院 栄養治療部
池田　香織	京都大学大学院医学研究科 糖尿病・内分泌・栄養内科学
松原　亜海	京都大学医学部附属病院 疾患栄養治療部
森野勝太郎	滋賀医科大学医学部附属病院 糖尿病内分泌内科
鈴木　壱知	獨協医科大学越谷病院 消化器内科 准教授
牧岡　　舞	獨協医科大学越谷病院 栄養部
小倉　雅仁	京都大学大学院医学研究科 糖尿病・内分泌・栄養内科学
大島　綾子	京都大学医学部附属病院 疾患栄養治療部
御石　絢子	京都大学医学部附属病院 疾患栄養治療部
原島　伸一	京都大学大学院医学研究科 糖尿病・内分泌・栄養内科学 講師
井田めぐみ	京都大学医学部附属病院 疾患栄養治療部
城尾恵里奈	京都大学大学院医学研究科 糖尿病・内分泌・栄養内科学
山本　卓也	彦根市立病院 栄養科 科長／栄養治療室 室長
黒江　　彰	彦根市立病院 内科(糖尿病・内分泌) 主任部長
矢野　秀樹	彦根市立病院 内科(糖尿病・内分泌)／副院長
黒瀬　　健	関西電力病院 糖尿病・代謝・内分泌センター センター長
三谷　恒雄	関西電力病院 皮膚科 部長
真壁　　昇	関西電力病院 疾患栄養治療センター
梶山　　徹	関西電力病院 緩和医療科 部長
岡﨑　一幸	京都大学医学部附属病院 検査部

序

　臨床栄養学においては，終戦後長らく低栄養を問題にした「不足の栄養学」が中心でした．高度成長期を経て，近年は逆に「過剰の栄養学」へと大きくシフトし，食事の過剰摂取をコントロールしていくことが主眼として論じられるようになりました．その一方で，わが国の高齢化社会の著しい進展とともに，高齢者の栄養不足や老衰による廃用症候群，寝たきりなどの問題が認識され，サルコペニア（筋肉量の減少）やフレイル（ぜい弱性）の兆候には十分な注意を払って栄養介入・栄養治療をしていくことが重要な課題となってきています．

　本書では，栄養管理を単なるエネルギー摂取量あわせの「足し算」「引き算」にとどめることなく，エネルギーと栄養素の適材・適量・最適化のための「足し算」「引き算」の栄養管理，同じ量のエネルギーを摂取する際に栄養素や食材・食形態の組み合わせにも配慮する「かけ算」の栄養管理の考えかたで，栄養管理・食事指導を医療の補助的手段としてばかりでなく，治療手段のひとつとしてとらえ直し，治療の過程で栄養管理や食事指導が重要な役割を担ったさまざまな疾患のケースを通して，栄養療法の基本から実践までを学んでいくことを目的としています．

　これまで京都大学医学部附属病院 疾患栄養治療部では，長年にわたり糖尿病などの代謝性疾患や呼吸器疾患・消化器疾患などで診療を受ける多くの外来患者さん・入院患者さんに対し，栄養管理・食事指導に地道に取り組み，幅広い成果を上げてきました．このたび，京大病院をはじめとして，栄養管理や食事指導に熱意をもって取り組んでいる医療機関において，培ってきた数々の経験のなかから，栄養管理・食事指導の寄与率が高く，治療の主軸となった症例を，ご紹介いただきました．それぞれの症例の解説にあたって，医師と栄養士・管理栄養士がパートナーを組み，疾患における患者背景や栄養管理に必要な検査値をもとに，まず医師により病態を読み解き，栄養指導の前提となる疾患に関する知識をわかりやすく解説したうえで，現場の第一線で活躍する栄養士・管理栄養士により日ごろの食事指導や栄養管理の工夫やノウハウを公開しています．

　栄養管理をはじめとする療養指導では，医師，栄養士・管理栄養士とともに看護師，薬剤師，臨床検査技師など，それぞれの医療職の専門性を活かした多職種連携やチーム医療が大切であり，それぞれの立場からの提案・アプローチを結集することでこそ，治療効果ならびに患者さんのQOLの向上が望めます．本書を通して明日からの実践に役立つ知識を身につけ，現場での栄養管理・食事指導に役立てていただければ幸いです．

2014年12月

京都大学大学院医学研究科 糖尿病・内分泌・栄養内科学 教授
京都大学医学部附属病院 疾患栄養治療部 部長

稲垣 暢也

目　次

I. 総　論

1. 糖質・脂質・たんぱく質の作用と代謝 …………………… 田中 仁　細川雅也　津田謹輔　2
2. 水・電解質・酸塩基平衡の基礎知識
　　― アシドーシスとアルカローシス ― ……………………………………… 川﨑英二　9
3. 栄養管理に必要な検査値の読み方 …………………………………………… 中屋 豊　14

II. 疾患別の栄養管理

4. 糖尿病 ……………………………………………… 稲垣暢也　長嶋一昭　幣憲一郎　22
5. 脂質異常症 ……………………………………………………… 細川雅也　和田啓子　28
6. 腎臓病（腎炎） ………………………………………………… 佐々木環　市川和子　34
7. 腎臓病（ネフローゼ症候群） …………………………………… 長嶋一昭　浅井加奈枝　38
8. 腎臓病（糖尿病腎症） ………………………………………… 藤本新平　伊與木美保　44
9. 腎臓病（腎不全保存期） ……………………………………… 藤本新平　伊與木美保　50
10. 腎臓病（透析期）― 腹膜透析から血液透析への移行例 ― ……… 佐々木環　市川和子　56
11. 肥満症 …………………………………………………………… 藤倉純二　水野菜穂子　60
12. 高尿酸血症・痛風 ……………………………………………… 濵崎暁洋　藤田美晴　66
13. 骨粗鬆症 …………………………………… 田中 清　桑原晶子　太田淳子　楊 鴻生　72
14. 高血圧 …………………………………………………………… 曽根正勝　和田啓子　76

⑮	心不全	原田範雄　古御門恵子	80
⑯	動脈硬化性疾患（狭心症・心筋梗塞）	中屋豊　梎下淳子	84
⑰	動脈硬化性疾患（脳卒中・脳血管障害）	冨田努　辻秀美	90
⑱	摂食・嚥下障害	八十田明宏　藤田美晴	96
⑲	逆流性食道炎	池松禎人　岡本康子	100
⑳	胃炎	佐々木真美　岡本智子	104
㉑	消化性潰瘍	佐々木真美　岡本智子	108
㉒	脂肪肝・非アルコール性脂肪肝炎	三宅映己　利光久美子　日浅陽一	112
㉓	慢性肝炎	德本良雄　利光久美子　日浅陽一	118
㉔	肝硬変・肝不全	藤田義人　玉井由美子	122
㉕	胆石症	田中大祐　京面ももこ	126
㉖	膵炎	河本泉　北谷直美	130
㉗	炎症性腸疾患（クローン病）	佐々木雅也　岩川裕美	136
㉘	炎症性腸疾患（潰瘍性大腸炎）	佐々木雅也　岩川裕美　髙岡あずさ	142
㉙	食道がん術後	池田香織　松原亜海	148
㉚	胃がん周術期	池松禎人　岡本康子	152
㉛	膵全摘術後	森野勝太郎　岩川裕美	156
㉜	吸収不良症候群	鈴木壱知　牧岡舞	160
㉝	便通異常（下痢）	鈴木壱知　牧岡舞	164
㉞	COPD	小倉雅仁　大島綾子	168
㉟	免疫抑制状態（易感染性）	山根俊介　御石絢子	174
㊱	食物アレルギー	原島伸一　井田めぐみ	180

㊲ 貧血(鉄欠乏性貧血) …… 山本卓也　黒江 彰　矢野秀樹 186
㊳ 貧血(巨赤芽球性貧血) …… 山本卓也　黒江 彰　矢野秀樹 190
㊴ 褥　瘡 …… 三谷恒雄　真壁 昇 196
㊵ 終末期・緩和ケア …… 梶山 徹　真壁 昇 200

Ⅲ. 患者背景に応じた指導

㊶ 高齢者・超高齢者(サルコペニア) …… 玉井由美子 206
㊷ 高齢者・超高齢者(歯周病) …… 辻 秀美 210
㊸ 仕事が不規則 …… 和田啓子 213
㊹ 偏食傾向・食べ過ぎ …… 井田めぐみ 215
㊺ 疾患を未受容 …… 大島綾子 217
㊻ 軽度認知症 …… 水野菜穂子 220
㊼ 自己流 …… 浅井加奈枝 223
㊽ アルコール・間食がやめられない …… 松原亜海 226
㊾ 外　食 …… 古御門恵子 228
㊿ 健康食品 …… 京面ももこ　御石絢子 230

付録Ⅰ　疾患の分類と基準 …… 233
付録Ⅱ　検査項目一覧 …… 岡崎一幸 247

日本語索引 …… 253
外国語索引 …… 259

Topics & Key Words コラム

- DPP-4阻害薬と栄養指導 …………………… 矢部大介　岩崎真宏　桑田仁司　清野 裕　**26**
- 食品交換表の改訂 ………………………………………………………… 福井道明　**33**
- 食塩摂取制限 ……………………………………………………………… 山根俊介　**43**
- SGLT2阻害薬 ……………………………………………………………… 藤田義人　**49**
- GI（グライセミック・インデックス）…………………………………… 藤倉純二　**65**
- スポーツをした日の栄養摂取 …………………………………………… 原田範雄　**71**
- 脂肪酸（短鎖脂肪酸，n-3系多価不飽和脂肪酸，EPAとDHA）……… 濵崎暁洋　**89**
- 医薬品との相互作用 ……………………………………………………… 山際岳朗　**95**
- 肥満外科手術 ………………………………………………………………… 卯木 智　**116**
- 食べる順番と血糖値 ……………………… 岩崎真宏　桑田仁司　矢部大介　清野 裕　**135**
- リフィーディング症候群 ………………………………………………… 田中大祐　**173**
- 多職種連携 ………………………………………………………………… 原島伸一　**179**
- プレバイオティクス・プロバイオティクス・シンバイオティクス ………… 城尾恵里奈　**185**
- 生物時計・生活リズム・睡眠 ……………………………………………… 黒瀬 健　**189**
- かおり・おいしさ・だし ………………………………………………… 小倉雅仁　**195**
- カーボカウントと糖質制限 ……………………………………………… 長嶋一昭　**225**

I 総論

総論 1 糖質・脂質・たんぱく質の作用と代謝

はじめに ▶▶

　ヒトは生命活動を維持するうえで絶えずエネルギーを消費しており，そのために外部から「栄養素」を摂取します．摂取した栄養素に含まれるエネルギーは，アデノシン5′-三リン酸（ATP）などの高エネルギーリン酸化合物に変換して利用しています．

　栄養素のなかでも，ヒトがエネルギー源として利用できるのは，いわゆる三大栄養素[*1]と総称される，糖質，脂質，たんぱく質の3種類のみ[*2]で，単位重量あたり，糖質は約4 kcal，脂質は約9 kcal，たんぱく質は約4 kcalのエネルギーを得ることができます．とくに糖質は，エネルギー源として優先的に利用され，外部から摂取する必要量が最も多いことが知られています．これらの栄養素はエネルギー源となる以外にも大切な役割を担っています．

1-1 ▶ 糖質

① 糖質の構造と作用

　「糖質」は，「炭水化物」と同義で使われることもありますが，「日本食品標準成分表2015」などによると，糖質と食物繊維をあわせたものを炭水化物としており，糖質と炭水化物は独立した別物として扱われています．ここではこの糖質について述べます．

　糖質はその構造の違いで区別でき，これ以上分解できない最小単位の糖質を単糖類（グルコース，フルクトース，ガラクトース），それが2個結合したものは二糖類（マルトース，スクロース，ラクトース），多数結合したものは多糖類に分類されます．また近年，話題になっている希少糖（レアシュガーともいう）は，「自然界に微量にしか存在しない単糖」と定義されています．その代表であるD-プシコースは，インスリン感受性を改善するといった生理活性作用をもつことで注目を集めています．

　糖質はエネルギー源としての働きが最も重要であり，グルコースは全身のエネルギー源として血中濃度（血糖値）がほぼ一定に保たれているほか，肝臓や骨格筋にはグリコーゲンのかたちで蓄えられています．それ以外に糖質は，核酸や補酵素，解毒物質の構成成分となっています．

② 糖質の消化と吸収

　糖質は食物として摂取されると，アミラーゼによる管腔内消化を受け，つぎに小腸上皮細

[*1]「日本人の食事摂取基準」（2015年版）ではエネルギー産生栄養素ともいいます．
[*2] アルコール（エタノール）も1 gあたり約7 kcalのエネルギーを産生することができますが，ここでは除外しています．

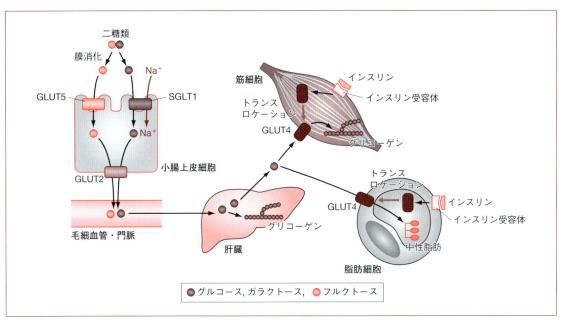

図1-1 ● 糖質の消化・吸収

胞膜においてグルコアミラーゼなどによる膜消化を受けて単糖類まで消化されます．グルコースとガラクトースはSGLT1によって，フルクトースはGLUT5によって細胞内に吸収されたのち，GLUT2を介して毛細血管へ入り，門脈を経て肝臓に運ばれ，約50％は肝グリコーゲンとして貯蔵され，血糖値の維持に利用されます．残りのグルコースはインスリン依存性のGLUT4を介して筋細胞や脂肪細胞内に取り込まれます（図1-1）．筋肉ではエネルギー源として直接利用され，残ったグルコースは筋グリコーゲンに合成されます．一方，脂肪細胞に取り込まれたグルコースは中性脂肪（トリアシルグリセロール）として貯蔵されます．

③ エネルギー源としての糖質

エネルギー（ATP）産生に重要な役割を果たすのは，解糖系や，解糖系で生じたピルビン酸の代謝（クエン酸回路や電子伝達系）であり，糖新生とはエネルギー源となるグルコースを糖質以外のアミノ酸などから生成する代謝経路です．

解糖系は嫌気的条件下でグルコースがピルビン酸まで代謝される経路で，1分子のグルコースから2分子のATPが得られます（得られるのは4分子ですが，代謝する際に2分子消費するため，正味の収量は2分子となります）．解糖系で生成したピルビン酸はミトコンドリアにおいて好気的条件下でアセチルCoAへと変換され，クエン酸回路に入り，NADH + H$^+$やFADH$_2$を生成し，電子伝達系を介することで，最終的に38分子のATPを得られます．

④ エネルギー源以外の糖質代謝

ペントースリン酸回路は，遺伝子のもととなる核酸の材料と，脂肪酸やコレステロールの合成に必要な酵素の補酵素の供給源としての役割を担います．グルクロン酸回路は，グル

コースを代謝して，薬剤やステロイドホルモンを可溶化することで排泄しやすくする働きをもつグルクロン酸を合成し，グルクロン酸抱合とよばれる解毒作用に関与しています．

1-2 ▶ 脂質

① 脂質の構造と作用

　脂質とは，水には溶けず，エーテルなどの有機溶媒に溶ける有機化合物で，一般にはトリアシルグリセロール（トリグリセリド）を指します．これはグリセロールに3つの脂肪酸がエステル結合した物質です．そのほかには，コレステロールやリン脂質などがあります．栄養学的にみると，脂質はエネルギーを貯蔵するうえで非常に重要であり，さらに，生体を構成する細胞の膜構成成分や，生理活性物質の前駆体としての作用をもっています．

　トリアシルグリセロールは全身の脂肪組織に蓄えられ，体内のエネルギー貯蔵に重要な役割を担っています．脂肪酸は含まれる炭素数によって，短鎖脂肪酸，中鎖脂肪酸，長鎖脂肪酸に分類されます．不飽和脂肪酸，とくに n-3系の$α$-リノレン酸，n-6系のリノール酸は必須脂肪酸とよばれており，体内では合成できないため外部から栄養素として摂取する必要があります．近年，Gタンパク質共役型受容体（GPCR）とよばれる脂肪酸の受容体が同定され，脂肪酸そのものがシグナル伝達物質として認識されはじめています．

　コレステロールはステロイド骨格を有する化合物で，生体膜や血漿たんぱく質の構成成分として脳や神経，血漿，胆汁に多く含まれる以外に，ステロイドホルモンの材料でもあります．リン脂質は全身の生体膜や脳・神経細胞組織の構成成分です．

② 脂質の消化と吸収

　食事から摂取する脂質は大部分がトリアシルグリセロールであり，おもに膵リパーゼの作用によってグリセロールと脂肪酸に分解されます．このとき生じた長鎖脂肪酸やモノアシルグリセロールなどの疎水性物質は，胆汁酸塩に取り込まれて複合ミセルを形成し，小腸上皮細胞から取り込まれます．一方，短鎖脂肪酸・中鎖脂肪酸は複合ミセルに入らずに小腸で直接吸収され，門脈へ入ります（図1-2）．取り込まれた疎水性物質は細胞内でトリアシルグリセロールなどに再合成され，アポ蛋白と合体してキロミクロンを形成し，リンパ管や胸管を経て左鎖骨下静脈に入って末梢組織へと輸送されます．そこでリポ蛋白リパーゼの作用によって脂肪酸が各組織で取り込まれ，キロミクロンレムナントとして肝臓に入り代謝されます．

③ エネルギー源としての脂質

　脂肪組織や筋肉に蓄えられたトリアシルグリセロールは，アドレナリンやグルカゴンによって活性化したホルモン感受性リパーゼの作用でグリセロールと脂肪酸に分解され，グリセロールは肝臓に輸送されて糖新生の材料となります．脂肪酸は$β$酸化を受けて，生じたNADH + H$^+$やFADH$_2$の酸化的リン酸化でATPが得られます．とくに，肝臓に取り込まれた脂肪酸はアセチルCoAを経てケトン体に変換され，脳などの肝外組織へ輸送されたのち，エネルギーとして利用されます．

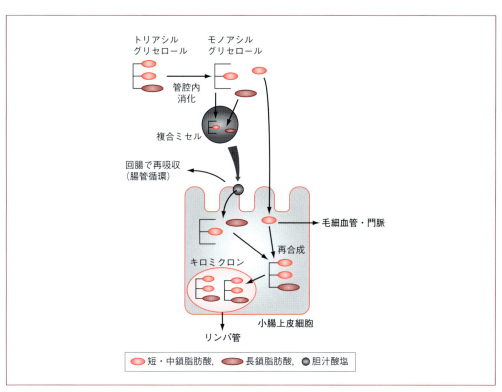

図1-2 ● 脂質の消化・吸収

④ エネルギー以外の脂質代謝

コレステロールは，肝臓でアセチルCoAから合成されます．1日の合成量は約600～650 mg，摂取量は200～500 mgであり，合成量の方が多くなっています．コレステロールは細胞膜の構成成分であり，過剰に合成されたものはコレステロールエステルとして蓄積されます．合成されたコレステロールがLDL（低比重リポ蛋白）によって全身に運ばれる一方，末梢組織のコレステロールはHDL（高比重リポ蛋白）によって引き抜かれて肝臓に戻されます．これをコレステロール逆輸送系といいます．また，副腎皮質や生殖腺ではコレステロールからグルココルチコイドや性腺ホルモンなどが合成されます．肝臓では胆汁酸が合成され，脂質を消化する際に十二指腸に分泌されます．さらに，分泌された胆汁酸の約90％は回腸で再吸収され，肝臓に戻って再び胆汁酸として分泌されます．これを胆汁酸の腸管循環とよびます．

1-3 ▶ たんぱく質

① たんぱく質の構造と作用

たんぱく質は，糖質や脂質には原則的に含まれない窒素（N）や硫黄（S）を含むことが大きな特徴で，あるアミノ酸のアミノ基（－NH$_2$）と別のアミノ酸のカルボキシ基（－COOH）がペプ

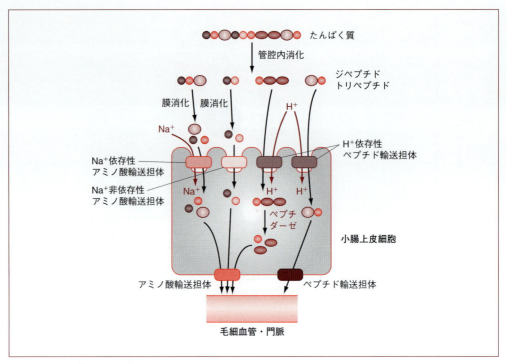

図1-3 ● たんぱく質の消化・吸収

チド結合によって連なったものです．たんぱく質を構成するアミノ酸の種類は20種類で，結合数やその順序によって組み合わせは約100,000種にも及びます．骨格筋や臓器などの主要な構成成分であり，また酵素や生体防御，物質の輸送・貯蔵などの機能性成分でもあります．

20種類のアミノ酸の配列（一次構造）はDNAの遺伝情報に基づいて決定されていますが，二次構造から四次構造とよばれる複雑な立体構造が維持されていなければ本来のたんぱく質としての機能は発揮されません．

20種類の構成アミノ酸は，1つの炭素原子にアミノ基とカルボキシ基，水素（−H）および側鎖（−R）が結合しており，この側鎖の種類によって性質が異なります．また，これらのアミノ酸のうち，体内では合成できないもの，あるいは合成量がわずかなものを必須アミノ酸とよび，バリン，ロイシン，イソロイシン，フェニルアラニン，トリプトファン，メチオニン，トレオニン，リシン，ヒスチジンの9種類がそれにあたります．

一般的に，構成アミノ酸が約70以上で分子量が10,000以上のものをたんぱく質，それ以下のものをペプチドとよび，2つのアミノ酸が結合したものをジペプチド，多数のアミノ酸からなるものをポリペプチドといいます．ペプチドには生理活性作用をもつものがあり，その代表がインスリンなどのホルモンです．

② たんぱく質の消化と吸収

食物として摂取したたんぱく質は，胃のペプシン，膵臓のトリプシンなどによって分解され，小腸上皮細胞膜でカルボキシペプチダーゼなどによって膜消化を受け，ジペプチドやア

ミノ酸に分解されます．その後ペプチドは H$^+$ 依存性ペプチド輸送担体を，アミノ酸はアミノ酸輸送担体を介して細胞内に取り込まれます．ペプチドは細胞内でペプチダーゼの作用を受けてアミノ酸に分解されます（図1-3）．

③ エネルギー源としてのたんぱく質

たんぱく質は，構成するアミノ酸がグルコースあるいはケトン体に変換されることでエネルギー源となります．グルコースに変換されうるアミノ酸を糖原性アミノ酸といいます．筋肉で消費されたグルコースはアラニンとなって肝臓に運ばれ，糖新生によって再びグルコースに変換され，肝臓から筋肉に輸送されます（グルコース-アラニン回路）．一方，ケトン体へと代謝されるものはケト原性アミノ酸とよばれ，肝外組織でのエネルギー源となります．

④ エネルギー以外のたんぱく質代謝

たんぱく質は，身体の構成成分や，ヘム，核酸塩基といった，窒素を含む化合物の素材として利用される役割が非常に重要です．このような体蛋白質は絶えず合成と分解を繰り返しており，アミノ酸プールには分解によって生じたアミノ酸と食事由来のアミノ酸が混在しています．アミノ酸は，エネルギーが満たされているときには体蛋白質などの合成材料として利用され，余ったものは代謝されます．アミノ酸の代謝で生じるアンモニアは有害であるため，肝臓で尿素回路を介して弱毒な尿素に変換され，腎臓に輸送されて尿に排出されます．

おわりに ▶▶▶

以上，三大栄養素についてそれぞれ述べましたが，各項目でもふれたように，これらの栄養素は体内で相互変換される部分があります．たとえば，糖質を過剰に摂取すると，脂肪細胞内で中性脂肪となり，蓄積しすぎると肥満や高血圧，インスリン抵抗性を招きます．逆に糖質が不足すると，糖新生の材料を捻出するために体蛋白質を構成するアミノ酸の異化が亢進し，筋力が低下してサルコペニアなどの原因になります．

「日本人の食事摂取基準」（2015年版）では，「対象者や対象集団の健康状態や食事摂取状況などによって，活用においてどの栄養素を優先的に考慮するかが異なるため，これらの特性や状況を総合的に把握し，判断することになる」とあるように，食事摂取基準を利用する者が，これらを理解したうえで取捨選択するためのツールとして活用することを推奨しており，具体的な栄養素名の優先順位があげられていません．

しかし一般的には，「日本人の食事摂取基準」（2010年版）で，栄養素の特性からみた優先順位があげられており，①エネルギー収支のバランスを適切に保つことが最重要で，次いで，②たんぱく質，③脂質，④ビタミンやカルシウム，鉄といった欠乏症のある微量栄養素，⑤生活習慣病予防のための飽和脂肪酸や食物繊維，ナトリウム，カリウムと続きます．三大栄養素はエネルギー源としての作用が最優先されるため，各栄養素をバランスよく，かつエネルギー以外の効果を発揮するのに十分な量を摂取することが大切です．

（田中 仁　細川雅也　津田謹輔）

▶ **文 献**

1) 文部科学省 科学技術・学術審議会 資源調査分科会 編:日本食品標準成分表〈2015〉,全国官報販売協同組合.
2) 菱田明,佐々木敏:日本人の食事摂取基準〈2015年版〉,第一出版,2014.
3) 全国栄養士養成施設協会,日本栄養士会 監修:基礎栄養学(第3版),第一出版,2014.

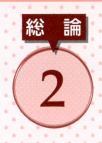

総論 2

水・電解質・酸塩基平衡の基礎知識
― アシドーシスとアルカローシス ―

はじめに ▶▶

　ヒトは，つねにエネルギーを消費して身体を構成する成分を分解する一方，エネルギーを産生したり，生体成分を修復・合成したりして，平衡状態を保とうとしています．これを恒常性（ホメオスタシス）といい，生物のもつ重要な性質のひとつで，さまざまな環境の変化に対応して内部環境を一定に保つことで生存を維持しようとする仕組みです．臨床における栄養管理は，栄養素の過剰，欠乏，あるいは代謝異常により引き起こされた栄養学的異常を適切に評価し，効果的な栄養療法を行い，よりよい栄養状態を維持することを目指しています．そのなかで，水・電解質・酸塩基平衡の異常は，細胞における代謝をスムーズに進めるうえで重要な問題となる一方，日常診療において高頻度にみられるため，これらの異常を理解し適切に管理することは，病態改善を図るにはとても重要です．本章では，栄養管理に必要な酸塩基平衡（アシドーシスとアルカローシス）について概説します．

2-1 ▶ 酸塩基平衡の指標

　酸塩基平衡の評価，すなわち，血液が酸性に傾いているか，あるいはアルカリ性に傾いているかを評価するには，血液ガス分析が必須です．血液ガスは末梢動脈より専用の注射器で採血したのち，分析器で測定します（**表2-1**）．動脈採血には拍動を容易に触知できる橈骨動脈，大腿動脈，上腕動脈を使用します．動脈血液ガス分析の指標と基準値は**表2-1**に示すとおりです．ただし，pH，pCO_2，HCO_3^- については静脈血液ガスでも代用できますが，**表2-1**に示す動脈血液ガスとの差異に注意を要します．

2-2 ▶ 酸と塩基

　身体の機能が正常に働くためには至適 pH が存在し，動脈血は pH7.35〜7.45 の間にな

表2-1 ● 動脈血液ガス分析の基準値と静脈血液ガスとの差異

	基準値	静脈血（動脈血に比べ）
pH	7.40±0.05	−0.036
pCO_2	40±5 mmHg	＋6.0 mmHg
pO_2	90±10 mmHg	−50 mmHg
HCO_3^-	24±2 mEq/L	＋1.5 mEq/L
BE	−2〜＋2 mEq/L	＋2 mEq/L

BE：ベースエクセス．血液1Lを37℃，pCO_2 40 mmHg の状態で pH を7.40に戻すのに必要な酸またはアルカリの量（mEq/L）を示している．

るように調節されています．血液を酸性に傾かせようとする力が働いている状態をアシドーシス，アルカリ性に傾かせようとする力が働いている状態をアルカローシスといい，血液のpHが7.4未満の状態をアシデミア（酸血症，acidemia），pH7.4より高い状態をアルカレミア（アルカリ血症，alkalemia）とよびます．また，アシドーシス，アルカローシスは，それぞれ動脈血のpHが7.35以下，7.45以上の状態をいいます．

血液を酸性に傾かせる「酸」には揮発性酸と不揮発性酸があり，前者は炭水化物や脂肪の代謝により最も多く生成される炭酸のことで，二酸化炭素（CO_2）として肺から排泄されます．したがって，血液ガスのpCO_2の数値で体内に蓄積されている量を評価できます．一方，不揮発性酸には，おもに体内のたんぱく質代謝で産生される硫酸，リン酸や，脂肪分解によって産生されるケトン体などがあり，腎臓より排泄されます．

また，血液を酸性に傾ける作用を打ち消す（アルカリ性に傾かせる）効果をもつ「塩基」のうち，最も重要なのはHCO_3^-です．HCO_3^-は体内で不揮発性酸から発生したH^+に結合し，すみやかに血液から消去する働きをもち，体内における量は腎臓で調節されています．つまり，血液のpHは主として肺と腎臓で調節されています．

2-3 ▶ 呼吸性と代謝性

アシドーシス，アルカローシスには，それぞれ呼吸性と代謝性が存在します．pCO_2の変化が最初（一次変化）に起こったものを「呼吸性」，HCO_3^-の変化が最初に起こったものを「代謝性」とよびます．すなわち，呼吸性アシドーシス，呼吸性アルカローシス，代謝性アシドーシス，代謝性アルカローシスの4つの病態が存在することになります（図2-1）．また，それぞれの病態を正常状態に戻そうとする変化（代償性変化）も働き，たとえばpCO_2が増えることで生じる呼吸性アシドーシスでは，腎臓でのHCO_3^-の再吸収が高まります（図2-1）．

2-4 ▶ アニオンギャップ（AG）とベースエクセス（BE）

体内には陽イオンと陰イオンがあり，両者は同じ量だけ存在します．陽イオンのほとんどはNa^+（ナトリウムイオン）であり，他にK^+（カリウムイオン），Ca^{2+}（カルシウムイオン），

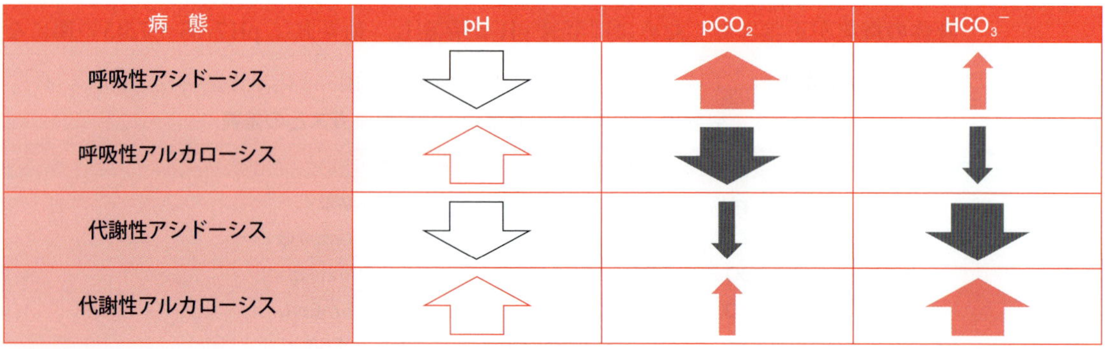

病　態	pH	pCO_2	HCO_3^-
呼吸性アシドーシス	⬇	⬆	⬆
呼吸性アルカローシス	⬆	⬇	⬇
代謝性アシドーシス	⬇	⬇	⬇
代謝性アルカローシス	⬆	⬆	⬆

図2-1 ● アシドーシスとアルカローシスにおける血液ガス指標の変化
⬆⬇：一次変化，⬆⬇：代償機能による変化

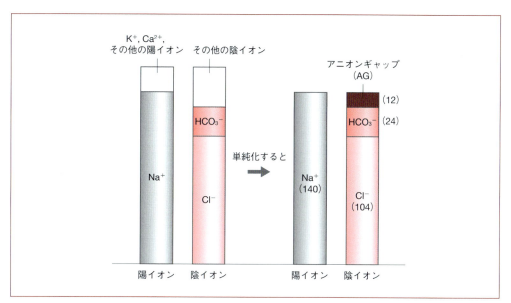

図2-2 ● 血液中の陽イオン・陰イオンのバランスとアニオンギャップ（AG）

Mg^{2+}（マグネシウムイオン）などが含まれます．一方，陰イオンは Cl^-（塩化物イオン）と HCO_3^-（重炭酸イオン）が主体を占めており，他に SO_4^{2-}（硫酸イオン），$H_2PO_4^-/HPO_4^{2-}$（リン酸イオン）などが含まれます（図2-2）．

アニオンギャップ（AG）とは，測定されない陰イオンと測定されない陽イオンとの差をいい，血漿中のアルブミンと乳酸，リン酸，ケトン体などが影響します．つまり，正常のアルブミン濃度であればAGの増加は酸の増加を意味しており，代謝性アシドーシスの存在を示しています．AGは，$Na^+ - (Cl^- + HCO_3^-)$で計算され，正常な状態では 12 ± 2 mEq/L の間におさまります．しかし，血清アルブミン値が1 g/dL 低下すると AG は 2.5 mEq/L 低下するため，つねに血清アルブミン値による補正が必要です．

- 補正 AG ＝ 実測 AG ＋ {(4 − アルブミン値) × 2.5}

血液ガス検査で得られる結果には，AG のほかにもうひとつ，ベースエクセス（BE）というものがあります．BE は，その血液を pH7.4 に戻すために必要な酸，あるいは塩基の量のことで，酸や塩基がどれだけ過剰であるかを示しています．BE は代謝性障害による変動を表すため，HCO_3^- と同じ意味合いをもっています．

2-5 ▶ アシドーシス・アルカローシスの4つの病態

アシドーシス・アルカローシスには以下に示す4つの病態があります（図2-3）．

① 呼吸性アシドーシス

呼吸性アシドーシスは，①肺炎，喘息，肺気腫，間質性肺炎などによる肺胞でのガス交換

病　態	呼吸性アシドーシス	呼吸性アルカローシス	代謝性アシドーシス	代謝性アルカローシス
一次変化	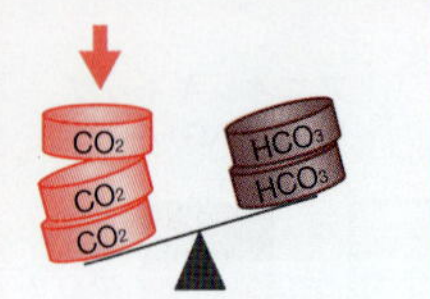 ↓ CO_2増加	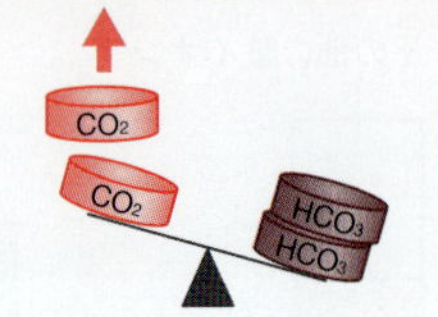 ↑ CO_2低下	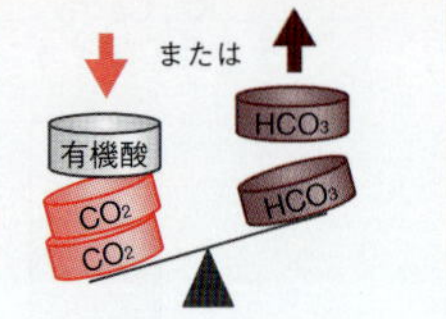 ↓または↑ 有機酸／HCO_3^-	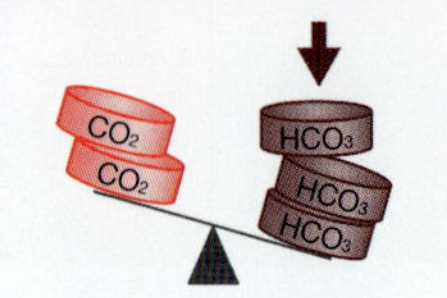 ↓ HCO_3^-増加
原　因	・肺炎，喘息，肺気腫，間質性肺炎などによる肺胞ガス交換障害，呼吸中枢の抑制，呼吸筋障害による pCO_2 上昇	・過換気症候群，低O_2血症，サリチル酸中毒などによる pCO_2 低下	・腎不全，乳酸アシドーシス，ケトアシドーシスなどによる酸の増加（AG 開大） ・近位尿細管性アシドーシス，下痢・腸瘻などによる HCO_3^- の喪失（AG 正常）	・嘔吐・胃液吸引，原発性アルドステロン症，利尿薬などによる H^+ の過剰喪失 ・重曹投与，大量輸血などによる HCO_3^- の上昇

図 2-3 ● 酸塩基平衡障害の4つのタイプ

障害，②中枢性疾患や薬物（麻酔薬，鎮静薬），高 CO_2 血症時の酸素吸入などによる呼吸中枢の抑制，③重症筋無力症やピックウィック症候群などによる呼吸筋障害のために，pCO_2 が上昇した結果として生じる病態です．代償性変化として，腎臓において HCO_3^- の再吸収が亢進して pH を正常値に戻そうとしますが，腎臓での代償性変化には 12〜24 時間を要します．

② 呼吸性アルカローシス

呼吸性アルカローシスの状態をきたす代表的なものは過換気症候群です．そのほか，脳炎，髄膜炎，脳出血などにともなう呼吸中枢障害，心臓疾患，肺疾患，高度貧血による低 O_2 血症やサリチル酸中毒の際の呼吸中枢刺激などで生じます．アルカローシスでは低カリウム血症，低カルシウム血症，低リン血症をともないやすいです．また，代償性変化として，腎臓において HCO_3^- の再吸収低下が生じます．

③ 代謝性アシドーシス

代謝性アシドーシスには，①腎不全や遠位尿細管性アシドーシスなどにともなう腎臓からの酸の排泄障害や，乳酸アシドーシス，ケトアシドーシス，サリチル酸中毒などによる酸の増加によって生じるものと，②近位尿細管性アシドーシス，副腎不全などにともなう腎臓での HCO_3^- 再吸収障害や下痢・腸瘻などによる腸管からの HCO_3^- 喪失で生じるものがあります．①の病態では AG が開大しますが，②の病態では AG は正常です．そこで代謝性アシドーシスの症例では，まず AG を計算することが重要です．つぎに，AG が開大している場合には，補正 HCO_3^- を下記の式で計算します．これによって AG 開大の代謝性アシドーシスに隠れている，他の HCO_3^- を増やす病態，または減らす病態の存在を推測します．

- 補正 HCO_3^- = AG − 12 + 実測 HCO_3^- 濃度

代謝性アシドーシスでは，代償性変化として呼吸促進により pCO_2 を下げようとするため，呼吸数の増加と深い呼吸（チェーン・ストークス呼吸）がみられます．アシドーシスの状態で

は，不整脈の出現や心機能低下，高カリウム血症など，診断と治療が遅れると重篤な状態に陥ることがあるため注意が必要です．欠乏している HCO_3^- 量の推定は下記の計算式で行い，まず，欠乏量の1/3～1/2を炭酸水素ナトリウム溶液（メイロン®8.4％＝1mEq/mL）で補正します．

- HCO_3^- 欠乏量＝（目標 HCO_3^- 濃度－実測 HCO_3^- 濃度）×体重 kg ×0.5

④ 代謝性アルカローシス

　代謝性アルカローシスは，①嘔吐・胃液吸引，原発性アルドステロン症，利尿薬などによる水素イオン（H^+）の過剰喪失や，②重曹投与，大量輸血などによる HCO_3^- の上昇により生じる病態です．代償性変化および代謝性アルカローシスによる直接的な呼吸抑制により pCO_2 が上昇します．

　また，代謝性アルカローシスは，尿中塩素（Cl）濃度により Cl 反応性代謝性アルカローシス（尿中 Cl＜20mEq/L）と Cl 抵抗性代謝性アルカローシス（尿中 Cl≧20mEq/L）に分類されます．Cl 反応性代謝性アルカローシスは，利尿薬投与，腎や消化管からの体液喪失，重曹投与，大量輸血など，外因性アルカリ過剰投与で起こり，生理食塩水などの輸液でアルカローシスが改善します．一方，Cl 抵抗性代謝性アルカローシスは輸液によりアルカローシスが改善しない病態であり，原発性アルドステロン症など高血圧をともなう場合と，バーター症候群，利尿薬投与中，高カルシウム血症，肝硬変，うっ血性心不全など，高血圧をともなわない場合に分けられます．

おわりに

　血液ガスを読む際には，まず，①pH をみてアシデミア，アルカレミアの判別を行い，それが，②呼吸性のものか代謝性のものか判定します．続いて，③アニオンギャップ（AG）を計算し，AG が開大している場合には補正 HCO_3^- を計算し，他の HCO_3^- を増やす病態，減らす病態の存在を確認します．④血液ガス所見と病歴，身体所見，臨床検査結果とを総合して最終的な病態生理を理解し診断する，といったステップを経て，的確な治療を行うことが重要です．

（川﨑英二）

総論 3 栄養管理に必要な検査値の読み方

はじめに

わが国では，血清アルブミン値，あるいはRTP（rapid turnover protein）が栄養状態を評価する方法として用いられています．しかしながら，アルブミンをはじめ，すべての検査値は栄養不良に特異的な指標ではなく，他の病態によっても変化します．たとえば，疾患をもつ入院患者では，アルブミン値は栄養状態よりもむしろ炎症や代謝亢進などに大きく影響されます．したがって，アルブミン値が低ければ低栄養で，高ければ栄養状態がいいとはかならずしもいえません．栄養不良を診断するには，検査値だけに頼らず，体重減少や，他の栄養素の欠乏症などをもとに総合的に判断すべきです．

3-1 栄養評価に用いられる臨床検査

① 血清アルブミン値

血清アルブミン値は種々の病態で低下します（表3-1）．逆に上昇する病態は少なく，その場合はまず脱水を考えます．また，臨床ではアルブミン値は他の目的でも用いられます．たとえば，浮腫があるときにその原因としてアルブミン低下が考えられるほか，低カルシウム血症のときにはアルブミン値で補正します．

血清アルブミンの半減期は2～3週間程度であり，比較的長期の変化を示します．しかしながら，炎症などにおいては，血管の透過性の亢進などにより血管外へのアルブミンの移動も加わり，急激に低下することも少なくありません．低栄養の指標とするには，アルブミンは感度が比較的高いものの特異的ではないため，かならずしもよい栄養評価の指標にはなりません．また，高度の低栄養が存在しても，炎症などが加わらないときにはアルブミンは低下しません．したがって，アルブミンが正常であるからといって栄養不良がないとはいえません[1,2]．

前述のとおり，アルブミン値は栄養だけでなく，手術や感染症などによる炎症に大きく影

表3-1 ● アルブミンが低下する病態

- 肝疾患
- 吸収不良症候群（たとえば，クローン病，スプルー，ホイップル病）
- 蛋白漏出性胃腸症
- ネフローゼ症候群
- 栄養不良
- 炎症（急性および慢性）
- 代謝亢進（異化状態）
- 熱傷（広範）

響されます．栄養補給により体重減少あるいは欠乏症は治療できますが，どんなによい栄養補給を行っても，感染症などが治癒しないかぎりアルブミン値は改善しないことがよくあります．逆に，栄養状態とは無関係に，感染症が改善すると自然にアルブミン値は改善することが多いです．したがってアルブミン値は，現在投与している栄養補給が適正かどうかの判断には用いることができません．たんぱく質の投与量判断も病態に基づいて行うべきで，アルブミン値により判断すべきではありません．

アルブミンとC反応性蛋白(CRP)を同時に測定し，アルブミンの低下に炎症が関与していないかどうかを確認することも有用です．通常，褥瘡などでは傷が治癒していくと，まずCRPが改善しはじめ，遅れてアルブミンが改善します．CRPが改善してもアルブミン値が改善しないときには栄養状態に問題がある可能性があります．また，アルブミン値が改善しているときは，病態も改善していることが多いです．

アルブミン値は栄養のリスクと代謝亢進状態(感染症，創傷などの侵襲)のリスクの両方を表しているため，病気の重症度や予後とは非常に密接に関係しています．そのため，しばしば予後の判定のための指数に用いられます．つまり，これらの指標は，単に栄養状態を表しているのではなく，病気の重症度も表していることを理解して用いるべきです．

② RTP (rapid turnover protein)

半減期の短い血清蛋白は，変動幅も大きく，短期間の栄養状態の評価に用いられていますが，これらもアルブミンと同様に，肝臓で合成される負の急性相蛋白質です[1,2]．すなわち，炎症などにより合成が低下し，分解が促進します．このため，栄養不良に特異的ではなく，基礎疾患(手術，感染症など)に大きく影響されます．**表3-2**に各蛋白質の特徴を示します．ともに負の急性相反応物質であるため，炎症などでは低下します．プレアルブミン(トランスサイレチン)の半減期は2日程度で，短期間の栄養状態の変化を表すと期待されていますが，入院患者では炎症に大きく影響されており，かならずしも栄養状態を表すものではありません．肝臓で合成されるため，肝疾患で低値を示し，ネフローゼや甲状腺機能亢進症で高値を示します．レチノール結合蛋白も肝臓で合成されるため，肝疾患やビタミン欠乏により低下します．トランスフェリンは半減期が1週間です．鉄の状態，造血状態などにより影響され，他の2つの蛋白質に比べると栄養評価の指標として用いられることは少ないです．

表3-2 ● 栄養評価に用いられる血清蛋白

	アルブミン	プレアルブミン(トランスサイレチン)	レチノール結合蛋白
機能	・物質の輸送蛋白 ・血漿浸透圧の維持 ・緩衝作用	・サイロキシンの輸送 ・血管からの漏出を防止	・レチノールの輸送
半減期	21日	2日	0.5日
分子量	67,000	55,000	21,000
基準値	3.9〜4.9g/dL	22〜40mg/dL	2.4〜7.0mg/dL

③ リンパ球数

　　低栄養になると細胞性免疫の活性が低下することから，リンパ球数が栄養の指標として用いられています．しかし，感染症や造血などの影響を受け，変動も大きく，栄養状態の経過を追うためには，かならずしも適切な指標ではありません．

④ コレステロール

　　低栄養により合成が抑制されてコレステロール値の低下がみられることがあります．低い場合（150 mg/dL 以下のとき）には，低栄養を考えますが，低アルブミン血症が存在するときには，低栄養であっても，浸透圧の維持のために逆に増加することがあるので注意を要します．

⑤ コリンエステラーゼ

　　肝臓で合成される酵素で，低栄養になると低下しますが，肝機能障害などによっても低下するので注意が必要です．

⑥ 尿素窒素（UN）

　　蛋白質を分解して生じた有毒なアンモニアは，肝臓などで水に溶ける無害な尿素に代謝されます．腎臓で排泄されるため，尿素窒素（UN）は腎機能の指標として用いられます．クレアチニン（Cr）とともに腎機能の指標として用いられていますが，腎障害以外にも血清尿素窒素（BUN）は種々の病態で増加することが知られています．

　　BUN とクレアチニンの比が種々の病態の鑑別に用いられています（**表3-3**）．とくに，蛋白質の分解が起こる状態で高値になります．これらの原因には，異化亢進，蛋白質の過剰摂取などがあります．したがって，BUN はたんぱく質摂取量を評価するときにも用いられます．BUN が低値（8 mg/dL 未満）のときはたんぱく質摂取量が不足していることを示します．BUN は腎臓で再吸収されるため，脱水が起こると BUN/クレアチニン比は上昇します．また，消化管出血をすると消化管内の血液が細菌により分解され，アンモニアを生じます．これが門脈血流に入り，肝臓で BUN に変換されます．

　　尿中の UN の排泄量は，蛋白質の分解量に比例します．1日の蛋白質の分解量を求めるのに次の式が用いられています．臨床では非常に有用な指標で，代謝亢進により，たんぱく質の必要量が増しているかどうかを検討するのに使用されます．UN は蛋白質分解の最終産物

表3-3 ● BUN/クレアチニン比の異常

BUN/クレアチニンが25以上
・脱水 ・消化管出血 ・異化亢進 ・たんぱく質摂取の増大
BUN/クレアチニンが10以下
・たんぱく質摂取の低下 ・利尿時

であるため，尿中の UN から体内での蛋白質分解量を推定できます．

- 蛋白質分解量〔g〕＝（尿素窒素〔g/24時間〕＋2）× 6.25

この式で，6.25 は窒素 1 g あたりの蛋白質量，2 は尿以外の損失分を表します．
　また，窒素バランス（出納）は投与量と比較したものです．以下の式で表されます．

- 窒素出納〔g〕＝窒素摂取量〔g/24時間〕−（尿素窒素〔g/24時間〕＋2）
（なお，窒素摂取量はたんぱく質摂取量を 6.25 で割った値）

⑦ クレアチニン

　クレアチニン（Cr）は筋肉中に含まれており，これが一定の割合で血液中に出て，腎臓で排泄されます．BUN と同じように腎機能の指標として用いられています．腎機能に異常がない場合には，血清クレアチニン値は筋肉量に比例します．したがって，男性の方が女性より一般的に高い値を示します．また，筋肉量に比例することより，体格に大きく影響されます．腎機能を正確に推定するために，クレアチニンから，糸球体濾過量（GFR）を推定する推算糸球体濾過量（eGFR）の換算式が用いられています．

- 男性：eGFR〔mL/分/1.73 m^2〕＝ 194 × Cr$^{-1.094}$ × 年齢$^{-0.287}$
- 女性：eGFR〔mL/分/1.73 m^2〕＝ 194 × Cr$^{-1.094}$ × 年齢$^{-0.287}$ × 0.739

　クレアチニン値は腎機能がかなり悪くなるまで上昇しないことが特徴です．栄養指標としては，筋肉量の減少を評価するために用いられることがあります．血清クレアチニン値が 0.6 mg/dL 未満では筋肉の消耗を考えます．

⑧ ケトン体

　糖尿病性昏睡のときに尿中・血中のケトン体が上昇します．インスリン不足により，脂肪分解が亢進した結果，産生された過剰の遊離脂肪酸が肝臓において代謝されることで，ケトン体が生じます．そのほか，ケトン体はストレスホルモンが増えた場合などの高度のストレス下，飢餓状態でも陽性となります．とくに，絶食や長期間の飢餓状態の判定に有用です．

⑨ 微量栄養素

　栄養不良が存在するときには，たんぱく質やエネルギーの不足以外にも微量栄養素の欠乏をともなっていることが多々あります．血液検査によって示される微量栄養素の濃度は，比較的感度が低く，欠乏症が進行してからでないと血液検査のうえで異常を示さないものも少なくありません．また，血液中の微量元素の測定は特殊検査となり，その使用は限定されます．

　体内に蓄積量が少ない栄養素（水溶性ビタミン）や，汗や分泌物として排泄される栄養素（亜鉛）などでは欠乏症が起こりやすいです．また，亜鉛は血液中ではかなりの部分がアルブミンと結合しているため，血清アルブミン値が低いときには，見かけ上低くなります[3]．また，欠乏があっても，血液中の濃度が一定に保たれる機構があるため，低値を示さないことも少

なくありません．これらを解決する方法としては，亜鉛を用いる酵素(アンジオテンシン変換酵素など)の活性を測定する方法がありますが，一般臨床では用いることができません．また，銅と亜鉛は競合して吸収されることから，同時に銅の値を測定して判定する方法があります．すなわち，亜鉛が欠乏した場合には銅の濃度が上昇します．これらを考慮して，臨床症状とあわせて欠乏症を判断します．血液中の濃度が正常であっても，欠乏症状がある場合には，栄養素を投与して，症状の改善を確認することも大事です．逆に，亜鉛の血液濃度が低い場合でも，アルブミンが低い場合には欠乏症がないことがあります．亜鉛投与により銅欠乏症をきたすこともあるので，漫然と亜鉛を投与することは避けます．

ビタミンB類(とくにB_1，B_2)，ビタミンCなどは，代謝亢進時に低下しやすいです．ただし，炎症などがあると血管外へ移動するため，これらの値の変化は体内の分布の変化によることもあり，かならずしも体内の栄養素の減少によるものではない可能性があるため注意が必要です[4]．これらの欠乏症では，口角炎，皮膚，爪などの変化，およびその他の特有の変化をきたしやすいので，これらの身体所見などをあわせて診断します．

⑩ CRP (C-reactive protein)

CRPは炎症性サイトカインの刺激により，肝臓で合成される急性相反応蛋白質です．炎症の際にはCRP以外にも，$α_1$-アンチトリプシンなどの合成が促進されます．肝臓で合成されますが，肝疾患があっても炎症により増加します．グラム陰性桿菌の感染症では上昇が著明となりますが，ウイルス感染症では軽度の上昇にとどまることが多いです．また，組織の破壊(やけど，外傷，手術)などでも上昇します．アルブミンなどの栄養評価に関する蛋白質を測定する際には，参考としてCRPを同時に測定します．CRPが上昇しているときは，負の急性相反応蛋白質(アルブミン，プレアルブミン，レチノール結合蛋白)の合成は低下し，分解の方向に作用します．このため，CRPが高値を示すときには，アルブミン値などは栄養状態を表す指標にはなりません．CRPが改善するとプレアルブミンなどのRTPが上昇しはじめ，それに遅れてアルブミンが改善します．CRPが改善しても，アルブミンが改善しない場合には栄養不足の可能性があります．

⑪ ヘモグロビン

ヘモグロビンも種々の栄養素の不足により合成量が低下します．貧血が高度の場合には動悸や疲れやすいなどの症状を呈します．また，ヘモグロビン値が減少した状態では組織への酸素供給が障害されるので，創傷治癒などに影響を及ぼすことから栄養学的に重要です．

貧血を診た場合には，赤血球の大きさの指標である平均赤血球容積(MCV)をみます．MCVは貧血の原因の鑑別に有用です．

小球性貧血(MCVが低値)の場合には，血清鉄，総鉄結合能(TIBC)，血清フェリチンを測定します．これらの指標は，小球性貧血において，鉄欠乏性貧血と症候性貧血の鑑別に有用です．図3-1に小球性貧血の鑑別診断を示します．感染症などでは，急性相蛋白質の一種のヘプシジンにより細網内皮系における鉄の利用が阻害されます．そのため血清鉄が低下し，また，ヘモグロビンの合成に鉄を用いることができなくなり貧血を生じます．入院患者では，血清鉄が低い場合でも，症候性貧血が多いので注意を要します．鉄欠乏性貧血では，血清鉄

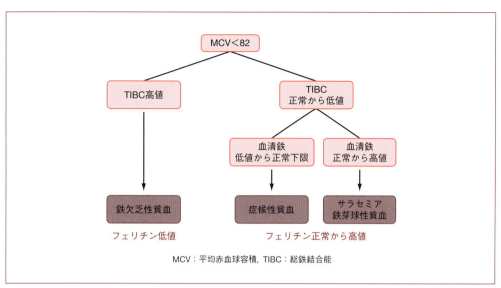

図 3-1 ● 小球性貧血の鑑別診断

が低値でかつ TIBC が高値を示すのが特徴です．またフェリチンも通常低下しますが，フェリチンは貯蔵鉄の状態を表すだけでなく，炎症によっても上昇するので注意が必要です．症候性貧血では，血清鉄は通常低値を示しますが(正常値を示す場合もある)，TIBC が正常あるいは低値を示します．また，しばしばフェリチンも高値を示します．すなわち，MCV が小さく，血清鉄が低い場合でも，かならずしも鉄欠乏性貧血ではないことに留意する必要があります．貧血の原因として，感染症，腎不全，悪性腫瘍などが原因のことも多いため，基礎疾患の有無を確認する必要があります．鉄剤の投与は，鉄欠乏性貧血では貧血を改善し，治療に有用です．しかし，過剰な鉄は酸化ストレスを増大し，疾患の治癒を阻害することもあるので，血清鉄が低いからといって症候性貧血の患者に安易に鉄剤を投与すべきではありません．

網状赤血球数(RET)は赤血球の産生状況を推測するために用いられます．貧血がある場合には，本来，赤血球の産生が亢進するため高値を示しますが，貧血があるにもかかわらず網状赤血球が低い場合には鉄欠乏性貧血や再生不良性貧血を考えます．また，治療に対する効果をみるためにも有用で，たとえば鉄欠乏性貧血で鉄剤を投与した場合，鉄剤に反応し赤血球が増える場合には，先に網状赤血球が増えます．このため，早い時期に治療方針の継続，または変更の検討が可能です．

MCV が大きい場合(大球性貧血)は，葉酸，ビタミン B_{12} の測定が鑑別に有用です．いずれかが低値の場合にはそれぞれの欠乏症の可能性が高いです．胃切除後，萎縮性胃炎，回腸末端部の切除などの既往がある場合には，ビタミン B_{12} の吸収が阻害されるので，これらの病歴を確かめます．ビタミン B_{12} の低下があり，これらの病歴がない場合には，悪性貧血の可能性があります．抗内因子抗体や抗胃壁抗体などを測定します．また，葉酸は多くの食品に含まれ，比較的吸収しやすい栄養素です．欠乏がある場合には，偏食やアルコール中毒，薬剤性(化学療法など)，消化管の吸収障害によることが多いです．

おわりに

　栄養不良の診断は血液検査のみでは不十分なことが多く，体重減少，食事をとっていない，筋肉・脂肪の喪失，代謝亢進状態などの所見を参考にして総合的に診断すべきです．つまり，検査だけに頼ることなく，病歴（とくに栄養状態・食事に関するものを詳しく），診察所見などを確認することも重要です．

（中屋 豊）

文 献

1) Fuhrman MP: Nutrition, 18: 199-200, 2002.
2) 中屋豊：日本病態栄養学会誌, 11: 127-134, 2008.
3) Tsutsumi R, et al.: Nutr Res, 34: 11-16, 2014.
4) Louw JA, et al.: Crit Care Med, 20: 934-941, 1992.

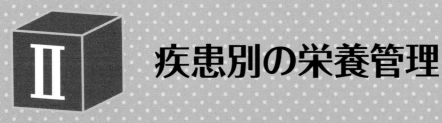

Ⅱ 疾患別の栄養管理

疾患別 4 糖尿病

症例

現病歴

68歳男性．38歳時，職場健診で高血糖を指摘，近医で2型糖尿病と診断される．診断1年前から過食，清涼飲料水の多飲，体重増加を認めていた．食事療法(2,000 kcal/日)開始となるも，外食中心の食生活は改善できず血糖コントロール不良．40歳時，28日間の糖尿病教育入院とともにSU薬内服開始．45歳ごろより下肢しびれ感自覚，49歳時には左眼の視力低下を認め，糖尿病網膜症と診断された．同年に汎網膜光凝固術を施行するも両眼硝子体出血，右牽引性網膜剥離を認め硝子体手術施行．50歳ごろより顕性蛋白尿を指摘されている．血糖コントロール・糖尿病合併症精査目的にて入院となる．

家族歴

父，弟：2型糖尿病．

既往歴

脳梗塞(62歳時)，後遺症なし．

入院時現症

身長 175.5 cm，体重 78.7 kg，BMI 25.6 kg/m^2(標準体重 67.8 kg)，20歳ごろの体重は70 kg．血圧 151/90 mmHg，脈拍 80/分，肝・脾を触知せず，下肢に軽度浮腫あり．神経学的所見：腱反射下肢減弱，振動覚両側下肢で低下．起立性低血圧あり．入院前推定摂取カロリー 2,500 kcal/日，食塩摂取量 16 g/日．運動習慣なし．喫煙 20本/日および飲酒は日本酒 3合/日，各々40年間．約3年前に営業職から管理職となったのちも仕事上の飲食の付き合いが多く，これらの生活習慣に変化なし．

主要検査所見

・WBC 4,800/μL	・RBC 230×10^4/μL	・Hb 11.7 g/dL	・Ht 20.5%
・Plt 16.2×10^4/μL	・TP 7.0 g/dL	・Alb 3.4 g/dL	・AST 29 IU/L
・ALT 26 IU/L	・γ-GTP 38 IU/L	・ChE 481 mg/dL	・BUN 26 mg/dL
・Cr 2.1 mg/dL	・T-Cho 230 mg/dL	・HDL-C 55 mg/dL	・LDL-C 152 mg/dL
・TG 113 mg/dL	・T-Bil 1.1 mg/dL	・UA 6.2 mg/dL	・随時血糖値 296 mg/dL
・HbA1c 10.2%	・Na 137 mEq/L	・K 5.7 mEq/L	・Cl 111 mEq/L
・CRP 0.0 mg/dL	・IRI 3.8 μU/mL	・GAD 抗体(−)	・尿蛋白 1.5 g/日
・ケトン(−)	・心電図：異常なし	・眼底所見：糖尿病網膜症(+)	

病態～どのような異常なのか～

2型糖尿病は，発症に遺伝因子と環境因子が関与し，発症後の病態としてはインスリン分

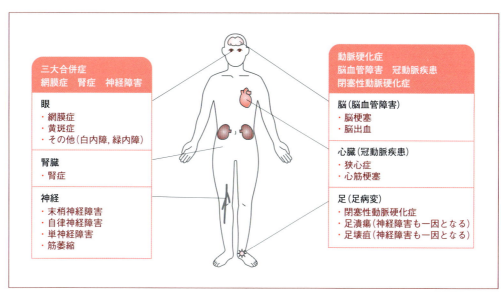

図 4-1 ● 糖尿病合併症

泌障害とインスリン抵抗性がさまざまな割合で関与する，不均一で多様な疾患群です．主たる特徴である慢性高血糖に至る機序を十分に読み解けるかが治療の成否に大きく影響します．発症年齢，発症様式，家族歴，生活習慣，膵島関連自己抗体の有無などで糖尿病の「成因」を判断し，体重変化，血糖値，血中インスリン値，血中・尿中 C ペプチド値およびケトン体などから「病態」を判断します．ヒト体内では血糖値を下げる唯一のホルモンであるインスリンの膵臓からの分泌能が保たれていても，末梢組織での糖利用が滞って高血糖となる場合（インスリン抵抗性）や，インスリン分泌自体が低下し高血糖を来す場合（インスリン分泌障害）があります（巻末 図1）．

上記理由で高血糖状態が長く続くと，細小血管および大血管が傷害され，糖尿病に特徴的な合併症（神経障害，網膜症，腎症および虚血性心疾患，脳梗塞，足病変など）が引き起こされます（図4-1）．糖尿病自体の病態把握と同様に，合併症の状態把握も，治療に際してきわめて重要となります．合併症の状態により，食事療法，運動療法にも制約が生じることがあります（p.46，表8-1）．

本症例のPoint!

- ☑ 糖尿病の成因，病態および合併症を把握する
- ☑ 肥満，高血圧など病態形成に関与する因子を把握・評価する
- ☑ 食事療法の遵守程度を評価する
- ☑ 家庭での食環境・内容をチェックする
- ☑ 合併症管理をふまえた食事療法・運動療法の指導を実践する

病態の読み方

　38歳発症，発症当初の治療は食事療法のみであったことから，比較的緩徐な発症様式であり，糖尿病家族歴，過食習慣を認め，膵島関連自己抗体陰性より，糖尿病の「成因」としては2型糖尿病が考えられます．高血糖（血糖値 296 mg/dL）にもかかわらず相対的なインスリン値が低値（IRI 3.8 μU/mL）であることからはインスリン分泌能の低下を，BMI ≧25（肥満1度）からはインスリン抵抗性の上昇を疑い，「病態」としてはインスリンを使用しなくては生命を維持できないインスリン依存状態ではなく，現時点では「インスリン非依存状態」であると判断します．ただし，長期間にわたって血糖状態不良であったため，膵β細胞疲弊による糖毒性が生じ，かなりインスリン分泌能が低下していることが伺えます．したがって，糖毒性の解除と疲弊した膵β細胞機能の回復を期待して，経口血糖降下薬から一時的にインスリン療法に切り替えました．

　また，末梢神経障害（振動覚の低下），自律神経障害（起立性低血圧），網膜症，腎症（Cr 2.1 mg/dL，尿蛋白 1.5 g/日），大血管障害（脳梗塞の既往）の合併から，糖尿病合併症のかなりの進行および高血圧症の合併を認めました．摂取エネルギーならびに食塩の摂取過多による血糖状態および高血圧症の増悪，長期間にわたる高血糖，高血圧，喫煙・飲酒と運動不足などの身体負荷により，合併症の進行が促進されたと考えられました．

栄養食事指導

　糖尿病家族歴があり，さらに38歳発症（入院時68歳）という罹病期間の長い糖尿病患者であり，インスリン分泌能の低下傾向と過食習慣の継続期間などをふまえた合併症管理にポイントを置いた食事療法が必要となります．過去にも，栄養食事指導を受けた経験や教育入院の経験があるものの，行動変容には結びついておらず，患者さん本人に実践可能な食事療法を提案する必要があります．また，単純な血糖コントロール目的での食事療法ではなく，（網

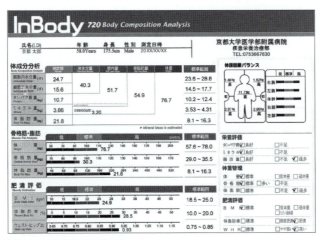

図4-2 ● 体成分分析結果

膜症など）合併症管理目的での食事療法であることをふまえて，急激な血糖低下を起こさないような栄養食事指導を行う必要があります．

　20歳ごろの体重を確認し，目標体重を70 kgと設定しました．現在の活動量（28 kcal/kg/日）などを考慮し，2,000 kcal/日を当面の摂取エネルギー量とし，インスリン抵抗性の改善を目的とした肥満対策が重要な管理ポイントと考えました．

　とくに，患者さんは仕事のため付き合い（外食・飲酒）の頻度が多く，食生活管理が難しい状況でした．ここでの指導ポイントは，インスリン分泌能の低下にともなう「食後高血糖」を是正するため，空腹時の飲酒を控えてもらい，「豆腐」や「えだ豆」などをすぐに注文し，提供される食品を先に食べてから飲酒を行うこと，さらに，お酒についても糖質含有量の少ない種類を選び，高血糖への対策を行ってもらいました．また，高血圧など合併症を視野に入れた食事指導が必要となり，摂取食塩量については6 g/日と設定し，外食時や飲酒時に摂取する「高食塩含有食品」を具体化して説明し，目標量に近づけてもらいました．

　InBody®などによる体成分分析の結果（）から，インスリン抵抗性の改善を目的とした運動療法の併用が必要と考え，骨格筋量や体脂肪量の変化に関する情報提供を行い，行動変容や療養指導の継続に結びつけます．

経　過

　入院後の一時的な強化インスリン療法による糖毒性解除，および食事療法による減量（78.7 kg → 75 kg/28日間），体脂肪減少（28.5% → 27.0%）により，糖尿病の病態増悪を招いていたインスリン分泌能およびインスリン抵抗性が改善し，血糖状態は改善しました．さらに，食事療法，禁煙・減酒などの生活習慣改善により今後の合併症進展リスクの軽減が期待され，インスリン療法から経口血糖降下薬に戻して退院となりました．退院半年後の外来通院時の身体評価では，体重が70.4 kg，体脂肪量は15.9 kgに減少し，骨格筋量は30.0 kgと維持され，食事療法・運動療法が奏効したと考えられます．ただし，糖尿病合併症の進行が著明であり，日々の運動としては現時点では散歩程度に抑えています．患者さんは，仕事上の飲酒環境は継続しているものの，普段の食事量の調整を行っています．今後は合併症病態をみながら運動療法の負荷量を調節する予定です．

（稲垣暢也　長嶋一昭　幣憲一郎）

Topics & Key Words

DPP-4阻害薬と栄養指導

　DPP-4阻害薬は上市後わずか5年間で，国内の糖尿病受療者の半数を超える300万人近くに使用され，わが国の糖尿病診療を大きく変革しつつあります．この薬剤は，単独で用いた場合，低血糖リスクが低く体重増加をきたしにくい特徴をもちます[1]．さらに，インスリン分泌障害を主体とする日本人を含むアジア人の2型糖尿病では，他民族に比べて，より大きな血糖改善効果が得られることも示されています[2,3]．

　DPP-4阻害薬は，経口摂取した栄養素に応答して消化管から分泌されるインクレチン（GIP, GLP-1）の作用を高めて血糖降下作用を発揮するため，その薬効は慣習的に摂取する食事に影響されます．筆者らは，DPP-4阻害薬の内服を開始した患者さんの食事内容を検討することで，魚類摂取量の多い患者さんほどDPP-4阻害薬のHbA1c改善効果が大きいことを明らかにしました[4]（図）．さらに，魚類摂取量の客観的指標としてEPA（エイコサペンタエン酸）の血中濃度を検討し，EPA濃度が高いほどHbA1c改善効果が大きいことも示しました[4,5]．興味深いことに，同じインクレチン関連薬であるGLP-1受容体作動薬（皮下注射により血中GLP-1はきわめて高濃度となる）では，同様の現象が確認されません．したがって，魚類摂取とHbA1c改善効果の関係はDPP-4阻害薬に特異的であり，p.135，コラム「食べる順番と血糖値」に述べるように，魚類に含まれる何らかの栄養素がGLP-1分泌を促進す

		標準化回帰係数 (β)	有意確率 (p)
主食	穀類	0.132	0.328
	いも類	0.077	0.592
	豆類	0.262	0.075
主菜	肉類	−0.297	0.077
	卵類	0.057	0.720
	魚類	−0.475	0.003
副菜	野菜類	0.160	0.391
	きのこ類	0.109	0.476
	海藻類	−0.031	0.842
その他	乳製品	−0.343	0.042
	種実類	−0.067	0.694
	油脂類	−0.002	0.990
	果物	0.014	0.940
	甘味食品	0.109	0.414
	菓子類	0.230	0.104
	調味嗜好品類	−0.120	0.393

（調理方法は考慮せず解析）

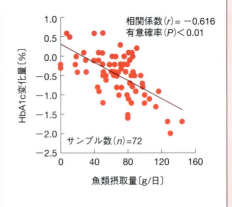

図 ● DPP-4阻害薬によるHbA1c低下作用と魚類摂取
DPP-4阻害薬を単剤で内服した2型糖尿病患者72例に対して，推定される各食品分類の推定摂取量とDPP-4阻害薬投与開始4カ月後のHbA1c変化量の相関を検討した．興味深いことに，主菜のなかで魚類の推定摂取量が多いほど，DPP-4阻害薬によるHbA1c低下作用が大きい．また，乳製品についても同様の傾向が認められた．
[Iwasaki M, et al.：J Diabetes Investig, 3：464-467, 2012を一部改変]

ることで薬効を高めていると考えられます．以上から，EPA濃度を参考に魚類摂取をうながすことでDPP-4阻害薬の効果を高められる可能性がありますが，EPA製剤ではGLP-1分泌促進が認められないため，EPA製剤併用で薬効が高まるわけではないことに留意してください．

さて，DPP-4阻害薬を使用中の患者さんの一部でHbA1c改善効果が減弱する場合があり，このような患者さんの特徴として，食事療法の遵守不良や軽微な体重増加が指摘されてきました[6,7]．筆者らは，このような患者さんでは摂取エネルギー量の過剰に加え，GIP分泌を強く促進する飽和脂肪酸や一価不飽和脂肪酸の摂取量が多いことを明らかにしています．DPP-4阻害薬の血糖改善作用に対するGIPの重要性が明確化される一方[8]，高脂肪食負荷時にGIPが脂肪蓄積を助長することを考慮すれば[1]，長期にDPP-4阻害薬の血糖改善効果を持続させるには，飽和脂肪酸や一価不飽和脂肪酸を多く含む食事内容を控えるような栄養指導が推奨されると考えます．

現時点では，DPP-4阻害薬と食事療法に関する知見は限定的であり，今後，臨床知見を集積することで，DPP-4阻害薬の薬効を高める食事療法を確立することが急務です．

▶文 献

1) Seino Y and Yabe D：J Diabetes Invest, 4：108-130, 2013.
2) Kim YG, et al.：Diabetologia, 56：696-708, 2013.
3) Park H, et al.：Ann Pharmacother, 46：1453-1469, 2012.
4) Iwasaki M, et al.：J Diabetes Investig, 3：464-467, 2012.
5) Senmaru T, et al.：J Diabetes Investig, 3：498-502, 2012.
6) Kanamori A and Matsuba I：J Clin Med Res, 5：217-221, 2013.
7) Kubota A, et al.：J Diabetes Investig, 5：445-448, 2014.
8) Aulinger BA, et al.：Diabetes, 63：1079-1092, 2014.

〈矢部大介　岩崎真宏　桑田仁司　清野 裕〉

5 脂質異常症

症例

現病歴

52歳男性．生来健康であったが，49歳時に脂質異常症を近医で指摘され，アトルバスタチン10mgの内服を開始した（詳細不明）．そのころからストレスを原因として，摂食量増加が始まり，高脂肪の料理を高頻度で摂取した．当院受診1カ月前からは口渇があり，コーラを毎日5L飲用していた．2週間前から全身倦怠感，目のかすみが自覚症状に加わり，当院外来受診の運びとなった．血液検査にてHbA1c 12.9%，随時血糖値 559 mg/dLと著明に高値であり，翌日に血糖コントロールを目的として入院となった．

家族歴・既往歴

糖尿病の家族歴なし．動脈硬化性疾患の家族歴なし．既往歴には特記事項なし．

生活歴

喫煙歴あるが，現在禁煙．飲酒なし．

入院時現症

身長171cm，体重85.9kg，BMI 29.4kg/m²，脈拍82/分 整，血圧128/97mmHg（左右差なし），両側頸動脈の血管雑音なし．胸部：心雑音聴取せず．腹部：肝脾腫なし．血管雑音なし．皮膚：黄色腫なし．四肢：浮腫なし，両側足背動脈触知良好，足変形なし．神経学的所見：両側アキレス腱反射正常，両側下肢の触覚・痛覚低下なし，両側下肢外踝の振動覚低下なし．アキレス腱肥厚なし．

主要検査所見

- 尿糖（4+）
- 尿蛋白（−）
- 尿中ケトン体（1+）
- 尿アルブミン 14.6 mg/日
- 尿中CPR 113 μg/日
- 随時血糖値 559 mg/dL
- HbA1c 12.9%
- TP 7.6 g/dL
- Alb 4.3 g/dL
- AST 10 IU/L
- ALT 18 IU/L
- γ-GTP 60 IU/L
- ALP 397 IU/L
- T-Bil 0.7 mg/dL
- CPK 149 IU/L
- BUN 11 mg/dL
- Cr 0.5 mg/dL
- UA 4.3 mg/dL
- T-Cho 635 mg/dL
- LDL-C 27 mg/dL
- HDL-C 20 mg/dL
- TG 5,460 mg/dL
- WBC $7.3 \times 10^3/\mu L$（分画異常なし）
- RBC $523 \times 10^4/\mu L$
- Hb 16.5 g/dL
- Plt $33.5 \times 10^4/\mu L$
- CRP 0.7 mg/dL
- 抗GAD抗体（−）
- リポ蛋白分画（アガロース法）：α 20%，pre-β 40%，ブロードβ 認めず
- リポ蛋白分画（ポリアクリル法）：HDL-C 14%，LDL-C 22%，MIDBAND 36%，VLDL 28%
- 血清静置試験：上層クリーム層確認
- アポ蛋白C-Ⅱ 25.5 mg/dL
- アポ蛋白E 27.9 mg/dL
- レムナント様リポ蛋白コレステロール 577 mg/dL
- 動脈血ガス検査：pH 7.398，pO₂ 72.3 Torr，pCO₂ 39.6 Torr，HCO₃⁻ 23.9 mEq/L
- トレッドミル負荷心電図：正常範囲内
- 眼科的所見：左右とも糖尿病網膜症（−）．網膜脂血症なし，角膜輪（−）
- 頸動脈エコー：内膜中膜複合体厚（IMT）肥厚（−），プラーク（−）
- 運動負荷心筋シンチグラフィ：虚血所見（−）
- 足関節上腕血圧比（ABI）：右1.2，左1.2

病態〜どのような病態か〜

　脂質異常症は，以前は「高脂血症」と呼称されていましたが，代表的な低脂血症である低HDL-コレステロール（HDL-C）血症を含む表現として正確でないことにより変更されました．高脂血症は，血清リポ蛋白の増加により，血中の脂質が増加する病態です．脂質異常症は原発性と続発性に大別されます（巻末 表1 ならびに 表2）．脂質異常症は，動脈硬化性疾患発症の主たるリスク因子のひとつであり，高血圧，糖尿病，喫煙とならぶものです．他のリスク因子としては，慢性腎臓病，冠動脈疾患の家族歴，動脈硬化性疾患の既往歴（冠動脈疾患，非心原性脳梗塞，末梢動脈疾患），加齢，性別があげられます．これらのリスク因子の包括的管理が動脈硬化性疾患を予防するためには重要です．高脂血症は増加している血清リポ蛋白の種類によって，Ⅰ型からⅤ型までの6つの表現型に分類されます（巻末 表3）．軽度の脂質異常症は無症状であり，身体所見に乏しいです．重度の脂質異常症が長期間続くと黄色腫などが認められます（図5-1）．脂質異常症の管理目標値はリスク区分別に設定されています．栄養管理のポイントは，総摂取エネルギー量の適正化，栄養素バランスの適正化（炭水化物50〜60％，脂肪20〜25％），コレテロールと飽和脂肪酸・不飽和脂肪酸の摂取の適正化，不適切な食習慣・食行動の是正です．高LDL-コレステロール（LDL-C）血症の場合は，飽和脂肪酸はエネルギー比率7％未満，コレテロール摂取は200 mgに制限します．また，LDL-C低下作用のある，食物繊維，植物ステロールの摂取を増やします．高トリグリセリド（TG）血症の場合，アルコールの過剰摂取を制限し，n-3系多価不飽和脂肪酸の摂取を増加させます．続発性脂質異常症の治療は原疾患の治療が優先されるべきで，脂質管理のありかたは個々の病態に応じて判断されます．

病態の読み方

　脂質異常症の診断基準に該当すること，家族歴に動脈硬化性疾患や脂質異常症がないこと，未治療の2型糖尿病があること，リポ蛋白電気泳動・血清静置試験・アポ蛋白検査の結果により，続発性高脂血症と診断しました．その表現型は高脂血症Ⅴ型に分類しました．
　2型糖尿病の慢性合併症については，網膜症，腎症，神経障害を認めませんでした．入院

> **本症例のPoint!**
> - ☑ 脂質異常症の成因（原発性か続発性か）を把握する
> - ☑ 脂質異常症に合併する動脈硬化性疾患を評価する
> - ☑ 入院前の食習慣を評価する
> - ☑ 多くの生活習慣病を合併する高度な脂質異常症に対する食事療法・運動療法をすすめる
> - ☑ 退院後の生活習慣の改善について患者さんとともに検討する

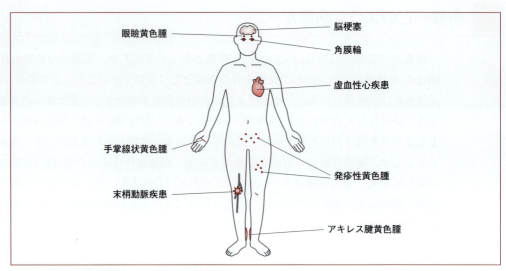

図 5-1 ● 重症脂質異常症の合併症と身体所見

日から糖尿病食2,000 kcal/日を開始するとともに，速効型インスリン朝4単位・昼4単位・夕4単位，中間型インスリン眠前4単位の皮下注射を実施したところ，血糖改善が認められました．第15病日には虚血性心疾患がないことが循環器内科において確認され，運動療法（ウォーキング30分×2回/日）を開始し，さらに血糖値が改善しました．第18病日にはインスリンオフとなり，グリメピリド2 mg投与にて良好な血糖コントロールとなりました．

続発性高脂血症についても糖尿病食2,000 kcal/日が著効し，第20病日の退院日には，アトルバスタチンオフの状態でT-Cho 223 mg/dL，LDL-C 123 mg/dL，HDL-C 31 mg/dL，TG 393 mg/dLと著明に改善していました．動脈硬化性疾患の検査を実施したところ，トレッドミル負荷心電図検査にて異常はなく，頸動脈エコー検査にて内膜中膜複合体厚（IMT）の肥厚ならびにプラークを認めず，運動負荷心筋シンチグラフィにて虚血所見はなく，足関節上腕血圧比（ABI）も正常でした．したがって，動脈硬化性疾患を認めませんでした．入院前の数年間の単純糖質，獣脂を中心とした摂食量過多が，脂質異常症の悪化ならびに2型糖尿病の発症につながったと考えられました．

栄養食事指導

すでに脂質異常症に対して受診や服薬は継続中でしたが，生活習慣の改善については，とくに注意をしていなかった患者さんが，ストレスを契機とする1カ月間の食生活の乱れがあり，定期受診時に高血糖を指摘され，その翌日に血糖値および血中脂質コントロール目的の教育入院をすることになった症例です．

入院後すぐに，糖毒性解除のためにインスリンが開始されました．入院中の病院食は，1日2,000 kcal〔31 kcal/kg 標準体重〕，たんぱく質90 g（1.4 g/kg 標準体重），脂質60 g，食塩9 g未満とし，運動負荷試験による心肺機能評価後，1日に30分から1時間程度の歩行や

エアロバイクなどの有酸素運動を併用しました．入院前の食事内容は，もともと食事抜きの生活で，推定摂取量5,000 kcal（食事4,600 kcal＋缶コーヒー400 kcal），入院前1カ月から2週間は7,600 kcal〔食事5,500 kcal ＋清涼飲料水（5L）2,000 kcal〕，入院前2週間は7,000 kcal〔食事5,800 kcal ＋清涼飲料水（3L）1,200 kcal〕のような過剰なエネルギー摂取でした．病院食1日分が自宅での1食分くらいの摂取量であったうえに，早食いでもあり，入院から2週間くらいは空腹感が強くありました．そこで，入院期間を通じて，決められた分量の病院食をできる限りゆっくり，よく噛んで食べ，一口食べたら箸を置くなど，食事時間を長くすることにより満足感が得られるような食べかたの工夫を行いました．また，退院後に結婚の予定があり，今後の調理担当となる婚約者も同席し栄養指導を行いました．内容については，必要エネルギー量や，油脂を多く含む食品や調理方法の是正，缶コーヒーや清涼飲料水に含まれる糖質について説明しました．31 kcal/kg 標準体重は，肥満者のエネルギー設定とした場合は，やや多めではありますが，体重減量傾向や蓄尿による窒素平衡が－1.3 g/日と負であり，さらに，もともとの摂取量を考えると，退院後も無理なく継続できるよう設定しました．〔参考値として Harris-Benedict 式による基礎代謝量（BEE）は1,814 kcal/日，推定エネルギー必要量（TEE）は2,358 kcal/日です．〕

経 過

21日間の入院中は2,000 kcal の病院食と有酸素運動にて，2.5 kg の体重減量があり，血圧も正常化，血液検査データの改善がみられました（表5-1）．さらに，退院前には，血糖コントロールも良好となり，インスリンは解除され服薬でのコントロールとなりました．また，脂質異常症に対する服薬もなしとなりました．

入院中2度の試験外泊の食事では，おおよそ2,000 kcal/日前後の摂取エネルギーを保つことができました．しかし，退院時の BMI は28.5 kg/m² と肥満1度であり，引き続き体重コ

表5-1 ● 体重・血液検査データ

	入院1日目	入院5日目	入院11日目	入院21日目	退院後初	退院後9年目
体重〔kg〕	85.9	—	84.5	83.4	87.0	78.0
総コレステロール〔mg/dL〕	635	372	224	221	207	149
HDL-コレステロール〔mg/dL〕	20	28	30	32	30	48
LDL-コレステロール〔mg/dL〕	27	95	131	115	—	74
中性脂肪〔mg/dL〕	5,460	1,006	356	389	419	134
空腹時血糖値〔mg/dL〕	500*	227	154	119	93*	139*
HbA1c〔％〕	12.8	—	—	11.3	8.2	6.8

＊　随時血糖値

ントロールと退院後の食生活の変化を確認するために，外来栄養指導を継続して行うことにしました．

　外来通院では体重増減や服薬の変更などがありましたが，退院後9年目の最近の外来において，食事療法・運動療法の継続により体重は78 kgまで減少し，アトルバスタチン10 mg，グリメピリド2 mg，メトホルミン500 mgの内服にて，血液検査データでも良好な結果が得られています(**表5-1**)．

（細川雅也　和田啓子）

Topics & Key Words

食品交換表の改訂

　日本糖尿病学会 編・著「糖尿病食事療法のための食品交換表」（以下，「食品交換表」）は，約50年前の1965年（昭和40年）9月に第1版が発行され，長年にわたり食事療法の指導に活用されてきました．2002年（平成14年）5月に行われた前回の改訂よりすでに10年あまりが経過したことから，2013年（平成25年）11月に「食品交換表」第7版が発刊されました．
　今回の改訂では以下の項目が掲載されています．

① 食事療法の重要性・必要性とその意義
② 適正なエネルギーと栄養素の摂取量
③ 日本人の食生活の現状をふまえた食品の掲載，食品分類表の作成，単位配分表の作成
④ 食品の交換の原則，「食品交換表」の使いかた
⑤ 参考資料として，塩，コレステロール，食物繊維の多い食品，表1・表2・表4の食品と調味料の炭水化物・糖質・食物繊維含有量

　「食品交換表」第7版では，食品交換表の表1から表6と調味料に含まれる栄養素量の平均を示す食品分類表を，日本人の食生活の現状をふまえて，2001年（平成13年）から2010年（平成22年）の最近10年間の国民健康・栄養調査をもとに改訂しています．1単位あたりの栄養素の平均含有量は第6版と比べて，表1（穀類・いも類），表5（油脂食品）については変化がありません．一方で，表2（果物）は炭水化物〔g〕：たんぱく質〔g〕：脂質〔g〕が20：0：0より19：1：0に，表3（おもにたんぱく質を含む食品）は0：9：5より1：8：5に，表4（牛乳・乳製品）は6：4：5より7：4：4に，表6（野菜・海藻・きのこ・こんにゃく）は13：5：1より14：4：1に変更になっています．また，調味料1単位あたりの栄養素の平均含有量もあわせて示されています．
　「食品交換表」第7版では，食事に占める炭水化物の割合を60％，55％，50％とした，3とおりの1日の指示単位（指示エネルギー量）の配分例（単位配分表）を掲載しています．食事に占める炭水化物の割合を，合併症，肥満度，嗜好などにより，60％，55％，50％のなかから主治医が選択します．たとえば，肥満例では減量目的に50％を選択するなど考慮します．ただし，炭水化物の割合を50％にすると，たんぱく質量が標準体重1kgあたり1.2gを超える場合が多くありますので，腎症第2期以降の患者さんには使用できないことが多く注意が必要であること，また，脂質の摂取過多につながることにも注意が必要です．
　それぞれの患者さんの糖尿病治療にふさわしい1日の食事からのエネルギーと栄養素の摂取量をもとに，必要により，合併症，肥満度，嗜好などにも対応して単位配分表を作成し，日ごろの食生活のなかで治療に活用していくために，表紙の見開きに「私の食事療法」の欄が新設されました．そのうえで，つねに「食品交換表」を手もとに置きながら，主治医と管理栄養士による適切な食事指導が継続されるようにしました．さらに，治療の状況をみながら，必要な場合にはこの単位配分表を変更することとしています．

（福井道明）

疾患別 6 腎臓病（腎炎）

症例

現病歴

47歳女性，会社員．42歳時に感冒症状とともに肉眼的血尿を認め，腎生検を施行しIgA腎症と診断された．副腎皮質ステロイド療法を開始6カ月後に尿蛋白・血尿は消失し寛解に至った．45歳ごろより再び尿蛋白を認め，最近になり腎機能低下を認めたため再度入院となった．

家族歴

母：高血圧症．

既往歴

先天性白内障，急性膵炎を23歳で発症．

生活歴

運動習慣なく，飲酒は機会飲酒．

入院時現症

身長 155.5cm，体重 59.8kg，BMI 24.7kg/m^2（標準体重53.0kg）．血圧 152／94mmHg，脈拍 68／分，呼吸数 15／分，体温 36.3℃．身体所見に異常所見を認めず．

主要検査所見

- WBC 8,710/μL ・RBC 337×10^4/μL ・Hb 11.5g/dL ・Ht 33.8％
- Plt 30.5×10^4/μL ・TP 7.1g/dL ・Alb 3.9g/dL ・AST 31U/L
- ALT 21U/L ・BUN 22mg/dL ・Cr 1.21mg/dL（eGFR 41.1mL／分／1.73m^2）
- UA 6.4mg/dL ・T-Cho 284mg/dL ・HDL-C 42mg/dL ・LDL-C 119mg/dL
- 空腹時血糖値 103mg/dL ・HbA1c 5.4％ ・TG 175mg/dL ・Na 139mEq/L
- K 4.5mEq/L ・Cl 105mEq/L ・Ca 9.2mg/dL ・P 3.5mg/dL
- CO_2（重炭酸塩）24.4 mEq/L
- 蓄尿検査：尿量 1,450mL，蛋白 60mg/dL（0.9g／日），UN 603mg/dL，Na 98mEq/L，K 20mEq/L，P 36.4mg/dL，Ca 1.3mg/dL，Mg 4.9mg/dL
- 心電図：心拍数 68／分（洞調律） ・胸部単純エックス線：心胸郭比 48％，肺野に異常陰影なし．

📁 病態〜どのような異常なのか〜

　IgA腎症は，1968年にフランスの病理学者J. Bergerにより，糸球体のメサンギウム領域の免疫グロブリンIgAを主体とする顆粒状沈着を特徴とするメサンギウム増殖性腎炎として報告されました．現在では，世界で最も頻度の高い原発性糸球体腎炎（わが国での調査で

も原発性慢性糸球体腎炎の約40％を占める）で，とくにわが国をはじめとするアジア諸国に多く発症することが明らかになっています．IgA腎症の大部分は無症候性です．発見の契機は，健康診断や学校検尿における尿所見異常が大部分です．ほとんどが血尿を認め，約50％が血清IgA高値（厚生労働省の診療指針では315 mg/dL以上を高値としている）を示します．確定診断には腎生検が必要です．予後は，10年後に10〜15％，20年後に約40％が進行し腎不全に至る可能性があります．腎予後に関係する因子は，初診時の腎機能，および経過観察中の1 g/日以上の尿蛋白，高血圧，ならびに高度の糸球体硬化と尿細管間質障害の有無です．腎機能障害の進行抑制を目的とした治療介入は，腎機能と尿蛋白に加え，年齢や腎生検病理所見などにより後述する透析導入リスクの層別化を行い，これを参考に立案します．主要な治療介入は，RA（レニン-アンジオテンシン）系阻害薬，副腎皮質ステロイド，口蓋扁桃摘出術（＋ステロイドパルス併用療法），免疫抑制薬，抗血小板薬，魚油などの n-3 系脂肪酸の投与です．すべてのリスク群に共通する生活指導と食事療法に関しては日本腎臓学会「CKD診療ガイド2012」に沿って行います（巻末**表4**）．

病態の読み方

　IgA腎症は「組織学的重症度」と「臨床的重症度」を組み合わせ，経過中の透析導入に対するリスクを4つに層別化します．透析療法に至るリスクが少ない低リスク群〔後ろ向き多施設共同研究では72例中1例（1.4％）が生検後18.6年で透析に移行〕をはじめ，中等リスク群〔115例中13例（11.3％）が生検後平均11.5年で透析に移行〕，高リスク群〔49例中12例（24.5％）が生検後8.9年で透析に移行〕，超高リスク群〔34例中22例（64.7％）が生検後5.1年で，14例（41.2％）が5年以内に透析に移行〕に層別化されます（**表6-1**）．本症例は，腎生検による「組織学的重症度」では腎予後と関連する病変が25％未満であり，H-grade Ⅰ，「臨床的重症度」は推算糸球体濾過量（eGFR）41.1 mL/分/1.73 m^2，尿蛋白0.9 g/日からC-grade Ⅲのため，高リスク群と判断しました（詳細な解説は文献2を参照）．治療は，腎生検にて急性病変が観察され，副腎皮質ステロイドの効果を認める経過を参考に，口蓋扁桃摘出術（＋ステロイドパルス併用療法）を選択しました．血圧管理は診察室血圧で130/80 mmHg以下を管理目標にRA系阻害薬を開始し，そのほか，脂質管理，骨ミネラル対策，カリウム，アシドーシス対策，貧血管理に対しては「CKD診療ガイド2012」に従い検討しました．

本症例のPoint!

- ☑ 臨床像と，腎生検の結果から透析導入リスクなどの腎予後を予想する
- ☑ 腎予後の予想（透析導入リスクの層別化）から治療を立案する
- ☑ これまでの日常生活や食生活を把握し，その是正を図る
- ☑ 食事療法の重要性について説明し，実践をうながす
- ☑ 薬物療法と食事療法の関係について指導する

表6-1 ● IgA腎症のリスク群に応じた治療法

治療		低リスク群 (透析療法への リスクが少ない)	中等リスク群 (透析療法への リスクが中程度)	高リスク群 (透析療法への リスクが高い)	超高リスク群 (5年以内に透析療 法に至るリスクが 高い)
生活習慣の是正		禁煙,適正飲酒量の指導,体重管理(標準体重を目標に)			
生活指導		とくに運動制限 なし	腎機能,血圧,尿蛋白をみて運動量を指示する 高リスク群・超高リスク群の妊娠・出産時には注意		
食事療法	エネルギー	年齢,性別,運動量を加味して25〜35 kcal/kg 標準体重/日がめやす			
	塩分	過剰摂取を避ける	腎機能,血圧,尿蛋 白をみて制限する	6 g/日未満	
	たんぱく質	腎機能低下例では 過剰摂取を避ける	腎機能,血圧,尿蛋 白をみて制限する	0.6〜0.8 g/kg 標準体重/日	
薬物療法		RA(レニン-アンジオテンシン)系阻害薬,副腎皮質ステロイド, 口蓋扁桃摘出術(＋ステロイドパルス併用療法),免疫抑制薬, 抗血小板薬,n-3系脂肪酸(魚脂)			

出典:日本腎臓学会IgA腎症分科会:IgA腎症診療指針 第3版.日本腎臓学会誌,53:123-135,2011.

生活指導として,患者さんに日々の血圧と体重を記録してもらい,外来診療を1〜2カ月に1度にすることを伝えました.食事療法は,たんぱく質制限(0.6〜0.8 g/kg 標準体重)と食塩制限(3 g/日以上6 g/日未満)を栄養士から指導しました.

栄養食事指導

24時間蓄尿検査と食事調査により日ごろの食生活の把握を試みました.入院時の24時間蓄尿検査から食塩摂取量10.5 g,たんぱく質68 g,聞き取りの食事調査では摂取エネルギー1,500〜1,700 kcal,たんぱく質60〜70 g,食塩は8〜10 gで,日ごろの食生活は食塩ならびにたんぱく質の過剰摂取の状態と推測しました.そこで,入院後は医師の指示のもとに「CKD診療ガイド2012」に準じて食事指示量を設定しました.身長155 cm,体重59.8 kg(BMI 24.8 kg/m^2)と肥満傾向なので,標準体重53 kgとして指示量を算出しました.エネルギー量は27〜30 kcal/kg/日とし1,500 kcal,たんぱく質は0.7 g/kg/日とし40 g,食塩は6 gとしました.その他の電解質,カリウムやリンについては,現時点では介入を計画しませんでした.入院前は,たんぱく質と炭水化物中心の食事であったため,栄養バランスを考慮し野菜を多く盛り込んだ料理やチャーハン,カレーライスといった,たんぱく質量を少なく感じないレシピを紹介しました.その後,薬物療法として副腎皮質ステロイドを開始したため,ナトリウム(Na)の再吸収が亢進したことにより体重が57 kg(52 kgから＋5 kg)に増加しました.そこで食塩3 gの減塩を強化したことにより,体重は54 kgに減少し,同時に血圧も112/64 mmHgと低下し14日目に退院となりました.

経　過

外来では2カ月に1度の割合で定期的に栄養指導を行っています.副腎皮質ステロイド投与の影響のためか,食欲旺盛により体重は57 kgでどうにか維持できています.外来での食

表6-2 ● 食事指導後の臨床経過

	入院時	退院時	1カ月後	3カ月後	6カ月後	9カ月後	1年後
eGFR [mL/分/1.74m^2]	41.1	38.5	45.7	41.3	36.7	42.5	40.1
BUN [mg/dL]	28	12	26	16	13	17	17
Alb [g/dL]	3.7	3.0	3.7	3.6	4.0	3.7	3.7
尿 Pro/gCr	0.90	0.28	0.3	0.58	0.23	—	—

事記録より食事摂取量は，エネルギー1,500～1,600 kcal，たんぱく質40～45 g，食塩5～6 g を維持できていました．今後は，蓄尿検査も定期的に行い，食事療法の遵守度を確認し，腎機能の維持・改善を目指して栄養指導を継続したいと考えています（表6-2）．

（佐々木環　市川和子）

▶ 文　献

1) 日本腎臓学会 編：CKD診療ガイド2012. 東京医学社, 2012.
2) 厚生労働科学研究費補助金難治性疾患克服研究事業 進行性腎障害に関する調査研究班報告, IgA腎症分科：IgA腎症診療指針 第3版, 日本腎臓学会誌, 53: 123-135, 2011.

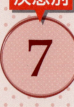

腎臓病（ネフローゼ症候群）

症例

主訴
下腿浮腫

現病歴
30歳男性．16歳時にIgA腎症で入院，ステロイドパルス療法施行．その後，約1年間のステロイド内服にて軽快．18歳時点ではステロイド内服もなく尿定性検査でも異常なし（尿蛋白陰性）．本年1月初旬（30歳時）から両下腿浮腫および急激な体重増加（8kg/月）を認め近医受診．尿蛋白（4＋），尿潜血（2＋）を指摘される．ネフローゼ症候群の疑いで当院腎臓内科に紹介，精査加療目的で4月中旬に入院となる．症状出現前後に，感冒様症状，消化器症状など，先行感染を疑わせる所見なし．

家族歴
とくになし（腎疾患の家族歴なし）．

嗜好
喫煙歴：15本/日×10年間，飲酒歴：機会飲酒

入院時現症
身長 175.5cm，体重 79.8kg，BMI 25.9kg/m²，血圧 109/72mmHg，脈拍 65/分（左右差なし），眼瞼結膜貧血なし，眼球結膜黄染なし，頸部リンパ節腫脹なし，呼吸音：清，心音：整・雑音なし，胸部異常なし，腹部：膨満，軟，圧痛なし，四肢：両下腿から足背に浮腫著明（pitting edema）．

主要検査所見

WBC 4,750/μL	RBC 431×10⁴/μL	Hb 13.8g/dL	Ht 39.1%
AST 21 IU/L	ALT 18 IU/L	LDH 189 IU/L	TP 4.1g/dL
Alb 1.9g/dL	ChE 348 IU/L	T-Bil 0.5mg/dL	Cr 0.84mg/dL
eGFR 88.5mL/分/1.73m²	UA 5.0mg/dL	BUN 11mg/dL	CK 164 IU/L
T-Cho 312mg/dL	HDL-C 103mg/dL	LDL-C 195mg/dL	TG 72mg/dL
空腹時血糖値 80mg/dL	Amy 121 IU/L	リパーゼ 43U/L	Na 143mEq/L
K 4.0mEq/L	Cl 108mEq/L	CRP 0.1mg/dL	IgA 190mg/dL
IgG 412mg/dL	IgM 75mg/dL	C3 119.1mg/dL	C4 31.7mg/dL
CH₅₀ 54U/mL	IgG4 8.6mg/dL	抗ss-DNA抗体(IgG)（−）	
抗ds-DNA抗体(IgG)（−）	クリオグロブリン（−）	PR3-ANCA（−）	MPO-ANCA（−）
抗核抗体（−）	抗DNA抗体（−）	抗GBM抗体（−）	抗Sm抗体（−）
抗RNP抗体（−）	抗SS-A抗体（−）	抗SS-B抗体（−）	抗Scl-70抗体（−）
抗Jo-1抗体（−）	サイトメガロウイルス（−）	結核菌特異的IFN-γ（−）	HBs抗原（−）
HCV抗体（−）	RF（−）	HIV抗体（−）	尿糖（−）
尿蛋白（3＋）	尿潜血（−）	尿中ケトン体（−）	
尿中Bence Jones蛋白（−）	尿沈査：RBC 5〜9/HPF，円柱所見は軽微．		

- 尿蛋白定量：5.6g/日（入院日），5.1g/日（11日目），0.8g/日（15日目），0.3g/日（22日目），0.0g/日（28日目）
- 胸部 X 線：肺野浸潤影なし，心拡大なし，胸水なし．
- 腹部エコー：肝・胆・膵・腎：著変なし，脾臓：脾腫（境界域：101×40mm）
- 腎生検：微小変化型または巣状糸球体硬化症の疑い．基底膜変化：著変を認めず（PAM 染色），
メサンギウム細胞：軽度に増加，メサンギウム基質：軽度増加疑い，間質炎症細胞浸潤：＜1％，
蛍光抗体法でほとんど IgA 沈着なし．

 病態〜どのような異常なのか〜

　ネフローゼ症候群の実体は，糸球体上皮細胞（ポドサイト）の傷害により足突起の癒合が生じ，糸球体基底膜のアルブミン透過性亢進により大量の蛋白漏出が起こることにあります．糸球体上皮細胞は，遺伝的原因，リンパ球由来の液性因子あるいは抗原抗体複合物などにより障害されます．腎糸球体からの大量蛋白漏出にともない，低アルブミン血症を呈します．2011年に改訂された厚生労働省難治性疾患対策進行性腎障害に関する調査研究班「成人ネフローゼ症候群の診断基準」（巻末 表5）では，γグロブリンが上昇する膠原病にともなうネフローゼ症候群などで低蛋白血症を呈さない場合があるため，従来の診断基準から低蛋白血症が削除され，低アルブミン血症が診断基準としてとりあげられました．ネフローゼ症候群は，原発性糸球体疾患と続発性糸球体疾患に大別されます（表7-1）．原発性としては，微小変化型，巣状分節性糸球体硬化症，膜性腎症，増殖性糸球体腎炎に分類されます．続発性はさまざまな疾患により惹起され，おもなものとして，糖尿病腎症，ループス腎炎，C 型肝炎ウイルス腎症，アミロイドーシスがあります．

　ネフローゼ症候群の症状として，浮腫（血清アルブミン低下による膠質浸透圧低下により組織間への水移行，遠位尿細管 Na^+ 再吸収の亢進などによる），脂質異常症（HMG-CoA 還元酵素の合成亢進，apoB-100の合成亢進，LDL 活性低下などによる），凝固能亢進（肝での凝固因子の産生亢進などによる），易感染性（免疫グロブリンや補体成分の低下による液性免疫の低下などによる），急性腎障害（低アルブミン血症にともなう血管内血漿容量の低下などによる）などがあります．治療後の尿蛋白の程度が最大の腎予後規定因子であるため，治療においては尿蛋白を減少させることが最も重要な点となります．おもな治療法として，食事

本症例のPoint!

- ☑ ネフローゼ症候群の原因を把握する
- ☑ 浮腫などによる見かけ上の体重増加に注意する
- ☑ 栄養状態を適切に評価する
- ☑ 適切な食事療法の策定と効果判定の指標を検討する
- ☑ 栄養状態評価を定期的に行い，嗜好も加味した栄養介入の適時修正を行う

表7-1 ● ネフローゼ症候群の原因疾患

原発性糸球体疾患
A. 微小変化 B. 巣状分節性糸球体硬化 C. 膜性腎症 D. 増殖性糸球体腎炎 　膜性増殖型糸球体腎炎，メサンギウム増殖型糸球体腎炎， 　管内増殖型糸球体腎炎，半月体形成型糸球体腎炎
続発性糸球体疾患
全身性疾患 　ループス腎炎，糖尿病，ヘノッホ・シェーンライン紫斑病，アミロイドーシス **感染** 　a. 細菌性：溶連菌感染後糸球体腎炎，感染性心内膜炎，シャント腎炎 　b. ウイルス性：B 型肝炎，C 型肝炎，後天性免疫不全症候群 　c. 原虫：マラリア **悪性新生物** 　a. 固形腫瘍（がんおよび肉腫）：肺がん，大腸がん，胃がん，乳がん，子宮頸がん，腎がん，甲状腺がん，卵巣がん，悪性黒色腫，褐色細胞腫，ウィルムス腫瘍，前立腺がん，悪性中皮腫 　b. 白血病およびリンパ腫：ホジキンリンパ腫，悪性リンパ腫，慢性リンパ性白血病，多発性骨髄腫，ワルデンシュトレーム型マクログロブリン血症 **薬物** 　金製剤，ペニシラミン，ヘロイン，非ステロイド系抗炎症薬など **遺伝性疾患** 　アルポート症候群，爪膝蓋骨症候群，鎌状赤血球症，先天性ネフローゼ症候群（フィンランド型）， 　collagenofibrotic glomerulonephropathy **その他** 　妊娠腎，移植腎

出典：矢﨑義雄 編：内科学（第10版），P.1454，朝倉書店，2013.

療法（たんぱく質制限，食塩制限，必要に応じてカリウム制限，水分制限），ステロイドおよび免疫抑制薬による治療，降圧療法（ACE 阻害薬，ARB による腎保護作用），脂質異常症の治療（動脈硬化，糸球体硬化および間質炎症・線維化の抑制）などがあります．

病態の読み方

　本症例は，尿蛋白 5.6 g/日，血清アルブミン（Alb）1.9 g/dL，著明な両下腿から足背の浮腫（pitting edema），および脂質異常症を認めるネフローゼ症候群と診断されます．入院前に体重が急速に増加（体内水貯留），浮腫も著明になっており，急速な状態悪化を認めています．eGFR（推算糸球体濾過量）88.5 mL/分/1.73 m^2，尿蛋白 5.6 g/日より，CKD の重症度分類としては慢性腎炎 G2A3 となります（巻末 **表6**）．入院後の血液検査，腎生検結果から，微小変化型または巣状糸球体硬化症を示唆する所見であったため，入院第 11 病日からステロイド（プレドニン®60 mg/日）投与を開始しました．プレドニン®開始後，一時的に浮腫の増悪を認めました．浮腫増悪の原因としてプレドニン®によるナトリウム貯留作用の影響を考え，第 15 病日以降はプレドニン®からメドロール®に変更し，徐々に投与量の減量を行いました．食事療法（たんぱく質制限，食塩制限，適正エネルギー）により体重減少ならびに浮腫改善の効果が得られました．ステロイド投与により増悪傾向を呈していた脂質異常症に対し

て，スタチン投与を開始し，LDL-コレステロール(LDL-C)およびトリグリセリド(TG)の改善を認めました．経過とともに尿蛋白も陰性化(入院28日目で尿蛋白0.0 g/日)し，メドロール® 24 mg/日で48日目に退院となりました．

栄養食事指導

1) 食事指導計画

入院時点の提供栄養量は，67.8 kg(標準体重)×28 kcal/kg 標準体重=1,900 kcal/日，たんぱく質50 g/日(0.7 g/kg 標準体重)，食塩6 g/日以下でした．介入後に必要栄養量の算出を行いました．日本腎臓学会「ネフローゼ症候群診療ガイドライン」より，適正エネルギー量を67.8 kg(標準体重)×35 kcal=2,373 kcal/日と算出しました．自宅での食事摂取量が1,500〜1,800 kcal/日程度であったため，まずは2,200 kcal/日程度から開始し，体重・栄養指標などのモニタリングをすることとしました．微小変化型ネフローゼ症候群の患者さんについては，1.0〜1.1 g/kg 標準体重のたんぱく質制限が推奨されるため，たんぱく質を67.8 kg(標準体重)×1.0〜1.1 g=67.8〜75 g/日と算出，必要たんぱく質量は70 g/日としました．著明な浮腫があるため食塩を6 g 未満/日とする制限は継続としました．

2) 食事指導の実際

聞き取りによると，自宅での推定栄養摂取量はエネルギー1,600〜1,900 kcal，たんぱく質70 g，食塩10〜12 g 程度でした．職業が営業職であったことから外食・市販品を利用しており，食塩摂取量が過剰でした．浮腫のコントロールのためにも食塩制限が重要であることを説明し，退院後の食事について指導を行いました．外食や市販品を利用するうえでの栄養表示の見かたや減塩方法(漬物・調味料・汁物などを控えること)を説明しました．患者さんからは「なんとかやってみる」との前向きな発言が聞かれました．たんぱく質については病院食を基準に説明を行いました．エネルギーについては，浮腫による体重増加を気にされ，制限しようと朝食を欠食したり主食を抜いたり好ましくない行動をとられていました．体重増加は体水分の貯留によるものであり，筋蛋白の異化亢進を防ぐためにも十分なエネルギー摂取が重要であることを説明し，誤った知識を修正しました．1日3食摂取することや主食を抜かず適正量を摂取するよう指導を行いました．また，摂取エネルギー・食塩量の評価のためにも，自宅でも体重測定を行うよう提案しました．

経　過

食塩制限(6 g/日)を開始し，入院28日目には身体所見上浮腫は消失，体重は65.6 kg(入院時79.8 kg)と約14 kg の体重減少を認めていました(表7-2)．このときには，尿蛋白は0.0 g/日(入院時5.6 g/日)と寛解しており，アルブミン値(Alb)は3.2 g/dL(入院時1.9 g/dL)と上昇していました．入院35日目，浮腫の軽減は認めていましたが，体重65.0 kg と体重減少が持続していたこと，窒素平衡が負を示していたこと，ステロイドによる食欲の変化で患者さんが病院食を少ないと感じていたことから，総カロリーを200 kcal 増量し，2,400 kcal/日と

表7-2 ● 本症例の経過表

入院期間	入院日	11日目	15日目	22日目	25日目	28日目	35日目	41日目	46日目	48日目
プレドニン®/メドロール®〔mg/日〕		60/0	0/48	0/44	0/40	0/36	0/32	0/28	0/24	0/24
体重〔kg〕	79.8	78.2	78.8	68.2	67.6	65.6	65	63.4	63	63.1
蛋白尿〔g/日〕	5.6	5.1	0.8	0.3	0			0		
Alb〔g/dL〕	1.9	1.8	1.9	2.7		3.2	3.4		3.9	3.9
ChE〔IU/L〕	348	388	368	404			435			437
CRP〔mg/dL〕	0.1	0	0.1	0	0	0	0	0	0	0
指示栄養量〔kcal/日〕	1,900		2,200				2,400			
たんぱく質〔g/日〕	50		70							
食塩〔g/日〕	6									

しました．たんぱく質・食塩量は現状維持としました．入院46日目に，ステロイド減量後も蛋白尿の増加を認めていないことを確認．この際，体重63.0 kgは減少傾向であったものの，Alb値は3.9 g/dLと上昇傾向，ChEも経過を通じて上昇傾向，全身状態も良好にて，栄養状態は増悪していないと判断しました．その後，入院48日目に退院となりました．退院後も継続して退院後の体重の変化や食事内容の評価が必要であると考えています．

（長嶋一昭　浅井加奈枝）

Topics & Key Words

食塩摂取制限

　体内の余分な塩分は腎臓から尿中に排泄されますが，塩分摂取量が過剰である場合や腎臓の働きが低下している場合は，体液の塩分濃度が過剰とならないように，身体は水分を溜めこもうとします．その結果，循環血液量が増え，血管に圧力がかかることで高血圧につながります．また，高血圧症は腎障害を進行させる要因にもなります．食塩感受性には個人差がありますが，一般的に，高血圧症と腎障害の発症・進展予防を目的に食塩摂取制限が推奨されています．

　食事の摂取基準は厚生労働省が5年ごとに改定を行っており，2015年（平成27年）度から使用予定である「日本人の食事摂取基準（2015年版）」の策定検討会報告書によると，前回（2010年版）からの大きな変更点のひとつとして，食塩摂取量の1日あたりの目標量を男女とも低めに変更したことがあげられます．具体的には，

> 18歳以上男性：2010年版　9.0g/日未満　→　2015年版　8.0g/日未満
> 18歳以上女性：2010年版　7.5g/日未満　→　2015年版　7.0g/日未満

となりました．2010年版では，男性は1日あたり10g未満から9g未満に，女性は8g未満から7.5g未満へと低減されましたが，引き続き，さらに厳格な食塩摂取制限を目指すものとなっています．「日本人の食事摂取基準」の目標値変更にあたっては，高血圧やがんとナトリウム摂取との関連を検討した疫学研究，欧米を中心とした各国における食塩摂取制限の目標値などが参考にされています．2010年に行われた厚生労働省研究班による多目的コホート研究によると，塩分摂取量で5グループに分けて比較した場合，最も多いグループは最も少ないグループに比べて，循環器疾患のリスクが約20％高いことが明らかとなりました．世界保健機関（WHO）と国際高血圧学会（ISH）のガイドラインや日本高血圧学会のガイドラインでは6g未満を推奨しており，英国や米国をはじめとする世界各地で6g未満が基準になりつつあります．

　わが国においても，「高血圧治療ガイドライン2014年版」ではすでに，高血圧症を指摘されている患者さんは1日塩分摂取量を6g未満にすることがすすめられています．また，慢性腎臓病（CKD）患者は食塩感受性高血圧をきたし，食塩制限によって血圧が低下することや，低食塩食による推算糸球体濾過量（eGFR）の保持効果が示唆されています．加えて，CKD患者を対象として4年以上観察した研究では，末期腎不全に陥るリスクが，食塩摂取量が7g/日以下の群に比べ，7～14g/日の群では1.4倍，14g/日以上の群では3.3倍と有意に高いことも報告されました．これをふまえ，CKD患者の食塩摂取量として，ステージを問わず6g/日未満が推奨されています．

（山根俊介）

疾患別 8 腎臓病（糖尿病腎症）

症例

現病歴

70歳男性．57歳時，勤務先の健診で高血糖を指摘され，近医を受診し糖尿病と診断された．薬物治療として，最近ではα-グルコシダーゼ阻害薬（α-GI）とDPP-4阻害薬を内服していた．腎機能が悪化してきたとのことで，近医より当科に紹介となった．自覚症状は，とくにない．

家族歴

父：心疾患（詳細不明）．

既往歴

55歳時，高血圧症を指摘される．最近ではアンジオテンシンⅡ受容体拮抗薬（ARB）を内服している．63歳時，高LDL-コレステロール（LDL-C）血症を指摘される．スタチンの内服を開始．64歳時，高尿酸血症を指摘される．薬物治療を開始．喫煙歴なし．

入院時現症

身長161cm，体重78.6kg，BMI 30.3kg/m^2（標準体重 57.0kg），血圧 127/74mmHg，脈拍 78/分，心肺：異常なし，腹部：異常なし，下肢浮腫（−），神経学的所見：両側アキレス腱反射減弱，振動覚：両側下肢で軽度低下．

主要検査所見

- WBC 5,800/μL
- Hb 13.1 g/dL
- Plt 20.3×10^4/μL
- Alb 4.0 g/dL
- AST 29 IU/L
- ALT 26 IU/L
- γ-GTP 69 IU/L
- BUN 18 mg/dL
- TP 7.0 mg/dL
- Alb 3.5 mg/dL
- Cr 1.40 mg/dL
- eGFR 39.7 mL/分/1.73m^2
- UA 6.2 mg/dL
- TG 100 mg/dL
- HDL-C 48 mg/dL
- LDL-C 84 mg/dL
- Na 139 mEq/L
- K 4.2 mEq/L
- HbA1c 6.2%
- 空腹時血糖 116 mg/dL
- 尿蛋白（2＋）
- 尿糖（−）
- 尿潜血（−）
- 尿中ケトン体（−）
- 尿アルブミン 499 mg/gCr
- 眼底所見：両眼単純網膜症

📁 病態〜どのような異常なのか〜

　糖尿病腎症は，糖尿病特有の合併症である細小血管症として，腎臓の糸球体や細動脈に硬化性病変を，さらには尿細管・間質の線維化を生じ，腎機能低下をきたします．糖尿病の罹病期間が長く，血糖コントロール不良な患者さんに発症し，透析の原因疾患としては最も頻度が高く，第1位です．臨床的には無症候性に緩徐に進展し，無治療の自然経過においては，ほぼ異常のみられない第1期，微量アルブミン尿を認める第2期，顕性アルブミン尿を認め

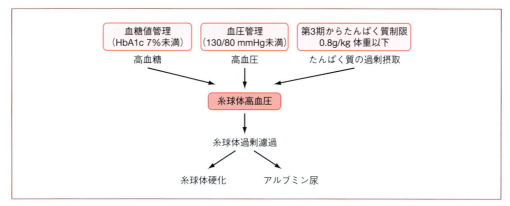

図8-1 ● 腎症の進展要因と治療介入の要点

る第3期，腎不全を認める第4期，透析療法となる第5期と進展します．進展要因としては，高血糖，高血圧，たんぱく質の過剰摂取が重要です．これらが糸球体高血圧，糸球体過剰濾過をきたし，糸球体硬化やアルブミン尿に進展させるものと考えられています（図8-1）．最近では脂質管理も腎症進展予防に重要と考えられています．第3期以降でアルブミン尿が大量に生じると，低アルブミン血症からネフローゼ症候群をきたし，浮腫・体液貯留を生じます．腎機能の指標である推算糸球体濾過量（eGFR）は，第1期ではむしろ亢進していることもありますが，以後は病期が進展するにつれ，しだいに減少し，第4期では30 mL/分/1.73 m^{2}未満となり，最終的には末期腎不全・透析に至ります．

病態の読み方

　糖尿病診療においては尿蛋白と尿中アルブミンを定期的に検査していることが多く，アルブミン尿を生じた場合はまず糖尿病腎症の合併を疑います．本症例では糖尿病の罹病期間が長く細小血管症である網膜症を合併していること，自覚症状はとくになく，緩徐に進行していると思われること，検尿所見では蛋白尿のみを認め，潜血は認めず，他の腎疾患は考えにくいことなどから，臨床的には糖尿病腎症と診断されます．厳密な確定診断としては腎生検による病理組織診断が必要ですが，腎生検はリスクもあり，本症例のような典型的な症例は組織診なしに糖尿病腎症と診断しています．治療方針の決定には，病期分類を行うことが重

本症例のPoint!

- ☑ 糖尿病腎症の病期を把握し，治療方針を決定する
- ☑ 血圧・血糖のコントロール状態を把握し，血圧と血糖値の目標を設定する
- ☑ 食事記録および24時間思い出し法により家庭での食環境・食事内容をチェックする
- ☑ 食習慣における問題点を抽出し，改善目標を設定する
- ☑ 腎期にあった食事療法を，調理実習による指導により実践する

要です．本症例は eGFR が 30 mL/分/1.73 m^2 以上あることから糖尿病腎症の第 1〜3 期にあたり，尿中アルブミンが 300 mg/gCr 以上あるので第 3 期と判定できます．本症例では，低アルブミン血症はなく，身体所見上，浮腫もありませんのでネフローゼ症候群とはなっていません．糖尿病腎症治療の基本は血糖・血圧コントロールであり，本症例では薬物治療で両者とも目標値が達成されていますが（図 8-1），第 3 期ですので，たんぱく質摂取の制限が必要です．本症例の LDL-コレステロール（LDL-C）は 120 mg/dL 未満となっており管理目標は達成されています．

栄養食事指導と経過

糖尿病歴が 10 年以上であり，銀行員として現役のときには残業が多く，遅い夕食が習慣化しており，接待宴席の頻度も多いようでした．酒類とともに，甘い菓子類を好み，間食習慣もみられました．腎機能低下の進行と心血管疾患の抑制のため，糖尿病腎症に対する栄

表 8-1 ● 糖尿病腎症生活指導基準（一部抜粋）

病　期	食事				治療・食事・生活のポイント
	総エネルギー〔kcal/kg/日〕	たんぱく質〔g/kg/日〕	食塩相当量〔g/日〕	カリウム〔g/日〕	
第1期（腎症前期）	25〜30	1.0〜1.2	高血圧があれば6g 未満	制限せず	・糖尿病食を基本とし，血糖コントロールに努める ・降圧治療 ・脂質管理 ・禁煙
第2期（早期腎症期）	25〜30	1.0〜1.2	高血圧があれば6g 未満	制限せず	・糖尿病食を基本とし，血糖コントロールに努める ・降圧治療 ・脂質管理 ・禁煙 ・たんぱく質の過剰摂取は好ましくない
第3期（顕性腎症期）	25〜30	0.8〜1.0	6g 未満	制限せず（高カリウム血症があれば＜2.0）	・適切な血糖コントロール ・降圧治療 ・脂質管理 ・禁煙 ・たんぱく質制限食
第4期（腎不全期）	25〜35	0.6〜0.8	6g 未満	＜1.5	・適切な血糖コントロール ・降圧治療 ・脂質管理 ・禁煙 ・低たんぱく食 ・貧血治療
第5期（透析療法期）	血液透析（HD）：30〜35	0.9〜1.2	6g 未満	＜2.0	・適切な血糖コントロール ・降圧治療 ・脂質管理 ・禁煙 ・透析療法または腎移植 ・水分制限 （血液透析患者の場合，最大透析間隔日の体重増加を 6% 未満とする）
	腹膜透析（PD）：30〜35	0.9〜1.2	PD 除水量〔L〕×7.5＋尿量〔L〕×5	原則制限せず	

出典：日本糖尿病学会 編：糖尿病治療ガイド 2014-2015, p.80-81, 文光堂，2014．

表8-2 ● 献立記入用紙の例*

	朝食 (7:30)	昼食 (12:00)	夕食 (19:00)	間食
主食 ごはん，パン 麺類など	パン(5枚切1枚) マーガリン8g 米飯(　　)g	うどん(1玉) 250g 米飯(　　)g 低たんぱくご飯 (　　)g	米飯(　　)g 低たんぱくご飯 (180)g	時間 15:00 内容 (まんじゅう 　　　　30g) 時間 ： 内容 (　　　) 時間 20:00 内容 (芋けんぴ 25g)
主菜 肉・魚 卵・豆腐など	卵(目玉焼1個)油2g 味噌汁 (具：　　g) (味噌：　　g)	魚(うるめ 30g) 肉(とり肉もも 40g)	魚(刺身 3切) 肉(豚ばら肉 20g)	
副菜 野菜・きのこ 海藻	サラダ 一皿 (ミニトマト3個・ レタス 1枚・ キュウリ 1/3) マヨネーズ10g	酢物(大根 50g・ 　　砂糖・塩・酢) 具(白菜 40g・ 　　カットワカメ・ 　　ネギ 少々)	煮物(フキ 50g) 野菜炒め (キャベツ 60g・ ニンジン 20g・ 生シイタケ 1枚) 油3g・塩0.5g	
果物 みかん・りんご バナナなど	リンゴ 70g	スイカ 100g		
飲み物 牛乳・コーヒー ジュース類	コーヒー (角砂糖 4g・ フレッシュ 3g)			1日合計 1,680 kcal たんぱく質 47.5g 食塩 5.9g
	530 kcal P 13.0g 食塩 1.9g	440 kcal P 19.5g 食塩 2.5g (麺の汁残す)	490 kcal P 13.2g 食塩 1.5g	220 kcal P 1.8g 食塩 ―

* 赤字は書き込み例．

指導を開始しました．指示量は，摂取エネルギー1,800 kcal（32 kcal/kg 標準体重/日），たんぱく質45 g（0.8 g/kg 標準体重/日），食塩量6 g未満/日〔糖尿病腎症生活指導基準の第3期（顕性腎症期）より設定（**表8-1**）〕としました．

指導方法としては，まず，糖尿病腎症の病態と食事療法について指導媒体（リーフレットや図表）を用いて説明します．つぎに，食生活や食事内容に対する聞き取りを行い，食生活に対する問題点を抽出し，改善目標（2～3項目）を設定します．

問題点として，①釣りが趣味で，釣った魚をいつも大量に摂取している．またその刺身を肴に酒を飲み，飲酒量も多くなっている．②刺身に醤油をたくさんかけており，食塩を多く含む加工品の摂取頻度も多い．以上の2項目をあげました．つぎに，改善目標のひとつとして，1日1回の血圧測定と体重計測を実行することを提案しました．食品中の食塩量とたんぱく質含有量の把握については「腎臓病の食品早わかり」[2]やリーフレットを用いていますが，奥さんが食事療法に対して今ひとつ理解不足であったため，腎臓病食の調理を体験してもらい，患者間の交流による負担感の軽減も目的として腎臓病料理教室への参加をすすめました．

指導継続時には，食品の単位計算をすることが困難であったため，自宅での食事記録とデジタルカメラによる写真を持参してもらいました．それをもとに24時間思い出し法にて聞き取りを行い，食事内容の評価を行いました．そして，食事記録を適正量に修正したものを献立例（**表8-2**）とし，具体的な指導を行いました．また，当院では糖尿病透析予防管理指導に

おいては，管理栄養士の指導に看護師が同席するシステムにしており，管理栄養士の指導中に，看護師が患者さんと家族の理解度の観察を行い，協同して療養指導効果を上げています．

今後も，医師，看護師と管理栄養士が連携し，療養支援を継続する予定です．

〈藤本新平　伊與木美保〉

▶文　献

1) 日本糖尿病学会 編：糖尿病治療ガイド2014-2015, 文光堂, 2014.
2) 牧野直子, 女子栄養大学出版部：腎臓病の食品早わかり. 女子栄養大学出版部, 2013.

Topics & Key Words

SGLT2阻害薬

　SGLT2阻害薬は，腎臓の近位尿細管におけるブドウ糖の再吸収を抑制し尿中にブドウ糖を排泄させる作用によって，エネルギーの喪失をともない，インスリン作用に依存せず血糖値の低下と体重減少をもたらす，既存の糖尿病治療薬とはまったく作用機序の異なる糖尿病治療薬です．この薬剤を糖尿病患者に投与した場合，1日400kcal相当のブドウ糖が尿中に排泄されるため，血糖値，HbA1cの低下作用に加えて，体重減少効果を有するという特徴があります．体重減少にともなうインスリン抵抗性の改善効果や，糖毒性解除の結果としての膵β細胞保護効果も，動物実験レベルで多く報告されており，ヒトへの臨床応用での効果も期待されています．SGLT2阻害薬による血糖降下作用，体重減少作用，およびその結果としてのインスリン抵抗性改善作用からも，適している患者像は肥満2型糖尿病症例が想定されます．ほかにも，血圧，脂質，尿酸値などに好影響をもたらす可能性が注目されています．

　SGLT2阻害薬の登場により，糖尿病の薬物治療の選択肢が増えることが期待される一方で，適正使用に関して注意すべき点が多く指摘されています．おもな副作用としては，尿中にグルコースが排泄されるため浸透圧利尿作用が生じた結果，尿量が増加することによる体液量減少があります．この体液量減少にかかわる有害事象（脱水，ヘマトクリット値上昇，血圧低下，腎機能障害，心血管系イベントや脳虚血発作）や，尿路感染症・性器感染症，低血糖などに注意が必要です．

　栄養学的に，とくに注意すべき点としては，ケトン体上昇，栄養不良状態の患者さんへの影響があります．エネルギーの喪失にともない脂肪がエネルギー源として消費されるため，血中ケトン体および尿中ケトン体の増加が認められます．本来ならばインスリンが必要なインスリン分泌不全患者にSGLT2阻害薬を投与した場合には，ケトアシドーシスを引き起こしやすくなることが想定されます．栄養不良状態，るい痩，飢餓状態，極端な糖質制限食を行っている症例にSGLT2阻害薬を投与すると，栄養状態をさらに悪化させる恐れがあるだけでなく，ケトアシドーシスも誘発しやすいため，厳重な注意が必要です．とくに，高齢者，やせ型の患者さんに投与した場合には，体内の蛋白質分解が進行するため，骨格筋量の減少（サルコペニア）に注意を要します．したがって，1日100g程度のブドウ糖の喪失があることを念頭においた，糖尿病患者の食事療法における糖質摂取量と栄養素バランスの設定が必要になります．

（藤田義人）

疾患別 9 腎臓病（腎不全保存期）

症例

現病歴

59歳女性．30歳時，咽頭痛を生じたのち，肉眼的血尿を生じたことから，近医に入院し腎生検を施行され，IgA腎症と診断された．その後は，通院もせず健診も受けていなかった．今回，上気道炎症状にて近医を受診した際，尿所見の異常と腎機能の低下を指摘され，当科紹介となった．

家族歴

姉：腎疾患，母：心疾患．

既往歴

喫煙歴：なし．

入院時現症

身長 159cm，体重 65.0kg，BMI 25.7kg/m^2（理想体重 55.6kg），血圧 150/95mmHg，脈拍 86/分 整，心肺機能：異常なし，腹部所見：異常なし，下肢浮腫（−）．

主要検査所見

- WBC 7,500/μL
- Hb 10.1g/dL
- Plt 23.4×10^4/μL
- Alb 3.7g/dL
- AST 14 IU/L
- ALT 17 IU/L
- γ-GTP 30 IU/L
- BUN 22mg/dL
- Cr 2.70mg/dL
- eGFR 14.9mL/分/1.73m^2
-
- UA 7.6mg/dL
- TG 100mg/dL
- HDL-C 48mg/dL
- LDL-C 84mg/dL
- Na 139mEq/L
- K 5.7mEq/L
- Ca 9.0mg/dL
- Mg 1.9mg/dL
- P 3.8mg/dL
- intact PTH 462pg/mL
- 空腹時血糖値 95mg/dL
-
-
- 尿蛋白（2＋）
- 尿糖（−）
- 尿潜血（1＋）
- 尿蛋白量 859mg/gCr

📁 病態〜どのような異常なのか〜

　慢性腎不全は，腎機能の年余にわたる低下がネフロン数の減少とともに進行し，さまざまな物質の排泄障害，調節障害により，全身性に代謝障害をきたした状態です（図9-1）．排泄障害が起こる物質としては，ナトリウム（Na），カリウム（K），リン（P），有機酸，尿素窒素（BUN），クレアチニン（Cr），尿酸などがあり，血中BUN，Cr，尿酸の上昇を認めます．Na貯留は体液貯留をきたし，高血圧，浮腫，心不全の要因となります．K貯留と有機酸などの貯留による代謝性アシドーシスは高K血症をきたし，不整脈，心停止の原因となりますので治療が必要です．P貯留に対しては，慢性腎不全の初期には代償機構（Pを排泄しようとする働き）があり，血中Pは上昇しません．この代償機構として次に示す働きがあげられま

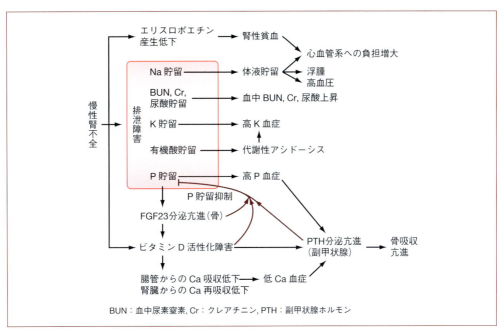

図 9-1 ● 慢性腎不全の病態

す．①P 貯留は骨からの FGF23 分泌亢進をきたし，FGF23 はさらにビタミン D 活性化を障害します．FGF23 分泌亢進とビタミン D 活性化障害の両者はそれぞれ，P の尿への排泄促進と腸管での P 吸収抑制を引き起こします．②ビタミン D 活性化障害は副甲状腺での副甲状腺ホルモン（PTH）分泌亢進を引き起こし，P の尿への排泄を促進します．しかし，腎機能のさらなる低下は P 貯留を進行させ，これら代償機構も十分に機能できなくなり，高 P 血症をきたします．ビタミン D 活性化障害は FGF23 分泌亢進のみならず，ネフロン数の減少そのものでもさらに増大します．加えて，ビタミン D 活性化障害は腸管からの Ca 吸収低下や尿への Ca 排泄を促進し，低 Ca 血症をきたします．低 Ca 血症と高 P 血症は PTH 分泌をさらに促進し，骨吸収が促進され，骨病変が進行します．また，腎臓で産生され，造血を促進するホルモンであるエリスロポエチンの産生は低下し，腎性貧血を生じます．腎性貧血も放置すると，体液貯留傾向とあいまって心血管系への負担が増大しますので，エリスロポエチン製剤での治療が必要となることもあります．

本症例の Point!

- ☑ 腎不全による健康障害を把握し，治療方針を決定する
- ☑ 血圧コントロール状態を把握し，目標を設定する
- ☑ 食事療法の遵守程度を評価する
- ☑ 家庭での食環境・食事内容を，食事記録および 24 時間思い出し法によりチェックする
- ☑ CKD ステージ分類にあわせた食事療法を個人指導と料理教室を活用し実践する

病態の読み方

　本症例は，30歳時に IgA 腎症を発症してからほとんど無症状で経過しており，慢性の経過です．現在の腎機能は eGFR 15 mL/分/1.73m² 未満であり，慢性腎不全の状態です．

　血中 K は 5.5 mEq/L 以上となっており，高 K 血症を認めます．代謝性アシドーシスがないかどうか，静脈または動脈中の重炭酸イオン（HCO_3^-）濃度を測定し確認する必要があります．食事の K 制限で十分でないときは陽イオン交換樹脂の服用や，高血圧・浮腫がある場合は利尿薬の投与も考慮します．

　軽度の貧血を認めており，貧血の鑑別診断を進めていく必要があります．鉄欠乏性貧血など他の原因による貧血を除外したうえで，原因がはっきりしなければ腎性貧血と考えます．血色素（Hb）10 g/dL 以下となった場合はエリスロポエチン製剤の投与を考慮します．

　本症例の血中 Ca 値と血中 P 値は正常範囲ですが，intact PTH は 65 pg/mL を越えて高値であり，二次性副甲状腺機能亢進症を合併しています．代償機構により高 P 血症をきたしていない状態と考えられます．活性型ビタミン D 製剤の投与も考慮する必要があります．

　腎機能低下の進展抑制のためには血圧管理が重要で，130/80 mmHg 以下を降圧目標に設定します．本症例でも，血圧コントロールは不十分なので塩分制限を開始し，目標に達しない場合は降圧薬の投与を考慮します．

栄養食事指導

　患者さんは，ビニールハウス園芸農家で労働量が多くなっています．また，食事の量も多く，とくに，夕食において，たんぱく質の摂取量が過剰になっています．聞き取り（24時間思い出し法）では，摂取エネルギー 2,200 kcal，たんぱく質 85 g，食塩量は 12 g 程度でした．

　栄養指導開始時の指示量は**表9-1**の食事療法基準をもとに，摂取エネルギー 1,800 kcal（32 kcal/kg 標準体重/日），たんぱく質 40 g（0.7 g/kg 標準体重/日），食塩量 6 g 未満としました．K に関しては，数値の計算までは行わず，K 含有量の多い野菜や果物を避け，野菜については，ゆでる，流水にさらす，果物は，1回に摂取する量を少なくするように指導

表9-1 ● CKDステージ3～5における食事療法基準

ステージ （GFR [mL/分/1.73m²]）	ステージ3a （GFR 45～59）	ステージ3b （GFR 30～44）	ステージ4 （GFR 15～29）	ステージ5 （GFR＜15）
エネルギー 〔kcal/kg 標準体重/日〕	25～35			
たんぱく質 〔g/kg 標準体重/日〕	0.8～1.0	0.6～0.8		
食塩 〔g/日〕	3≦　＜6			
カリウム 〔mg/日〕	制限なし	≦2,000	≦1,500	

エネルギーや栄養素は，適正な量を設定するために，合併する疾患（糖尿病，肥満など）のガイドラインなどを参照して病態に応じて調整する．性別，年齢，身体活動度などにより異なる．体重は基本的に標準体重（BMI＝22）を用いる．
出典：日本腎臓学会 編：慢性腎臓病に対する食事療法基準2014年版．日本腎臓学会誌，56：553-599，2014．

表9-2 ● 献立記入用紙（説明用）の一例*

	朝食	昼食	夕食	間食
主食	米飯200g	低たんぱく飯180g	低たんぱく飯180g	時間：10:00, 15:00 内容例：ゼリー1個 　　　　芋けんぴ20g （1回：100〜150kcal）
主菜	味噌汁（豆腐20g） 卵（M1個）	魚または肉（50g）	魚または肉（50g）	
副菜	野菜料理1品（100g）	野菜料理1品（100g）	野菜料理2品（150g）	→ボイルする
果物	オレンジ1/2個（70g）	スイカ（50g）	リンゴ1/4切（80g）	✕ バナナ
その他	アメリカンコーヒー1杯	油脂（　　　　）	油脂（　　　　）	

＊ 実際の説明時には一人ひとりの患者にあわせて記載内容を変更しています．

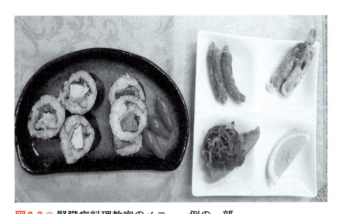

図9-2 ● 腎臓病料理教室のメニュー例の一部
献立：カツオのたたきを巻いた土佐巻き，サラダ巻，春野菜の天ぷら，タケノコの煮物

しています．Ca値，P値は，正常範囲でしたが，副甲状腺ホルモン（PTH）の値が高値でしたので，CKD-MBD（慢性腎臓病に伴う骨・ミネラル代謝異常）予防のために，加工食品（添加物の無機P）や，乳製品（P含有量が多い）について制限し，たんぱく質源には，Pの含有量が少ない魚，肉，鶏卵を選択させました．

献立作成を指導する際のポイントとしては，理解度を上げるために，表9-2のように1食ごとに食品の分量を記載した用紙を使って説明を行いました．1日分に合計することはしないで，1食ごとに完結する指導方法の方が理解しやすいと考えます．そのほかでは，患者さんに血圧の変化を意識づけるために毎日の血圧測定を指導しました．当院では，腎臓病料理教室を開催し，机上の説明（指導）だけで理解できなかった場合や，食事療法への中だるみがみられた時期に，料理教室への参加をうながしています（図9-2）．

慢性腎臓病に対する厳しい食事制限を継続するためには，家族の協力に加え，共通の食事療法を行っている仲間との情報交換や交流も必要であると考えます．

表9-3 ● 腎臓病料理教室の献立とレシピ例

	材料	1人分	つくりかた
○土佐巻き＆サラダ巻き		エネルギー 473 kcal　たんぱく質 12.5 g　カリウム 345 mg　リン 195 mg　塩分 1.0 g	
	ゆめごはん1/25（炊飯用）《できあがり170 g》	90 g	①ゆめごはんと水を炊飯器に入れさっと混ぜ，すぐにスイッチを入れる
	水	85 cc	②Aを混ぜ，電子レンジにかける．フライパンに油をひき，Bを入れて厚焼き玉子をつくり，棒状に切る．キュウリは棒状に切り，さっと湯がく．カツオのたたきは棒状に切る．青草とサニーレタスは水洗いする
A	酢	13 g	
A	柚子酢	8 g	③炊飯器のスイッチが切れたら15分ほど蒸らし，ほぐしながらAを混ぜる
A	砂糖	10 g	
A	塩	0.5 g	【1本目：カツオのたたき・青草】
	カツオのたたき	25 g	④巻きすに半分に切った焼き海苔とゆめごはんを敷き，青草とカツオのたたきを並べて上に塩をふり，巻く
	塩	0.25 g	【2本目：ツナ缶・サニーレタス・キュウリ・厚焼き玉子】
	青草	1枚	⑤巻きすに残りの焼き海苔とゆめごはんを敷き，ツナ缶・サニーレタス・キュウリ・厚焼き玉子を並べてマヨネーズをかけて巻く
	ツナ缶	10 g	
	サニーレタス	5 g	⑥④と⑤を食べやすく切って器に盛り，フルーツトマトを飾る
	マヨネーズ	5 g	
	キュウリ	7 g	
B	卵	18 g	
B	水	3 g	
B	砂糖	2 g	
B	サラダ油	1 g	
	焼き海苔	3 g	
	フルーツトマト	30 g	
○春野菜の天ぷら		エネルギー 65 kcal　たんぱく質 1.5 g　カリウム 153 mg　リン 33 mg　塩分 0.5 g	
	タラの芽	20 g	①鍋にサラダ油を入れ，熱する
	シシトウガラシ	10 g	②下処理したタラの芽とシシトウガラシに，水で溶いた小麦粉をからめ，さっと揚げる
C	小麦粉	3 g	
C	水	4 g	③②を器に盛り，食べる直前にレモンをかける．好みで抹茶塩をかけて食べる
	サラダ油	4 g	
	レモン	17 g	
	抹茶塩	0.5 g	
○タケノコの煮物		エネルギー 26 kcal　たんぱく質 2.1 g　カリウム 191 mg　リン 29 mg　塩分 0.4 g	
	タケノコ	30 g	①干しシイタケを水（60 g・定量外）に漬け，軟らかくしておく
	干しシイタケ	2 g	②タケノコは好みの大きさに切り，①とDを入れて軟らかくなるまで煮る．水気がほとんどなくなったら，花かつおで和え，器に盛り，手のひらで叩いた木の芽を飾る
	木の芽	1枚	
	花かつお	0.5 g	
D	砂糖	2 g	
D	だしわりしょうゆ	5 g	
	エネルギー合計 564 kcal　たんぱく質 16.1 g　カリウム 689 mg　リン 257 mg　塩分 1.9 g		

● 当院腎臓病料理教室の紹介

　外来患者とその家族を対象に，隔月に1回開催しており，毎回，オリジナルメニュー（設定栄養量：600 kcal，たんぱく質15 g，食塩2 g未満）を作成し，各患者の指示量に調整して調理実習を行います（図9-2，表9-3）．

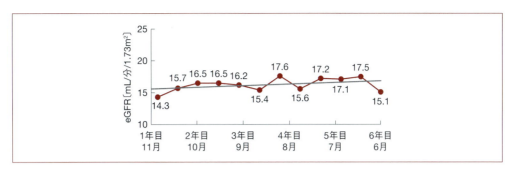

図9-3 ● 食事療法の継続にともなうeGFR値の推移

　腎臓病料理教室に参加してもらうことで，①机上での指導だけでは理解しづらい，たんぱく質量や食塩量，K量を制限する調理方法を学習できる，②正確に制限した料理を試食することによって指示量を体感できる，③患者同士の情報交換と交流により，モチベーションの維持向上が期待できると考えます．

経　過

　料理教室に参加することによって，ビニールハウスの中だけで働く生活の息抜きになると，明るい表情がみられ，自発的に低たんぱく質料理の工夫を参加者に紹介するなど，療養意欲の維持，食事療法の継続ができています．推算糸球体濾過量（eGFR）値の5年間の推移を図9-3に示します．

（藤本新平　伊與木美保）

▶ 文　献

1) 日本腎臓学会 編：CKD診療ガイド2012，東京医学社，2012.
2) 日本腎臓学会：慢性腎臓病に対する食事療法基準2014年版，日本腎臓学会誌，56（5）：553-575，2014.
3) 牧野直子 監修：塩分，たんぱく質，カリウムがひと目でわかる腎臓病の食品早わかり，女子栄養大学出版部，2013.

腎臓病(透析期)
― 腹膜透析から血液透析への移行例 ―

症 例

現病歴

64歳男性，自営業．59歳時に IgA 腎症による慢性腎不全により腹膜透析(CAPD 療法)を開始した．62歳時から体液コントロール不良と高血圧の増悪，63歳時には腹膜透析関連腹膜炎にて入院歴がある．最近，外来の受診時に，睡眠時の両下肢灼熱感を訴えていた．また，徐々に尿量が低下しており，体液コントロールが悪く，降圧薬抵抗性の高血圧，赤血球造血刺激因子 erythropoiesis stimulating agent (ESA)製剤抵抗性の貧血を認め，栄養状態も不良となり入院となった．

家族歴

祖母：腎機能障害(詳細不明)，祖父・父：高血圧症．

既往歴

僧帽弁閉鎖不全(55歳)．

生活歴

運動習慣はなく，飲酒は缶ビール350mL/週，喫煙は禁煙中(20～40歳ごろは40～60本/日)．

入院時現症

身長 183cm，体重 86.0kg，BMI 23.3kg/m^2(標準体重 73.7kg)．血圧 158/80mmHg，脈拍 73/分，体温 36.3℃．眼：眼球結膜黄染なし，眼瞼結膜軽度貧血．胸部：呼吸音清，心雑音(収縮期雑音，Ⅲ音，Ⅳ音)なし．腹部：異常所見なし．下腿：浮腫(3＋)．

主要検査所見

- WBC 7,350/μL
- RBC 282×10^4/μL
- Hb 8.2g/dL
- Ht 25.8%
- Plt 54.6×10^4/μL
- TP 6.5g/dL
- Alb 2.6g/dL
- AST 24U/L
- ALT 21U/L
- LD 214U/L
- ALP 202U/L
- Cr 12.38mg/dL
- UA 8.1mg/dL
- UN 66mg/dL
- Fe 74μg/dL
- TIBC 211μg/dL
- Tf% 35.1%
- UIBC 137μg/dL
- フェリチン 119ng/mL
- CRP 2.27mg/dL
- TG 175mg/dL
- T-Cho 208mg/dL
- HDL-C 42mg/dL
- LDL-C 119mg/dL
- Na 133mEq/L
- K 3.6mEq/L
- Cl 90mEq/L
- Ca 7.7mg/dL
- P 4.8mg/dL
- 蓄尿検査：尿量 80mL，尿中 UN 195mg/dL，尿中 Na 67mEq/L
- 心電図：心拍数 75/分(洞調律)・胸部単純エックス線：心胸郭比 58%，肺野に異常陰影なし．
- Ccr 43.5L/週
- Kt/V 1.30/週
- 塩分除去量 2g/日

病態～どのような異常なのか～

1) 血液透析と腹膜透析の特徴
　末期腎不全の治療には透析療法（血液透析と腹膜透析）と腎移植の腎代替療法があります．わが国では，2013年の調査によると約31万人が慢性透析療法を受けています．各年の透析導入患者の原因疾患は，1998年から糖尿病腎症が第1位となっています．透析療法の血液透析と腹膜透析は，それぞれ長所と短所があり，病態やライフスタイルなどを考慮し選択されます（表10-1）．現在，慢性透析患者の97％が血液透析を，3％が腹膜透析を施行しています．

2) 腹膜透析の適正透析
　透析療法は単なる溶質と水分除去だけでなく，総合的な評価による適正透析の管理が必要です．一般には，溶質除去量は週あたりの腹膜と残存腎機能をあわせた総尿素 Kt/V（標準化透析量）＞1.7と，適切なクレアチニンクリアランス（Ccr）の維持を目標としています．体液管理の指標として，残存腎機能を反映した血圧，体重，尿量と総ナトリウム摂取・排泄量，除水量などを参考にします．そのほか，栄養状態に関連し，血清アルブミンと貧血の管理やリン・カルシウム代謝（CKD-MBD；慢性腎臓病に伴う骨・ミネラル代謝異常）の管理が重要です．

表10-1 ● 腹膜透析と血液透析の比較

	血液透析	腹膜透析
透析場所・操作	医療機関，医療従事者	自宅・職場，原則として患者自身
治療拘束時間	4～5時間	1日4～5回，毎日（1回約30分）
通院	週3回	月1～2回
社会復帰	可能（仕事の継続可能）	有利
食事制限	重要	残腎機能があれば緩和
運動制限	バスキュラーアクセスの負担を避ける	腹圧の負担を避ける
残腎機能保持	効果少ない	効果あり
心血管への負担	大きい	小さい
継続可能時間	半永久的	腹膜が劣化するため，治療期間は5～8年が限度

本症例の Point!
- ☑ 腎代替療法の血液透析と腹膜透析の特徴を把握する
- ☑ 腹膜透析の適正な透析評価を行う
- ☑ 腹膜透析から血液透析移行の判断を行う
- ☑ 透析療法の違いによる食事療法の差異について患者さんに説明する
- ☑ 血液透析と食事との関係を説明し，適正栄養量の設定を行う

3）腹膜透析から血液透析移行

　適切な腹膜透析療法が実施されているにもかかわらず尿毒症症状や低栄養状態を認めた場合は，腹膜透析処方の変更や血液透析への移行などを検討します．また，長期の腹膜透析例あるいは腹膜炎罹患後の症例で腹膜劣化の進行が疑われる場合は，腹膜機能検査などを参考にし，被嚢性腹膜硬化症 encapsulating peritoneal sclerosis（EPS）の危険性を考慮し腹膜透析を中止することを検討します．

病態の読み方

　本症例は，腹膜透析歴が6年であるうえ，腹膜炎罹患後に急激に体液管理が困難となり，同時に降圧薬抵抗性の高血圧，ESA 製剤低反応性の貧血，栄養状態も不良を認めたため，腹膜透析を中止し血液透析への移行を選択しました．その判断の過程を解説します．

　EPS は腹膜透析歴が8年以上でその発症頻度が有意に高くなり，予後も不良（総死亡率37.5％）となることが明らかにされ，その発症には繰り返す腹膜炎罹患もリスクとなります．本症例は腹膜透析導入後6年が経過しており，EPS 発症のリスクが高いと推測しました．さらに，入院時に腹膜機能検査は施行しておりませんが，6年の透析期間から腹膜機能低下，腹膜透過性亢進の状態により，溶質除去不足や体液過剰の状態が容易に惹起されると考えました．実際，溶質除去量の指標である Kt/V が目標より大きく下まわっており，さらに残存腎機能低下（無尿）により中分子から大分子領域で透析不足が疑われ，そのため全身倦怠感やレストレスレッグス症候群を認めたと考えます．腹膜透析患者の30％以上は顕性，不顕性の体液過剰の状態とされています．わが国での腹膜透析離脱理由の55％は体液不良との報告があり，本症例も腹膜透析による塩分除去量が2 g と少なく，日々容易に体液過剰（塩分蓄積）に至る状態で，血圧上昇にも関連していると予想されました．

　以上から，本症例は腹膜透析から血液透析へ移行し，同時に，透析療法による食事療法の違いを含め，栄養士に栄養指導を依頼しました．

栄養食事指導

　血液透析移行前は，食思も低下しており，著しく栄養状態が低下していました．食事調査では，1日摂取エネルギー1,300〜1,400 kcal，たんぱく質40〜45 g，食塩6 g 程度でした．腹膜透析の管理状態が悪くなり栄養状態の悪化を認めたときに，多職種による腹膜透析カンファレンスにて腹膜透析の中止を決定し，血液透析への移行となりました．腹膜透析と血液透析の違いによる食事摂取基準の変化を**表10-2**に示します．

　透析療法の変更にともない食事内容が変化することを患者さんに説明し，混乱を招かないよう，繰り返し食事や献立について指導を行いました．患者さんは，自宅での気ままな腹膜透析から通院が必須の血液透析に移行することで，生活規制や仕事面での調整など不安を抱えていました．そのため移行期には，患者さんの不安を傾聴しながら，同時に食事について説明しました．

　栄養指示量の設定を行うにあたり，身長183 cm，入院時体重86 kg，透析至適体重（Dry

表10-2 ● 透析患者の食事摂取基準2014

	エネルギー〔kcal/kg〕	たんぱく質〔g/kg〕	食塩〔g〕	水分	カリウム〔mg〕	リン〔mg〕
血液透析	30〜35 [*1,2]	0.9〜1.2 [*1]	6未満 [*3]	できるだけ少なく	2,000以下	たんぱく質×15以下
腹膜透析	30〜35 [*1,2,4]	0.9〜1.2 [*1]	PD 除水量(L)×7.5＋尿量(L)×5	PD 除水量＋尿量	制限なし [*5]	たんぱく質×15以下

＊1 標準体重．　＊2 性別・年齢などにより異なる．　＊3 尿量・活動量・体格・栄養状態などにより適宜調整する．
＊4 腹膜吸収ブドウ糖からのエネルギー分を差し引く．　＊5 高カリウム血症を認める場合は制限する．
出典：日本腎臓学会 編：慢性腎臓病に対する食事療法基準2014年版．日本腎臓学会誌，56：553-599，2014．

Weight：DW）78 kg，標準体重74 kg を見すえて栄養指示量の設定を行うための体重を決めます．退院時には，まだ浮腫もあったことから，標準体重を用い次のように設定しました．

① エネルギー量は30〜35 kcal/kg 体重より 74×30〜35＝2,200〜2,600 kcal →2,200 kcal
② たんぱく質は0.9〜1.2 g/kg 体重より 74×0.9〜1.2＝66〜89 g →80 g
③ 食塩6 g，カリウム2,000 mg 以下，リン80×15 mg ＝1,200 mg
④ 水分は尿量を確認しながら食事＋500〜700 mg とする

　栄養指導は夫人同伴で行い，1日の食品構成を示し，献立に展開する方法で指導しました．本症例は，腹膜透析期での経験がありましたので指導内容に対して理解力は良好でした．しかし，血液透析との最も大きな違いであるカリウムと水分に関しては，繰り返し指導を行いました．

経　過

　食事量は，エネルギー2,000 kcal，たんぱく質70〜80 g，食塩6 g で10割摂取可能となり，外来での維持血液透析となりました．3カ月を経過した段階でDW 72 kg まで減量しています．患者さんは著しい体重減少に対し不安を口にすることがあり，その都度，医師・看護師とカンファレンスを行い，病態の把握だけでなく患者さんの不安な気持ちを共有しながら，患者さん・家族への説明を繰り返し行っています．現在，食欲もあり栄養状態も日々改善を認め，血液透析の不安は払拭された生活を送っています．同時に降圧薬抵抗性の高血圧，ESA 製剤低反応性の貧血も改善されました．

　最後に，食事摂取基準はあくまでめやす量となるもので，血液検査結果や患者さんの状態に応じてテーラーメイドの食事指導へと展開し応用していく必要があると考えています．

（佐々木環　市川和子）

▶文　献

1) 日本透析医学会 編：2009年版 腹膜透析ガイドライン．日本透析医学会誌，42：285-315, 2009．
2) 日本腎臓学会 編：慢性腎臓病に対する食事療法基準2014年版．日本腎臓学会誌，56：553-575, 2014．

疾患別 11 肥満症

症例

現病歴

31歳男性．幼いころから肥満を呈し，体重は3歳時20.3kg，6歳時36kg，18歳時150kgであった．中学生のときに睡眠時無呼吸症候群を指摘され，nCPAP (nasal continuous positive airway pressure, 経鼻的持続陽圧呼吸) 療法を開始されている．相撲部で活躍し，大学生時代の推定摂取カロリーは，1日約10,000kcalであった．就職してからは食事量を減らしたが，運動習慣はなく，29歳で最大体重206kgとなった．今年には健診で高血圧も指摘され，減量目的にて入院となった．

家族歴

とくになし．

既往歴

下腿静脈炎 (28歳)．

入院時現症

身長170cm，体重196kg，BMI 67.8kg/m² (標準体重63.6kg)，ウエスト周囲長152cm，血圧137/85mmHg (降圧薬内服下)，脈拍96/分，体温36.1℃，眼球結膜 黄疸 (−)，眼瞼結膜 貧血 (−)．胸部：呼吸音・心音正常，腹部：平坦，軟，圧痛認めず，肝脾腫 (−)，四肢：浮腫 (−)．

主要検査所見

- WBC 4,000/μL
- RBC 495×10⁴/μL
- Hb 14.5g/dL
- Ht 43.2%
- Plt 24.6×10⁴/μL
- TP 7.4g/dL
- Alb 4.1g/dL
- AST 52 IU/L
- ALT 67 IU/L
- γ-GTP 125 IU/L
- ChE 417 IU/L
- BUN 17mg/dL
- Cr 0.7mg/dL
- UA 7.1mg/dL
- Na 140mEq/L
- K 4.3mEq/L
- Cl 104mEq/L
- LDL-C 104mg/dL
- HDL-C 35mg/dL
- TG 185mg/dL
- 空腹時血糖値 114mg/dL
- 空腹時血清インスリン 16.6μU/mL
- HbA1c 6.2%
- 尿中 C-ペプチド 134.3μg/日
- 尿蛋白 (−)
- 尿糖 (−)
- 尿中ケトン体 (−)
- ACTH 48.9pg/mL
- コルチゾール 12.1μg/dL
- 血漿レニン活性 1.9ng/mL/時
- アルドステロン 111pg/mL
- GH 0.09ng/mL
- TSH 2.17μU/mL
- 遊離 T₄ 1.21ng/dL

病態〜どのような異常なのか〜

脂肪組織が過剰に蓄積した状態を肥満といいます．簡便な指標としてBMI 〔body mass index, 肥満指数：体重 (kg)÷身長 (m)²〕を用い，25以上を「肥満」と定義しています (巻末 表7)．原因が明らかな肥満を二次性肥満といい，内分泌性肥満 (クッシング症候群，甲状腺機能

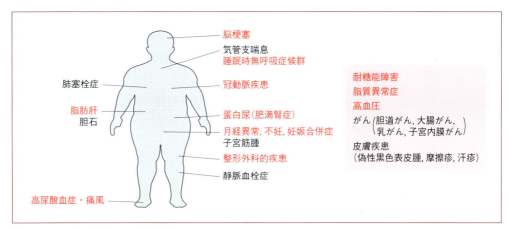

図11-1 ● 肥満に関連する健康障害

低下症など)や遺伝性肥満(プラダー・ウィリー症候群など)があります．基礎疾患がなく，生活習慣にともなう肥満を原発性肥満といいます．

肥満に関連する健康障害には，①耐糖能障害，②脂質異常症，③高血圧，④高尿酸血症・痛風，⑤冠動脈疾患，⑥脳梗塞，⑦脂肪肝，⑧月経異常，妊娠合併症，⑨睡眠時無呼吸症候群・肥満低喚気症候群，⑩整形外科的疾患，⑪肥満関連腎臓病などがあります(図11-1，巻末 表8)．また，これらの健康障害を合併している状態，あるいは，発症するリスクが高い内臓脂肪型肥満を「肥満症」と定義しています(巻末 図2)．

臍レベルの腹部 CT 検査における腹腔内脂肪面積 $100\,cm^2$ 以上を内臓脂肪蓄積ありと判定します．これに相当するウエスト周囲長は，男性 85cm，女性 90cm とされています(巻末 図3)．脂肪量の定量検査としては，ほかに DEXA(dual-energy X-ray absorptiometry, 二重エネルギーX 線吸収測定)法や生体インピーダンス法があります．

肥満合併症の病態形成には，内臓脂肪組織から分泌される種々の生理活性物質(アディポカイン)や遊離脂肪酸などが寄与しているものと考えられています．

本症例のPoint!

- ☑ 肥満を判定し，二次性肥満を鑑別する
- ☑ 肥満に関連する健康障害を評価する
- ☑ 食環境と食事の内容を確認し，自らの気づきをうながす
- ☑ 栄養量を設定し，食事療法・運動療法の実践をすすめる
- ☑ 患者さんの行動変容をうながし継続可能な目標を設定する

病態の読み方

　BMI 67.8 kg/m² であり，日本肥満学会が定める肥満判定基準では肥満4度にあたります．ウエスト周囲長は152 cm，体脂肪率39.5％と増加していました．

　肥満にともなう健康障害のうち，高血圧と睡眠時無呼吸症候群については，すでに治療介入されていました．血液検査ではAST，ALT，γ-GTPが高く，腹部CT検査でも脂肪肝を認めました．軽度の高尿酸血症と脂質異常症も認めました．境界型領域の空腹時高血糖から耐糖能障害，血中・尿中インスリン高値からインスリン抵抗性の存在が示唆されます．

　副腎・甲状腺機能をチェックし，二次性肥満を鑑別したが正常であり，原発性肥満と考えました．

　運動負荷心電図で異常はみられなかったため，食事療法に加えて運動療法を行いました．しかし，ウォーキング後に両膝痛の訴えがあり，整形外科受診にて変形性膝関節症の診断を受けました．したがって，膝に負担のかからないエルゴメーターも併用しました．

　入院1カ月で体重は7 kg（3.5％）減少しました．血圧は降圧薬内服下で120/80 mmHg と良好なコントロールとなりました．肝機能数値は正常化し，画像上，脂肪肝も改善しました．尿酸値は一過性に上昇しましたが，尿酸生成抑制薬の内服を開始し5.8 mg/dL と低下しました．脂質異常症は LDL-コレステロール（LDL-C）92 mg/dL，HDL-コレステロール（HDL-C）40 mg/dL，トリグリセリド（TG）60 mg/dL と正常化しました．空腹時血糖値80 mg/dL，空腹時血清インスリン10.2 μU/mL，HbA1c 5.8％と糖代謝も改善しました．

栄養食事指導

　幼いころから肥満を指摘されるも，栄養指導は実施されておらず，また学生時代の部活動での活動量が多く，エネルギー摂取量も多くなっていました．運動量が減少した現在も同様の食事を続けていることが問題となりました．行動療法を用いた栄養療法を行うため，現在の食事摂取・身体状況を知り（振り返り），患者さん自身に問題を気づかせ，自ら目標設定を行うことで，多様な問題に自身で対処できるよう指導しました．

　適正なエネルギー量を標準体重あたり20～25 kcalとすると，1日の摂取エネルギー量は1,272～1,590 kcalとなるため，1,600 kcal（25 kcal/kg/日）を開始食としました．たんぱく質は1.2 g/kg/日より75 g，脂肪は必須脂肪酸を確保するため20 g/日以上とし，摂取エネルギーの25％の45 g と設定しました（巻末 図4）．

　入院2日目に初回栄養指導を実施しました．聞き取りを中心とし，病院食と自宅での食事の振り返り評価としました（表11-1）．評価として，夕食が遅く外食の利用が多いことと，長期の食習慣より摂取量が多いことがあげられました．入院中プランとして，①食事をゆっくり噛んで食べる，②病院での治療食の量を参考にするよう観察する，③自身の気づきによる自主的な減量がうながせるようグラフ化体重日記（図11-2）を記録することとしました．入院中は食事に対するストレスなく経過し，入院2週間後に1,400 kcal（22 kcal/kg/日），その2週間後に本人からの要望もあり1,200 kcal（19 kcal/kg/日）へ変更しました．摂取状況と食事療法がストレスになっていないか，随時，確認をしました．

表11-1 ● ふだんの食事内容*

朝(7時)	ご飯200g, 味噌汁, 目玉焼き(卵1個分), ホウレンソウ, リンゴ1/4個
昼(13時)	社員食堂(ご飯大盛り, 揚げ物, 小鉢2品, 漬物, 味噌汁) 1,000kcal
間食(19時)	おかき小袋1袋, チョコレート菓子 小5個
夕(21時)	ご飯400g, 炒め物や揚げ物(肉200g, 野菜100g 程度) または外食(焼肉食べ放題, ラーメン+ご飯)
推定栄養摂取量　2,800kcal ＋ 間食400kcal ＝ 3,200kcal	

* アルコールは機会飲酒程度, 飲み物はお茶が多い.

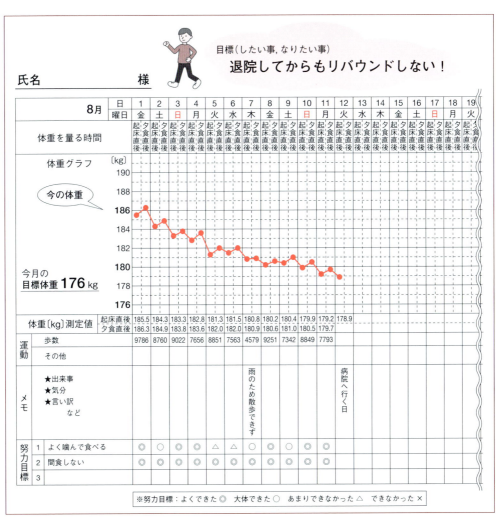

図11-2 ● グラフ化体重日記

　退院前に栄養指導を実施し, 本人と継続可能なプランを設定しました. ①主食量を設定する, ②外食は食べ放題など限度がつかない食事は避ける, ③間食は身近に置かないこととし, グラフ化体重日記記録を退院後も継続することとしました.

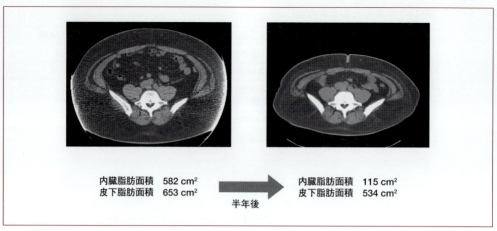

図11-3 腹部CT検査による脂肪面積測定

経　過

　入院の1カ月間，治療食のみで間食をなくし，食事療法と運動療法にて体重が減少しました．退院後，外来受診時にあわせて月1回栄養指導を行い，運動は毎日1時間半のウォーキング，週2回ジムにてエアロバイクと水泳を継続しました．体重および BMI は，退院時189 kg，65.4 kg/m^2 から3カ月後には141 kg，48.8 kg/m^2 に減少しました．腹部 CT 検査により評価した臍レベルの内臓脂肪面積および皮下脂肪面積は，入院時582 cm^2，653 cm^2 から半年後にはそれぞれ115 cm^2，534 cm^2 へと著減しました（図11-3）．グラフ化体重日記記録から体重変化を客観的にとらえることで患者さんの行動変容を引き起こし，食事療法・運動療法が継続できたと考えられました．

（藤倉純二　水野菜穂子）

Topics & Key Words

GI（グライセミック・インデックス）

　GI（glycemic index，グライセミック・インデックス）は，食品による血糖値の上がりやすさを示したものです．GIが低い食品（低GI食）は食後に血糖値が上昇しにくく，GIの高い食品（高GI食）は食後に血糖値が上昇しやすいといえます．同じ量の糖質を含む食品であっても食後の血糖値に差があることを見いだしたD. J. Jenkinsらが，1981年に提唱しました．

　健常人に，同じ量の炭水化物を含む基準食や試験食を摂取させ，食後2時間までの血糖値を測定します．食品摂取後の血糖値の総和（血糖値曲線下面積）を，基準食（ブドウ糖，パン，米飯など）を100として数値で示したものがGIとなります．ブドウ糖を100とした場合，ジャガイモは80，食パンや白米は70前後，パスタは約50，ミカンは40，リンゴは30，牛乳は20などとなります．また，脂肪が多い食品では胃の通過時間が延長しGIは低くなります．食物繊維が多い食品も消化が遅くなるためGIは低くなります．逆に，調理や加工によって食品のGIは高くなる傾向があります．多くの食品に関するGIが文献[1]やウェブサイト[2]などで発表されています．

　食後の血糖値の上昇は，GI（血糖値の上がりやすさ）だけでなく，食べる量にもよります．そこで，GIと摂取量との積であるGL（glycemic load，グライセミック・ロード）＝GI×（1食分の炭水化物量）の活用も提唱されています．GIやGLは食品成分表のような絶対的な物理量ではなく身体の生理的な反応を数値化したものですが，実際の血糖値の変動にはさらに，食品の組み合わせ，食べる順序，食事にかける時間，消化吸収能，耐糖能，個人差が影響します．

　糖尿病や肥満などの予防と治療にGIを利用することの有効性については議論の余地がありますが，高GI食が2型糖尿病，妊娠糖尿病，狭心症などの発症リスクを上昇させることや，低GI食が2型糖尿病の発症を抑制するほか，糖尿病の血糖コントロールを改善することなどが報告されています．

　したがって，食事療法としては，総カロリー，必要栄養量，栄養バランスなどの基本をふまえたうえで，炭水化物食品を選択する際の参考としてGIを活用することがあります．

▶ **文　献**

1) Foster-Powell K, et al.：Am J Clin Nutr, 76：5-56, 2002.
2) The official website for the glycemic index and international GI database（The University of Sydney）. http://www.glycemicindex.com/index.php（2014年12月現在）

（藤倉純二）

疾患別 12 高尿酸血症・痛風

症例

現病歴
50歳代男性．40歳代に一度，痛風発作をきたして，近医で消炎鎮痛剤による治療を受けたことがある．発作がおさまってからはとくに定期受診は行っていなかった．職場での健診をきっかけに明らかとなった大腸がんに対する手術加療を契機に，当院他科を定期受診していたが，経過中に随時血糖値168 mg/dL と高値を認めて当科を紹介受診．受診時の血液検査で血清尿酸値 8.1 mg/dL と高尿酸血症も認められた．

家族歴
父：高血圧症．祖父：糖尿病．

既往歴
大腸がん（40歳代時，術後），胆嚢胆石症（20歳代時，術後）．

生活歴
喫煙歴なし．アルコールについては大腸がん手術以前は機会飲酒，現在は飲酒なし．職業は会社員でデスクワークが主．運動習慣はない．20歳代から肥満を有し，最大体重は40歳代半ばに85 kg．

入院時現症
身長 165 cm，体重 81 kg，BMI 29.8 kg/m², 血圧 141/83 mmHg，頭頸部異常なし．胸部異常所見なし．腹部手術痕（腹腔鏡手術）あり．四肢特記所見なし．

主要検査所見

• WBC 4,900/μL	• RBC 512×10⁴/μL	• Hb 15.9 g/dL	• Plt 16.8×10⁴/μL
• GOT 63 IU/L	• GPT 112 IU/L	• ALP 206 IU/L	• γ-GTP 90 IU/L
• TP 7.6 g/dL	• Alb 4.6 g/dL	• ChE 465 IU/L	• T-Bil 1.4 mg/dL
• BUN 13 mg/dL	• Cr 0.7 mg/dL	• UA 9.3 mg/dL	• T-Cho 192 mg/dL
• HDL-C 58 mg/dL	• TG 72 mg/dL	• CK 119 IU/L	• Amy 52 IU/L
• Na 140 mEq/L	• K 4.4 mWq/L	• Cl 102 mEq/L	• HbA1c 6.0%
• 尿蛋白（−）	• 尿糖（−）	• 尿潜血（−）	• 心電図：異常なし
• 胸部レントゲン：異常所見なし	• 腹部エコー検査：脂肪肝，胆嚢摘出術後		

病態〜どのような異常なのか〜

高尿酸血症は，尿酸塩沈着症（痛風関節炎，腎障害など）の病因であり，血清尿酸値(UA)が 7.0 mg/dL を超えるものと定義されています．ここでは性別・年齢を問いません（図12-1）．

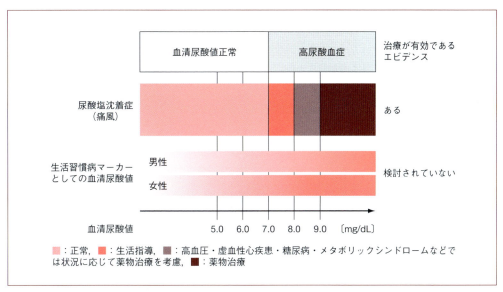

図12-1 ● 高尿酸血症の定義
高尿酸血症は尿酸塩沈着症（痛風関節炎，腎障害など）の病因であり，血清尿酸値が7.0mg/dL を超えるものと定義される．性別，年齢は問わない．
［日本痛風・核酸代謝学会ガイドライン改訂委員会 編：高尿酸血症・痛風の治療ガイドライン 第2版，p.30，メディカルレビュー社，2010を一部改変］

また，血清尿酸値が心血管系疾患の発症を予測する因子となることが示されてきました．背景として考えられているのは，メタボリックシンドロームとの関連です．メタボリックシンドロームとは，動脈硬化症のリスク因子が集積した，心血管障害などの動脈硬化性疾患や2型糖尿病を合併しやすい病態を指します（巻末 **表9**）．血清尿酸値が上昇するにつれてメタボリックシンドロームの頻度は高くなり，また，メタボリックシンドロームを構成する要素の数が増えるにともない血清尿酸値が上昇する傾向が示されています．さらに，痛風患者ではメタボリックシンドロームの頻度が健常人に比べて有意に高いことが報告されています．このように，高尿酸血症患者，痛風患者をみるときには，血圧，糖・脂質代謝異常，その背景にある肥満に注意を向けて，その是正を意識した治療と指導が重要となってきます．

尿酸の代謝は，プリン体の摂取，細胞内での新規生成（リサイクル），プリン体代謝経路に

本症例のPoint!

- ☑ 高尿酸血症の是正の目的は痛風発作の回避のみではないことを確認する
- ☑ 血清尿酸値の上昇にともない，合併頻度が高くなるメタボリックシンドロームに注意を向けた病態把握と指導が重要となる
- ☑ 既往症，合併疾患をふまえて，食事療法と生活指導，ならびに必要に応じた薬物治療を行う
- ☑ 複合する代謝異常の改善に向けて，栄養食事指導では肥満の改善を優先させる
- ☑ プリン体代謝に影響する食事摂取傾向を把握し，是正する

表12-1 ● 高尿酸血症の病型分類

病型	尿中尿酸排泄量〔mg/kg/時〕		尿酸クリアランス〔mL/分〕
尿酸産生過剰型	＞0.51	および	≧7.3
尿酸排泄低下型	＜0.48	あるいは	＜7.3
混合型	＞0.51	および	＜7.3

＊　指標の算出については，巻末**表10**を参照
出典：日本痛風・核酸代謝学会ガイドライン改訂委員会 編：高尿酸血症・痛風
の治療ガイドライン 第2版，p.64，メディカルレビュー社，2010．

おける分解によって成り立っています．また，尿酸は腎臓の糸球体で濾過されたのち，近位尿細管でその大部分が再吸収されています．尿酸値の上昇はこれらの代謝異常により引き起こされ，尿酸産生量の増加（尿酸産生過剰型），尿中尿酸排泄能の低下（尿酸排泄低下型），これらの混在した混合型に大別されています（**表12-1**，巻末 **表10**）．ここからプリン体を多く含む食事の過剰摂取が高尿酸血症を招くことが容易にわかり，すでに述べたメタボリックシンドロームとの関連では，高インスリン血症が腎尿細管における尿酸の再吸収を増加させて血清尿酸値を上昇させることが知られています．また，とくに内臓脂肪蓄積型肥満では，肝臓における脂肪合成の亢進にともなったプリン体の合成が促進されて尿酸産生が高まる機序も想定されています．

痛風関節炎は関節内に析出した尿酸塩結晶が起こす関節炎で，急性痛風関節炎（痛風発作）は，第一中足趾（MTP）関節，足関節などに好発します（巻末 **表11** ならびに **表12**）．

病態の読み方

　本症例は肥満があり，耐糖能異常も有します．そのほかの所見をあわせると，高尿酸血症とともにメタボリックシンドロームといわれる状態があるものと考えてよいでしょう（巻末**表9**）．検査値で肝機能異常（GOT，GPT，γ-GTP 高値）を認めたため，エコー検査を行ったところ，脂肪肝が認められました．肝炎ウイルス検査は陰性だったことなどもあわせて，本症例の肝機能障害の原因は脂肪肝であると考えられました．かつて痛風発作の既往もあり，再度の発作を起こさないための治療も必要ですが，痛風発作予防を企図した尿酸値の改善を一義的な目標にするのではなく，本症例の肥満の改善を目指し，その結果として尿酸値を含めた代謝指標の改善をみるような経過を期待した介入が望まれます．

　本症例では食事療法・生活指導による介入が行われ，あとでふれるように，とてもよい効果が得られました．他方で，尿酸値は日によった変動もあり，安定した改善をみるまでには時間もかかりました．そこで，痛風発作の既往もあったことから，食事療法・生活指導の継続にあわせて薬物療法にも踏み切りました．高尿酸血症の治療薬剤（尿酸降下薬）は現在，複数種類が選択可能です．その作用機序の違いによって尿酸排泄促進薬と尿酸生成抑制薬に分類されます．本症例では，尿酸生成抑制薬を処方しました．

栄養食事指導

本症例においては，各代謝異常の改善のために，まず肥満の解消が必要と考えられました．体重の是正には，運動療法と食事療法の両面からのアプローチが必要です．これまで運動習慣がなかった患者さんですが，幸いにも医師の診察後にスポーツクラブへ自発的に入会し，栄養指導の初回面談時にはすでに運動療法を開始していました．

食事面の改善を進めるためには，食事の傾向や問題点，食事に関する患者さんの認識を医療者が把握し，本人が行動変容を起こせるよう具体的で効果的な食事の提案をする必要があります．本症例では，調理担当者である妻の健康志向もあって比較的バランスのとれた食事内容でしたが，本人に，運動をするうえで筋蛋白質の材料としてたんぱく性食品の補給が必要との認識があり，その結果，とくに夕食での動物性たんぱく質の過食，それによるエネルギー摂取の過剰傾向がみられました．3食におけるエネルギー配分の偏りは，体重管理を行ううえで問題と考えられました．また，動物性たんぱく質の過剰摂取はプリン体摂取量の増加にもつながります．肉や魚は，100gあたりで比較するとプリン体含有量のとくに多い食品とはみなされませんが（表12-2），摂取頻度の多い食材であるため，1回摂取量が過剰となると1日のプリン体摂取量を押し上げることになり，適正量に是正する必要があります．そのほか，食習慣上の問題点として，果物や菓子類の摂取頻度が多い点があげられました．ショ糖や果糖の摂取量に比例して尿酸値が上昇するとの報告があり，また，体重管理や血糖コントロールを困難にすることから，こちらもあわせて改善が必要と考えました．

患者さんへは，体重管理を最重要と考えていること，筋蛋白質合成より体脂肪減少を優先させたいことを伝え，減量効果が得られやすい夕食の副食内容の改善と間食頻度の是正から取り組むことにしました．当初は，運動を中心に体重管理を行うイメージが先行し，食事面の見直しに取りかかりにくい状況でしたが，仕事の繁忙によりスポーツクラブへ通えず，運動量が減少した際に体重が増加するという経験もあり，食事療法の必要性も理解できるようになり，3カ月ごとの栄養指導継続で1年後には体重は81kgから71kg，HbA1cは6.0％か

表12-2 ● 食品のプリン体含有量（100gあたり）

きわめて多い（300mg～）	鶏レバー，マイワシ干物，イサキ白子，アンコウ肝酒蒸し
多い（200～300mg）	豚レバー，牛レバー，カツオ，マイワシ，大正エビ，マアジ干物，サンマ干物
少ない（50～100mg）	ウナギ，ワカサギ，豚ロース，豚バラ，牛肩ロース，牛タン，マトン，ボンレスハム，プレスハム，ベーコン，ツミレ，ホウレンソウ，カリフラワー
きわめて少ない（～50mg）	コーンビーフ，魚肉ソーセージ，かまぼこ，焼きちくわ，さつま揚げ，カズノコ，スジコ，ウインナーソーセージ，豆腐，牛乳，チーズ，バター，鶏卵，トウモロコシ，ジャガイモ，サツマイモ，米飯，パン，うどん，そば，果物，キャベツ，トマト，ニンジン，大根，白菜，海藻類

出典：日本痛風・核酸代謝学会ガイドライン改訂委員会 編：高尿酸血症・痛風の治療ガイドライン 第2版，p.116～121，メディカルレビュー社，2010．

ら5.6％，尿酸値は薬物療法の開始もありましたが，9.3 mg/dL から7.9 mg/dL へ改善がみられました．

 経 過

　その後の体重停滞期には，栄養指導を月1回のペースで行い，体組成計 InBody® での分析結果より骨格筋量や体脂肪量の変化を確認して1カ月の実践度を評価し，意欲につなげました．自宅では体重グラフを活用して行動修正にフィードバックできるようにしました．本人は果物や菓子類など嗜好品摂取の振り返りが行えるようになり，体重は再び減少しはじめました．現在は栄養指導を3カ月ごとのペースに戻していますが，体重は68 kg 前後，尿酸値6～7 mg/dL，HbA1c 5％台で推移しています．

（濱崎暁洋　藤田美晴）

Topics & Key Words

スポーツをした日の栄養摂取

　日常の運動は，筋肉量と心肺機能の維持やストレスの解消にたいへん重要です．また，高血圧や肥満，糖尿病，脂質異常症などの生活習慣病をもつ患者さんでは，運動は筋肉量増加による血圧低下や減量・肥満防止，ブドウ糖利用による血糖値低下，中性脂肪利用による脂質改善にもたいへん有用です．運動には運動時間と運動強度が重要です．運動時間については，比較的低強度の有酸素運動であれば，当初はブドウ糖をエネルギー源として，その後は中性脂肪をエネルギー源として，体内で利用します．運動強度については，短距離走や筋肉トレーニングなど運動強度が大きいほど，筋肉では無酸素下でのエネルギー消費を主体とし，エネルギー源としてグリコーゲンを利用します（無酸素運動）．

　運動は，発汗などによる体液量の減少やエネルギー消費，筋肉損傷をともないます．そのため，とくに激しい運動を行う前には，数時間前に水分と栄養補給を補うことが必要になります．運動後は，運動量や時間によって異なりますが，水分やエネルギー，アミノ酸の補給が重要です．消失した体液量（体重）にあわせて水分（1kg減量に対して1リットル程度）を摂取します．そして大量の発汗は，ナトリウムやカリウムなどのミネラル分の喪失をともないます．0.1～0.2%程度の塩分濃度と5%程度の糖濃度の水分摂取がめやすとなります．運動後は，消費した糖やグリコーゲンを体内に補うための炭水化物の摂取も必要です．加えて，運動後の筋肉損傷の低下や筋肉量の増加を目的に，アミノ酸の補給が必要となります．とくに，運動直後の炭水化物とたんぱく質の摂取がよいとされています．また1～2時間以上の長時間運動においては，運動途中のこまめな水分とエネルギーの補給を行います．運動前から運動後にかけて摂る栄養素は，運動を行うためのエネルギーまたは運動後に補給するエネルギーとなるため，繊維質は少なく消化吸収がよいものを選ぶことが重要です．

（原田範雄）

疾患別 13 骨粗鬆症

症例

現病歴
73歳女性．2年前から腰痛があり，また骨密度低下を指摘され，整形外科骨粗鬆症外来を受診した．

入院時現症
身長 150cm，体重 45kg，BMI 21kg/m²，腰痛のため腰部はやや前屈している．

主要検査所見
- WBC 3,800/μL
- RBC 380×10⁴/μL
- Hb 12.6g/dL
- Ht 37.0%
- Plt 26.1×10⁴/μL
- TP 7.5g/dL
- Alb 4.0g/dL
- 尿素窒素(BUN) 12mg/dL
- Cr 0.62mg/dL
- 推算糸球体濾過量(eGFR) 70.9mL/分/1.73m²
- 肝機能検査：異常なし
- 骨形成マーカー BAP 11.2μg/L (基準値3.7〜20.9)
- 骨吸収マーカー TRACP-5b 183mU/dL (基準値120〜420)
- 胸腰椎X線写真：腰椎には軽度の骨萎縮を認めたが，腰椎および胸椎に骨粗鬆症にともなう明らかな椎体骨折は認めなかった．
- 骨密度検査：腰椎(L2-4) BMD 0.700g/cm² (%YAM値69%)
- 大腿骨(total hip) BMD 0.511g/cm² (%YAM値59%)．

病態〜どのような異常なのか〜

骨粗鬆症の定義は「骨折リスクの増大した状態」であり，「骨折したもの」ではありません．すなわち，骨粗鬆症は骨折してから治療するのではなく，予防段階から対処すべき疾患です．骨粗鬆症の結果，軽微な外力により骨折が起こります(脆弱性骨折)．椎体骨折(背骨の骨折)・大腿骨近位部骨折(足の付け根の骨折)・橈骨遠位端骨折(手首の骨折)などが，とくに起こりやすいです．大腿骨近位部骨折は受傷後死亡率が高いうえ，要介護の重要な原因となります．また，椎体骨折は高齢者の身長低下の重要な原因であり，種々の身体機能およびQOL低下をきたします．

骨は活発な代謝を営む臓器であり，たえず骨吸収と骨形成を繰り返しています．このバランスが崩れて，骨吸収＞骨形成となったものが骨粗鬆症であり，骨粗鬆症には骨吸収亢進，骨形成低下の病型があることになります．女性ホルモンは骨吸収を強く抑制しており，閉経後には骨吸収が亢進するので，骨粗鬆症は閉経後女性に好発します．このような原発性骨粗鬆症のほか，慢性腎不全や糖質コルチコイド過剰症は続発性骨粗鬆症の原因となります(ステロイド骨粗鬆症)．

骨密度測定結果は%YAM値(対若年成人平均値)により評価され，骨粗鬆症の診断は，①椎体または大腿骨近位部位骨折が存在，②その他の脆弱性骨折が存在し，%YAM値

＜80％，③脆弱性骨折のない場合は％YAM値＜70％にて行われます（巻末 **表13**）．ほかの生活習慣病と同様，真のエンドポイントである骨折リスクが重視され，世界保健機関（WHO）による骨折リスク評価ツールである FRAX®（fracture risk assessment tool）が最近注目されています．

治療薬の大部分は骨吸収抑制薬ですが（ビスホスホネート，SERMなど），最近，骨形成促進薬として副甲状腺ホルモン（PTH）が登場しました．

病態の読み方

73歳の閉経後女性，大腿骨近位部骨折の既往はなく，胸腰椎X線写真においても，椎体骨折はみられませんでした．椎体骨折患者のうち，強い腰痛など明確な臨床症状をもって病院を受診するのは約3分の1に過ぎず（臨床骨折），残りは患者さん本人も骨折を自覚しておらず，X線写真によって明らかになるものです（形態骨折）．栄養アセスメントにおいて，身長は体重ほどには重視されていませんが，若いときから比べての身長低下（3〜4cm以上）は，椎体骨折を疑わせる重要な所見です．

本症例は脆弱性骨折をもたないため，診断基準では骨密度（BMD）がT値＜70％にて骨粗鬆症と判定します．検査所見では腰椎・大腿骨BMDが％YAM値70％を下まわっており，骨粗鬆症と診断されました．骨吸収抑制薬であるSERM（選択的エストロゲン受容体モジュレーター）にて治療され，若干のBMD増加および腰痛の改善を認めました．現在では，BMD増加や骨折発生抑制効果が示されている治療薬が多数存在しますが，このことは栄養療法の価値を否定するものではありません．骨吸収抑制薬治療によりやや低カルシウム血症傾向になるので，カルシウム・ビタミンDを充足させておくことが望ましいです．また，骨形成促進薬治療を行うと，骨の代謝回転が亢進するため，カルシウム・ビタミンDの需要量が高まります．すなわち，これらが充足していることは，薬物療法が効果を発揮するための基礎となります．

この例ではまだ骨粗鬆症性骨折を起こしていませんが，いったん起こると次の骨折リスクが何倍にも高まります．骨粗鬆症は悪循環の疾患であり，何より骨折予防が重要です．

本症例の Point!

- ☑ 骨密度低下以外の骨折リスクを確認する
- ☑ 椎体骨折のスクリーニングなどにより若年時からの身長低下状況を把握する
- ☑ PFC比，摂取食品群のバランスなどの食事内容をチェックする
- ☑ カルシウム，ビタミンDの摂取状況を把握する
- ☑ ビタミンDの栄養状態を把握するため，日光曝露の状況を把握する

栄養食事指導

　骨粗鬆症の食事というとカルシウムにのみ焦点があてられがちですが，全体としてバランスのとれた食事が必要となります．

　日本骨粗鬆症学会「骨粗鬆症の予防と治療のガイドライン 2011年版」で摂取が推奨されているのは，カルシウム（食品から700～800 mg），ビタミンD（400～800 IU；10～20 μg），ビタミンK（250～300 μg）です（表13-1）．カルシウム摂取量を上げるために，牛乳・乳製品によるカルシウム補給が第一に思い浮かびますが，高齢者では，ラクターゼの生理活性が低下するため，牛乳を摂取すると腹部不快感をともなうケースもみられます．そのため，牛乳・乳製品以外にも，緑色野菜や海藻類の摂取増量も図るべきです．緑色野菜はビタミンKも多く含むので，ビタミンKの補給にも有用です．ビタミンDは脂質の多い魚類，日干ししたきのこ類に多く含まれていますが，摂取よりもむしろ日光曝露（めやすとして両手の甲くらいの面積が15分間日光にあたる程度）による皮膚でのビタミンD産生がビタミンD栄養状態の維持には大きく寄与していると報告されています．また最近では，ビタミンB_6，ビタミンB_{12}，葉酸の不足により上昇する血清ホモシステイン濃度と骨質との関係も示されています．これら栄養素を含む食品を効率よく摂取するためには，野菜類，魚類を中心に多数の食品を食事に取り入れることが必要となります．さらに，脂質の過剰摂取が骨折リスクを高めるという報告もあり，たんぱく質，脂質，炭水化物エネルギー比率（％E）を適正にすることも必

表13-1 ● 骨粗鬆症の食事指導の評価と推奨

栄養素	摂取量
カルシウム	食品から700～800 mg （サプリメント，カルシウム薬を使用する場合には注意が必要である） （グレードB）
ビタミンD	400～800 IU（10～20 μg）（グレードB）
ビタミンK	250～300 μg（グレードB）

出典：骨粗鬆症の予防と治療ガイドライン作成委員会 編：骨粗鬆症の予防と治療ガイドライン2011年版，ライフサイエンス出版，2011．

表13-2 ● 本症例の栄養摂取データ

	本症例の患者の摂取量
エネルギー〔kcal/日〕 たんぱく質〔g/日〕 脂質〔g/日〕 炭水化物〔g/日〕 PFC比 カルシウム〔mg/日〕 ビタミンD〔μg/日〕 ビタミンK〔μg/日〕	1,693 60.5 39.2 273.9 たんぱく質：脂質：炭水化物＝14：21：65 644 7.8（312 IU/日） 368
対象者の食事の特徴	・エネルギー量および PFC 比は適当 ・エネルギー源の主食は望ましい量を摂取できている ・野菜は350 g/日以上，果物も150 g/日程度摂取できている ・魚の摂取量・頻度が少ない ・肉類も決して多くはないので，魚類の摂取を追加するような指導が必要となる可能性がある

要です．

　一方，避けた方がよい食品としては，リンを多く含む食品，食塩を多く含む食品があげられます．カルシウムやビタミンDの働きを妨げるカフェイン，アルコールの過剰摂取にも注意をする必要があります．そのほか，禁煙も必要です．

　本症例の患者さんの体格，全般的な栄養状態より，食事量（エネルギー摂取量および三大栄養素量）は維持，また食事内容も大きく変えることなく，不足する栄養素を補給すればよいと考えられます（表13-2）．本症例では，とくにビタミンDを増やすことが必要と考えられました．

経　過

　経過として，腰椎・大腿骨ともに％YAM値70％以下の骨密度低下を認め，WHOの骨折評価ツールであるFRAX®では今後10年の主要骨折のリスクが18％と高いため，骨折の予防と骨密度低下の防止を目的として，SERMのバゼドキシフェン（ビビアント®）による治療を開始し，また同時に定期的な運動指導・食事指導を行いました．骨密度は治療開始後，順調に腰椎・大腿骨ともに増加を認め，腰椎骨密度は開始時より1年間で約3％の増加をみました．腰痛は体操を中心とした運動療法により漸次軽快して，日常生活に困らない程度に改善しました．骨折リスクがまだ高いため，SERMを継続して服薬中です．現在のところ，まだ脆弱性骨折を起こしていません．食事については，エネルギー源の主食および野菜・果物類はしっかりと摂取できているにもかかわらず，魚類の摂取が少ない傾向にありました．骨粗鬆症の治療薬が十分な効果を発揮するためには，カルシウムやビタミンDが充足していることが必須であり，週4回以上の魚類の摂取で血中ビタミンD濃度を高めることができると報告されているため，とくに脂質の多い魚類（約60〜80 g/日）の習慣的な摂取を指導しました．また，屋外での軽い運動（ウォーキング程度）は，筋力の維持および皮膚におけるビタミンD生成という両方の効果が期待できるので，その実施を指導しました．

〔田中　清　桑原晶子　太田淳子　楊　鴻生〕

疾患別 14 高血圧

症例

現病歴

32歳男性．職業はデスクワークが主で，間食も多く運動習慣もなかった．28歳ごろから職場健診にて高血圧を指摘されていたが，放置していた．ここ数年間で，体重も約10kg増加した．本年の健診でも高血圧，肝酵素異常を指摘され，母親のすすめもあり当院を受診した．初診時血圧は167/97mmHgと高値であった．まず，二次性高血圧の精査を行ったが異常はなく，本態性高血圧と診断し降圧薬治療を開始した．肝酵素異常については，各種肝炎ウイルスは陰性で，腹部エコーで高度の脂肪肝が認められた．減量・生活習慣の改善により高血圧・肝機能障害ともに改善が期待できると判断し，患者さんと相談のうえ，入院加療を行うこととした．

家族歴

母：高血圧症，糖尿病．

既往歴

とくになし．

入院時現症

身長173cm，体重85kg（20歳ごろは体重75kg，32歳時ピークで90kg，標準体重65.8kg），BMI 28.4kg/m²，腹囲98cm，血圧149/99mmHg（カンデサルタン12mg内服下），脈拍83/分，肥満あるも，満月様顔貌，皮膚線条などはなし．肝・脾触知せず．黄疸なし．下腿浮腫（－）．喫煙15本/日を12年，飲酒は機会飲酒．受診後3カ月間の入院前の推定栄養摂取量は，摂取エネルギー 2,000〜2,500kcal/日，食塩10〜15g/日．

主要検査所見

- WBC 8,500/μL
- Hb 17.0g/dL
- Plt 19.3×10⁴/μL
- TP 6.7g/dL
- Alb 4.6g/dL
- AST 84 IU/L
- ALT 207 IU/L
- γ-GTP 82 IU/L
- ChE 458mg/dL
- BUN 13mg/dL
- Cr 0.9mg/dL
- Na 144mEq/L
- K 4.0mEq/L
- HDL-C 31mg/dL
- LDL-C 120mg/dL
- TG 143mg/dL
- 空腹時血糖値 100mg/dL
- HbA1c 5.9%
- 尿所見：異常なし
- 心電図：異常なし

病態〜どのような異常なのか〜

　　高血圧症とは，血圧が正常範囲を超えて高くなり，それが維持されている状態に対する疾患概念です．高血圧そのものでは，多くの場合，自覚症状をともないませんが，高血圧が持続すると脳卒中，心疾患，慢性腎臓病などの臓器障害を引き起こすことが知られています．わが国の国民健康・栄養調査では，1960年代には70歳代の収縮期血圧は160mmHgを超え

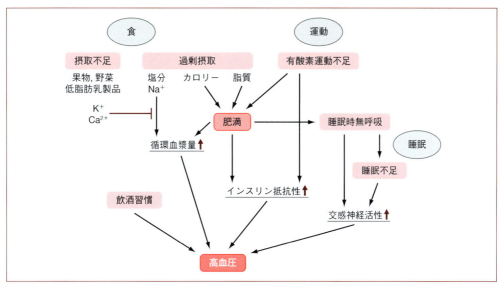

図14-1 ● 生活習慣と高血圧

ていたものが，1990年代以降は140 mmHg 台に低下しており，それにともない，1960年代には死因の圧倒的1位であった脳卒中が，現在では死因の3位もしくは4位にまで低下し，国民の平均寿命も約15年延びています．わが国の過去50年の長寿への歴史は，国民の血圧水準の低下と歩みをともにしているといえます．

　高血圧症は，ある特定の原因によって起こる二次性高血圧と，原因を1つに特定することができない本態性高血圧に分けられます．本態性高血圧の成因・病態には，生活習慣，遺伝的素因，加齢などの複数の要因が絡みあっています．生活習慣と高血圧との関連では，食塩摂取との関連が最も広く知られていますが，ほかにも，肥満，飲酒，運動不足，飽和脂肪酸とコレステロールの過剰摂取，カルシウム，カリウム，マグネシウムなどのミネラルや食物繊維の摂取不足など，多くの生活習慣が高血圧に関連すると考えられています（図14-1）．生活習慣の修正による介入試験では，減塩のみならず，DASH 食（野菜・果物・低脂肪乳製品が豊富な食事），減量，運動，節酒などで有意な降圧効果が示されています．

　上でふれたように，高血圧の原因となる生活習慣には「食」と関連するものが多く，その治

> **本症例の Point！**
> - ☑ まず二次性高血圧を除外する
> - ☑ 本態性高血圧の成因と病態を理解する
> - ☑ 各種の生活習慣と高血圧の関連をチェックする
> - ☑ 入院前の食習慣を評価する
> - ☑ 肥満を合併する高血圧に対する食事療法・運動療法をすすめる
> - ☑ 退院後の生活習慣改善について，ともに検討する

療において栄養管理・食事指導の果たす役割はとても大きいといえます．

病態の読み方

　本症例では，若年性高血圧であること，数年で急速に進行した肥満があることなどから，クッシング症候群などの二次性高血圧の除外を行うことがまず必要となります．身体所見にて，高血圧，単純性肥満以外の特異的な所見は認めず，血算，白血球分画，電解質，腎機能，尿所見に異常を認めず，副腎皮質刺激ホルモン（ACTH），コルチゾール，血漿レニン活性，アルドステロン，カテコラミンおよびその代謝物，甲状腺ホルモンなど内分泌学的検査でも異常はなかったため，二次性高血圧は否定的と考えました．治療としては，初診時に収縮期血圧160 mmHg以上のⅡ度高血圧を認め，喫煙習慣と肥満があることからリスク第二層にあたるため，降圧薬治療を開始しつつ生活習慣の修正を指導するという流れになります（巻末 **表14**）．しかしながら，3カ月の外来加療でも十分な改善が得られませんでした．本症例の患者さんの病態を考えた場合，母親が高血圧であることから遺伝的素因の関与はあるものの，食塩摂取量，摂取カロリー量，食事内容，運動不足など，生活習慣に高血圧の誘因となる要素が多々認められ，複合的な生活習慣の修正により改善する余地は十分にあると考えられました．また，肥満にともない脂肪肝，肝酵素上昇もきたしており，減量の必要性は高いと考えられます．

　よって，入院による生活習慣の修正と減量で効果が期待できると判断し，患者さんと相談のうえ，入院加療を行うこととしました．

栄養食事指導

　20歳代後半より高血圧を指摘されていましたが，とくに自覚症状もなく放置し，30歳代前半にて家族よりうながされて病院を受診した肥満をともなう若年の本態性高血圧の患者さんに対して，教育入院を介して，食事療法や運動療法，禁煙などの生活習慣の改善を行い，将来の合併症予防についてともに考えることはとても重要です．

　当院受診時は体重90 kgだったものの，主治医から減量の重要性を指導され，間食をやめるなど患者さんなりの食事療法を行い，3カ月で約5 kgは減量できましたが，血圧降下は不十分でした．若年の患者さんであり，主治医より教育入院をすすめ，食事療法，運動療法，禁煙を開始しました．入院中の病院食は，短期間での体重減量効果を見込み，1日につき1,200 kcal（18 kcal/kg・IBW），たんぱく質60 g，脂質40 g，食塩6 g未満とし，有酸素運動などの運動療法を併用しました．

　入院前の患者さんの食習慣は，朝食は200 kcal程度とボリュームが低く，昼食は揚げ物が入ったお弁当，夕食は1日で最もボリュームのある食事でした．また，野菜不足もあり，カルシウム，カリウム，マグネシウムなどのミネラルや食物繊維の摂取不足が推測されました．さらに，ラーメンの汁は残さず飲むことや昼食は外食の弁当を利用するなど，食塩の過剰摂取を認めました．受診後（入院3カ月前）より飲料やスナック菓子などの間食をやめたことにより体重5 kgの減量ができたことを考えると，1日200〜250 kcalくらいの間食があったと

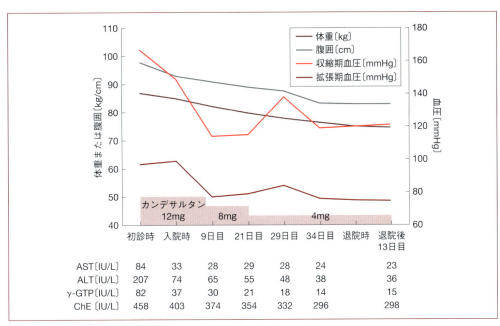

図14-2 ● 本症例の体重・腹囲・血圧・肝酵素の経過

考えられます．

　栄養指導は，入院4日目に行いましたが，これまで栄養指導を受けたことがなかったため，基本的な病院食の説明を行うとともに，調理者である母親にも栄養指導を受けてもらうことにより，患者さんが退院後も自宅でできることを考えました．とくに，主食，主菜，副菜のそろった食事内容や食塩制限の必要性については，入院して病院食を食べることにより自宅との違いを実感できた様子でした．

経　過

　41日間の入院にて，体重75.2 kg（−10 kg）まで減量できました．腹囲も98 cm → 83 cm と縮小し，HOMA-IR も 1.49→0.72とインスリン抵抗性の改善も認めました．その結果，血圧は149/99 mmHg（カンデサルタン 12 mg 内服下）から129/89 mmHg（カンデサルタン 4 mg 内服下）へと改善し，肝酵素も正常化しました（図14-2）．

　入院3日目までの2 kgの減量は減塩食による水分除去とし，1日800 kcal 程度のエネルギー減があったと考えます．基礎代謝測定値は1,383 kcal/日でした．食事誘発性熱産生を摂取エネルギー10％程度の120 kcal，食事で180 kcal，3〜4メッツ程度の運動1時間で300 kcal と考えます．

　退院後は，外来栄養指導を併用し，リバウンドのないようにサポートすることにしました．退院後は摂取エネルギーを1,400〜1,600 kcal/日（21〜24 kcal/kg・IBW）とし，野菜・果物を含む副菜もバランスよく摂取すること，体重を増加させないこと，食塩制限の継続を目標としました．

（曽根正勝　和田啓子）

疾患別 15 心不全

症例

現病歴

68歳女性．50歳ごろより高血圧症，脂質異常症で近医を受診し，薬物治療を受けていた．65歳時，急性心筋梗塞を発症し，経皮的冠動脈形成術(PCI)が施行された．軽快退院したが，階段昇降時の労作時に軽度の息切れを自覚していた．この1週間に体重が3kg増加し，同時期より労作時の息切れが強くなった．就寝中に呼吸苦にて起床，臥位になれないため救急受診し，うっ血性心不全の診断で入院となった．

家族歴

父，兄：高血圧症，狭心症．

既往歴

痛風発作(66歳)．

生活歴

喫煙(35～65歳まで) 20本/日，現在は禁煙．アルコール：機会飲酒．

体重歴

20歳時45kg，30歳の出産後55kg，50歳時60kg(最高体重)．

身体所見

身長 155cm，体重 54kg，BMI 22.5kg/m^2，体温 36.3℃，酸素飽和度 98%(酸素2L投与下)，血圧 158/75mmHg，脈拍 76/分 整，呼吸数 12/分，心音 整 雑音なし，呼吸音 両側に軽度の断続性ラ音を聴取，頸静脈の軽度怒張，両側下腿に圧痕性浮腫を認める．

採血所見

- 末梢血：とくに所見なし

• AST 36 IU/L	• ALT 37 IU/L	• LDH 145 IU/L	• Cr 0.75 mg/dL
• UA 5.9 mg/dL	• BUN 18.0 mg/dL	• TG 76 mg/dL	• HDL-C 21 mg/dL
• LDL-C 84 mg/dL	• Na 138 mEq/L	• K 4.1 mEq/L	• Cl 106 mEq/L
• BNP 1,920 pg/mL			

- 動脈ガス検査：pH 7.44，pCO$_2$ 32.6mmHg，pO$_2$ 94.6mmHg，HCO$_3^-$ 21.9mmol/L，BE －1.3mmol/L，Sat 98%(酸素2L投与下)
- 胸部レントゲン：両側下肺の胸水貯留と肺門部肺動脈うっ血像を認める．
- 心電図：胸部誘導 V$_1$-V$_2$のQ波とR波増高不良を認める．
- 心臓超音波検査：全周性の壁運動低下，とくに前壁から中隔にかけての高度な壁運動低下を認める．

病態〜どのような異常なのか〜

　うっ血性心不全は，心臓のポンプ失調です．正常な心臓機能の場合，大静脈を介して全身より集められた血液（静脈血）は，酸素化を行うため，右心房から右心室，肺静脈を介して肺に送られます．肺で酸素化された血液（動脈血）は肺静脈を通して左心房に送られ，左心室から全身に血液が送られます（図15-1A）．しかし，何らかの原因で右心室・左心室の機能が低下すると，効率的に肺や全身に血液を送ることができないため，右心房や大静脈，左心房や肺静脈での血液のうっ滞が生じます．その結果，末梢での毛細血管内から漏れた水分が末梢組織にあふれるため，胸水（左心不全）や浮腫，肝うっ血（右心不全）が出現します（図15-1B）．症状が重篤な場合は，胸水により自発呼吸では酸素供給がまにあわなくなるため人工呼吸器による管理が，また，ポンプ失調が重篤な場合には，血圧が低下して生命が維持できない状

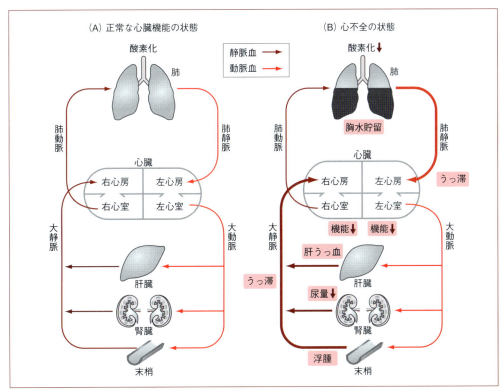

図15-1●うっ血性心不全の病態

本症例のPoint!

- ☑ うっ血性心不全の状態を把握する
- ☑ うっ血性心不全の原因を評価する
- ☑ 体液貯留と食塩摂取の関係を理解する
- ☑ 食生活・食塩摂取状況を評価する

態(ショック状態)になるため昇圧剤の使用が必要になることがあります．症状は，徐々に進行する場合もありますが，急激に症状が出現するケースもあり，発症の予測が不可能なこともあります．うっ血性心不全の原因は，心筋梗塞や心筋症，心筋炎などの心臓の壁運動自体が低下するため生じる場合，頻脈をともなう不整脈や貧血，甲状腺機能亢進症などの心拍出量や脈拍増加によって心臓機能が破綻する場合，心臓機能自体は保たれているが高血圧や肥大型心筋症のような心臓の拡張障害が主因となる場合など，さまざまです．

病態の読み方

　本症例には，高血圧症，脂質異常症，陳旧性心筋梗塞，高尿酸血症，陳旧性心筋梗塞によるうっ血性心不全と，以上5つの問題点があります．
　65歳時に急性心筋梗塞(心臓前壁から中隔の壁運動低下と心電図から前壁心筋梗塞)を発症し，PCIを施行して軽快退院しましたが，心臓超音波検査では心筋梗塞後の心機能低下が指摘されており，慢性の心ポンプ失調により肺および(または)体静脈系のうっ血や組織の低灌流が継続して日常生活に支障をきたしている病態(慢性心不全)と考えられます．慢性心不全を有する患者さんにおける日常の身体的症状を示すものとして New York Heart Association (NYHA)分類があります(巻末 表15)．この患者さんは階段昇降時の息切れを自覚されていることから，NYHA分類ではⅡ度に相当します．1週間に3kgの急激な体重増加を示したことから，体液貯留が急激に進んでいる状況が確認されます(急に太ったわけではありません)．その後，夜間に起座性呼吸となり救急来院し，胸部レントゲン写真で両側下肺の胸水貯留と肺門部肺動脈うっ血像を軽度に認めること，採血結果から重篤な腎不全や肝不全がないこと，心臓超音波検査で高度の心臓機能低下を認めることから，うっ血性心不全と診断されました．心臓の負担の程度を示す脳性ナトリウム利尿ペプチド(BNP)は高い状況ですが，バイタルサインでは血圧の極度な上昇や低下を認めず，あわせて，脈拍数や呼吸数の増加や極度の低酸素状態を認めなかったことから，来院時は酸素投与により血圧や呼吸状態は安定しています．慢性心不全の増悪時は，安静と十分な酸素供給が必要であり，また，余分な体液量を除去するための利尿薬や血管拡張薬をはじめとする，さまざまな薬物の投与が行われます．治療中は，体液量や血圧，電解質の変化に十分に注意する必要があります．

栄養食事指導

　体重増加，体液貯留の要因として，心機能低下に加えて食塩摂取過多が考えられます．入院後の食塩制限は必須となり，また，中等度から重症の心不全(NYHA分類Ⅲ度以上)であれば飲水制限も必要になります．体重増加前の通常時体重は51kg，BMI 21.2 kg/m^{2}であり，肥満はないため，エネルギーは標準体重52.9kgに対し，約30 kcal/kg/日として1,600 kcal/日に設定し，食塩6g制限の食事を入院後に開始しました．利尿薬と減塩食の開始とともに，体液量補正は体重の変化をひとつの指標として用い，補正後は標準体重または通常時体重の維持に努め，低ナトリウム血症などの電解質異常をきたさないよう注意します．
　細胞外液量は体内のナトリウム量によって規定されています．本症例では，心機能低下に

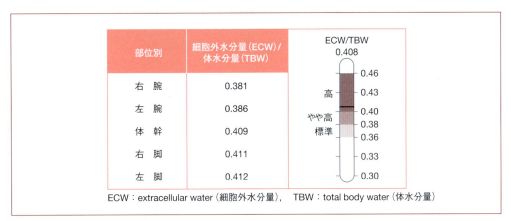

図15-2 ● 体組成計 InBody® による体成分分析結果
本症例の ECW/TBW は4.08と，4.0以上であり，むくみがある状態と考えられる．

ともない体液貯留，つまり細胞外液量が増え，体内のナトリウムが貯留している状態です．そこに食塩摂取過多が加わると心臓にさらに容量負荷をかけることになり，心不全の増悪につながります．心不全増悪症例では，食塩制限・水分制限の不徹底が再入院の要因となる患者さんも多く，退院後の生活習慣の改善が重要です．

体組成計 InBody® などによる体成分分析の結果（図15-2）から，体液貯留，むくみの判定を行うことで，患者さん自身も状態を把握することができます．健常人では，細胞内水分と細胞外水分の比率が62：38であるというデータに基づき，身体の細胞外水分量（ECW）と体水分量（TBW）の比率を表しています．標準値は ECW/TBW が0.36〜0.40で，0.40より高ければ，むくみがあることを示します．また，体重変化が心不全の状態を判断するひとつの指標となることを説明したうえで，日常生活においては自宅での体重測定を習慣づけ，患者さん自身で日ごろから体重を確認するように指導します．

本症例は高血圧症と急性心筋梗塞の発症後に医師あるいは栄養士から減塩の必要性について指導を受けていることが予想されますが，実生活での実施が困難であった可能性が考えられます．実際の食塩摂取量について尿中ナトリウム値から評価することも可能ですが，心不全患者では利尿薬を内服している場合も多く，随時尿検査からの判定は困難です．日常の食事摂取状況の聴取と食塩摂取量を把握し，退院にむけて栄養指導を行います．

経 過

入院後，利尿薬や血管拡張薬などの薬物投与と食塩制限を開始したことで体重は徐々に通常時の値まで減少し，軽快退院しました．入院中に減塩食の実食体験と，漬物や練り製品などの高食塩含有食品の自宅での使用頻度の違いを栄養指導で示し，実生活での改善ポイントを自らも把握してもらいました．退院後は，通常時体重51 kg ± 1 kg をめやすとして体重測定の習慣をつけ，外来定期診察時には InBody® などによる体成分分析も行い，水分量についても評価していく予定です．

（原田範雄　古御門恵子）

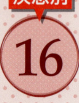

動脈硬化性疾患（狭心症・心筋梗塞）

症例

現病歴

61歳男性．45歳のとき，勤務先の健診にて境界型の糖尿病を指摘されたが，とくに治療は行っていなかった．52歳時に急性心筋梗塞（下壁梗塞）を発症し，経皮的冠動脈形成術（PCI）が施行され，右冠動脈#2にステントが留置された．その後，循環器内科にて抗血小板薬などによる治療を受けていたが，糖尿病は自覚症状もないので，治療を行っていなかった．56歳時に再び急性心筋梗塞を発症し，左前下行枝#6の狭窄に対してステントが留置された．その際に高血糖（261 mg/dL）とHbA1cの高値（8.2％）を指摘された．本人の自覚症状としては口渇感，多飲，多尿，両手指先に違和感があった．入院時までに服用中の薬剤は，クロピドグレル（プラビックス®）75 mg，アスピリン（バイアスピリン®）100 mg，シンバスタチン（リポバス®）10 mg であった．

家族歴

父：糖尿病．

既往歴

とくになし．

生活歴

喫煙歴：40本/日×40年，10年前までは100本/日．飲酒歴：ビール350 mL/日．

入院時現症

身長 166 cm，体重 61 kg，BMI 22.1 kg/m^2（20歳時の体重は44 kg，標準体重 60.6 kg）．体温 36.2℃，血圧 140/100 mmHg，脈拍 70/分．貧血・黄疸（−）．頸動脈雑音（−）．心音，呼吸音 正常．肝，脾は触知せず．足背動脈は触知可能，下腿浮腫（−）．

主要検査所見

• WBC 11,510/μL	• RBC 560×10^4/μL	• Hb 15.6 g/dL	• Plt 24.2×10^4/μL
• TP 6.8 g/dL	• Alb 3.8 g/dL	• AST 27 IU/L	• ALT 30 IU/L
• LDH 239 IU/L	• CK 59 IU/L	• T-Bil 0.7 mg/dL	• 随時血糖値 261 mg/dL
• HbA1c 8.2％	• Na 139 mEq/L	• K 4.7 mEq/L	• Cl 102 mEq/L
• 尿素窒素 14 mg/dL	• Cr 0.86 mg/dL	• CRP 0.84 mg/dL	• T-Cho 200 mg/dL
• TG 172 mg/dL	• HDL-C 35 mg/dL	• 尿蛋白（＋/−）	• 尿糖（1＋）

病態〜どのような異常なのか〜

狭心症，心筋梗塞などの虚血性心疾患は血管の動脈硬化により生じ，わが国でも主要な死

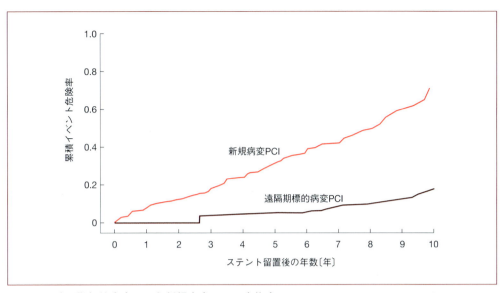

図16-1 ● 遠隔期標的病変PCIと新規病変PCIの実施率

[Kimura T, et al. : Circulation, 105 : 2986, 2002 を一部改変]

亡原因のひとつになっています．今日，虚血性心疾患に対する経皮的冠動脈形成術（PCI）が広く行われていますが，PCIの目的は，冠動脈の狭窄部をカテーテルにより広げて血流を確保することにあり，再狭窄を防ぐため，ステントの留置が行われます．これにより心筋虚血が解除され，また，急性心筋梗塞では梗塞巣の縮小が可能となったため，予後が改善し，救命できる患者さんが増えました．以前は，PCIにより広げた冠動脈の再狭窄が高頻度でみられましたが，抗血小板薬による治療や，薬物溶出ステントの進歩により，再狭窄の頻度も大幅に減少しました．しかしながら，これで解決したと考えてはいけません．一度冠動脈の狭窄をきたした患者さんは，他の冠動脈にも狭窄病変が存在していることが多いからです．**図16-1**に示すように，治療した部位の再狭窄より，新たに生じる冠動脈狭窄の頻度がはるかに高いのです[2]．

　欧米では，冠動脈疾患の栄養管理は栄養士の最も重要な仕事となっています．現在，PCIによる治療の発達と，脂質異常症，糖尿病，高血圧に有効な薬物の開発，抗血小板療法などが行われ，冠動脈疾患に対しては，かなりの抑制効果が期待できるようになりました．しかし，これらで低下するリスクはいずれも30%程度で，まだまだ完全なものではないことを理解す

本症例のPoint!

- ☑ 心筋梗塞の発症原因，病態を把握する
- ☑ 冠動脈疾患における糖尿病，高血圧，脂質異常症などの意義と病態をチェックする
- ☑ 動脈硬化性疾患の薬物療法を理解する
- ☑ 虚血性心疾患の予防にはリスク因子の管理が有効であることを理解する
- ☑ 心血管病の二次予防をふまえた食事療法・運動療法をすすめる

べきです．そのため，最近では，改めて生活習慣の改善の重要性が注目されてきています．

病態の読み方

冠動脈は，右冠動脈と左前下行枝，左回旋枝に分類されており，それぞれ部位により番号がつけられています（図16-2）．現在，狭窄部をカテーテルにより広げたあと，再狭窄の予防にステントを留置することが多くなっています．ステント留置後には，再狭窄予防のために抗血小板薬を2剤使用します．本症例もアスピリンとクロピドグレルを使用しています．治療1年後には1剤に減量することもあります．

冠動脈疾患の発症には冠リスク因子が重要です．これらには食事や運動などの生活習慣に加えて，糖尿病，脂質異常症，高血圧の管理が重要です．喫煙は絶対中止すべきで，本症例はいまだ喫煙を続けており，今後も厳しく禁煙の指導を行う予定です．また，血糖コントロール不良の糖尿病があり，軽症の高血圧があります．LDL-C値は，心筋梗塞の既往があり，また糖尿病があるときは厳しく管理する必要があります．本症例では，スタチンが投与されていますが，計算で求めたLDL-C値は131 mg/dL（LDL-C＝総コレステロール－HDL-C－TG/5）で，目標値よりも高く，さらなる厳しい管理が必要です．不幸にも，この症例では再梗塞が起こりましたが，さらなる発作の予防のためにも，食事療法・運動療法を取り入れ，薬物療法を併用して厳しくこれらをコントロールすべきです．運動は再発予防に有効で，またQOLの改善にもなります．心臓リハビリテーションにより，監視下で運動を進めていくことが重要です．これらのことを多職種の医療スタッフにより患者さんに説明し，十分に理解してもらい，実行することが重要です．

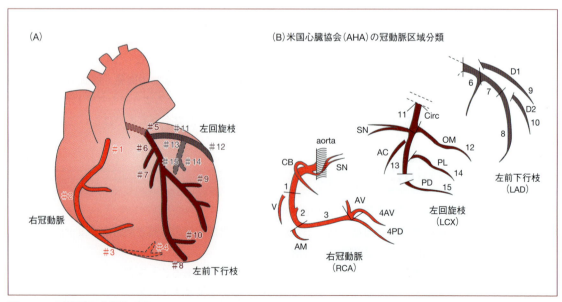

図16-2 ● 冠動脈の分類と番号

表16-1 ● 心筋梗塞の二次予防のポイント

一般療法		
食事療法	血圧管理	減塩1日6g未満，BMI 18.5〜24.9 kg/m^2，純アルコール1日30 mL 未満，最大酸素摂取量50%程度の運動
	脂質管理	脂肪摂取量総エネルギーの25%以下，飽和脂肪酸摂取量7%以下，多価不飽和脂肪酸（とくに n-3 系多価不飽和脂肪酸）の摂取を増やす コレステロール1日300 mg 以下
	体重管理	BMI 18.5〜24.9 kg/m^2
	糖尿病管理	HbA1c 7.0%未満
運動療法		1回最低30分，週3〜4回（できれば毎日）歩行・走行・サイクリングなどの有酸素運動 日常生活のなかで身体活動（歩行・仕事など）を増やす 冠リスク因子を有する患者，中等度ないし高リスク患者は監視型運動療法
禁煙指導		喫煙歴の調査，禁煙指導，受動喫煙回避
飲酒指導		多量飲酒を控える
うつ，不安症，不眠症		カウンセリング，社会・家庭環境などの評価
患者教育		生活習慣の修正，服薬方法など，再発予防の知識を教育 患者および家族に心筋梗塞・狭心症などの急性症状と対処法の教育

栄養食事指導

　45歳時に糖尿病を指摘され，患者さん本人の都合で適切な治療が行われなかったために合併症が進んでいる症例です．糖尿病は生活習慣の改善が必要ですが，長年一人暮らしであることを理由に，1日1〜2食のまとめ食い，昼夜逆転の生活を改善することができません．また，禁煙も入院中はできていましたが，退院後は喫煙しています．まずは行動変容する気持ちになることが大切であり，本人が納得できる目標を設定し，徐々に高めていくことで自己満足感を得られるように図っていきます．

　この症例では，冠動脈疾患のリスク因子を多くもち，再梗塞で入院を繰り返しているため，体重・血圧・血糖値・脂質のコントロールを中心とする食事療法が今後の合併症の進行遅延に対して効果があるものだという指導を強化します．活動量は家でゴロゴロしているので28 kcal/kg とし，摂取エネルギー量は1,700 kcal/日を目標とします．血圧は現在の140/100 mmHg ではまだ高いため，減塩し6 g/日以下とします．現在の体重は標準体重に近く体重管理ができていると評価し，ほめることで，次のステップへの足がかりとします．

　最初の取り組みとしては，生活習慣の改善です．1日3食食べる習慣を身につけ，昼夜逆転の生活からの脱却をうながします．食事の回数が少ないほうが太らないという誤った知識を是正し，ドカ食いを防ぎます．最近では糖尿病食事療法として糖質制限食を用いるものがありますが，糖質を制限した結果，たんぱく質と脂質でその分を補う食品構成になるため，この症例では，尿蛋白（＋/－）や心筋梗塞の既往から，推奨できません．たんぱく質摂取量は1.0 g/kg で60 g/日とします．また，一人暮らしのため外食や惣菜を買ってくることがほとんどで，塩分もカロリーもオーバーしています．外食では脂質（とくに LDL-C を上昇させるものが多い），糖質の摂取も多くなるため，好きな野菜・海藻料理などを取り入れてストレスにならない程度のメニュー選びを指導します．継続的にかかわり，これまで実践できな

かったことに根気よく挑戦するよう指導する必要があります．**表16-1**に日本循環器学会のガイドラインより心筋梗塞の二次予防のポイントを示します[3]．

経　過

　入院生活で1日3回の食事と規則正しい生活，理学療法士による運動療法，禁煙が実行でき，HbA1cは8.2% → 7.4%，腹囲90cm → 87cmへと減少しました．生活習慣を変えると血糖コントロールがよくなることや，内臓脂肪が減り，腹まわりがすっきりすることが実感できたようです．退院後の食事療法を指導すると，「お酒も飲まなくて大丈夫だな」という発語もあり気分よく退院していきました．半年後の外来受診では惣菜も野菜中心に選択し，飲酒（日本酒1合/回）も週2回に抑えているとのことでしたが，禁煙はできていません．また，クレアチニン（Cr）は0.86 mg/dL → 1.2 mg/dLと上昇していました．医師の指示で摂取たんぱく質量は50 g/日に制限されたため，低たんぱく質になるような食品構成の指導を再度行いました．患者さんは合併症が進行したことに不安を感じ，食事を見なおすと約束してくれました．

（中屋　豊　栢下淳子）

▶ 文　献

1) Krauss RM, et al.: AHA Dietary Guidelines: Circulation, 102: 2284-2299, 2000.
2) 循環器病の予防と治療に関するガイドライン（2011年度合同研究班報告），虚血性心疾患の一次予防ガイドライン（2012年改訂版），2011.
3) 循環器病の予防と治療に関するガイドライン（2010年度合同研究班報告），心筋梗塞二次予防に関するガイドライン（2011年改訂版），p.3～4（2013/9/13 更新版）．

Topics & Key Words

脂肪酸（短鎖脂肪酸，n-3系多価不飽和脂肪酸，EPAとDHA）

　食事から摂取される脂肪酸は，吸収後にさまざまな代謝を受けて身体のエネルギー源や構成要素となります．これまでに，食習慣と虚血性心疾患や脳神経疾患などの発症との関連を調べた疫学研究などから，疾病予防に有益と考えられる脂肪酸の摂りかたが注目されてきました．また，近年の分子生物学的手法を用いて，どういった種類の脂肪酸がどういった機序で，これらの疾病予防につながるのか，あるいは逆に病態形成にかかわっているのかが明らかになってきました．さらには，ヒト自身の摂取やヒト体内代謝に由来する脂肪酸だけではなく，腸内細菌叢の代謝産物としての脂肪酸が，私たちの身体機能の維持にとても重要であることもわかりつつあり，大きな注目を集めています．

　難消化性の食物繊維が腸内細菌による分解を受けて産生される短鎖脂肪酸は，腸管細胞のエネルギー源となります．さらに，酢酸，プロピオン酸，酪酸といった短鎖脂肪酸と結合する受容体（GPR41，GPR43）が脂肪細胞や腸管内分泌細胞に発現していて，脂肪細胞でのインスリンシグナルの抑制や腸管からの消化管ホルモン分泌の促進を介して，栄養素の同化を調整していることも明らかとなってきています．また，これらの短鎖脂肪酸が，腸管感染細菌由来毒素の体内への移行阻止や，制御性T細胞（Treg）の働きの調整を介した免疫恒常性の維持といった，きわめて重要な役割を担っていることも示されています．

　炭素鎖に複数の二重結合を有する多価不飽和脂肪酸は，必須脂肪酸として知られています．そのうち，メチル基（－CH_3）側の末端から数えて3番目の炭素の位置に最初の二重結合があるものが，n-3系多価不飽和脂肪酸です．魚の摂取量の多い地域や集団で，心筋梗塞や狭心症といった動脈硬化性の心疾患の発症やそれによる死亡率が低いことが知られ，魚に多く含まれるn-3系多価不飽和脂肪酸であるエイコサペンタエン酸（EPA，20：5ω3）やドコサヘキサエン酸（DHA，22：6ω3）がとくに注目されてきました．分子生物学的な研究によって，これらの血管内皮機能の改善作用，抗炎症作用，抗血小板作用が明らかにされています．実際の臨床でも，脂質異常症患者の治療におけるEPAの併用によって冠動脈疾患や脳血管障害の発症抑制作用が示されました．また，DHAについては基礎的な検討から，脳機能維持作用や神経保護作用が期待されています．このほか，n-3系多価不飽和脂肪酸を含む長鎖脂肪酸と結合する受容体が，膵臓のβ細胞（GPR40）や腸管内分泌細胞（GPR120）にみられ，ここでもインスリンや消化管ホルモンの分泌を介した脂肪酸によるエネルギーの代謝調整機序が存在していると考えられています．こうした知見が集積されてくるなか，今後n-3系多価不飽和脂肪酸と疾患予防との関連の話題を多く目にすることもあると思いますが，各種脂肪酸を単独で投与した検討なのか，あるいはその脂肪酸を多く含んだ食品を摂ったうえでの検討なのか，つねに注意を払うことも大切です．

　ここで述べたように，脂肪酸は栄養素として取り込まれてエネルギー源や身体の一部となるほか，それらの消化吸収の過程や体内を循環するなかでの種々の機能的役割が明らかにされてきています．まだまだ解明すべき課題も多く残されており，大いに興味がもたれる領域です．

〈濱崎暁洋〉

疾患別 17 動脈硬化性疾患（脳卒中・脳血管障害）

症例

現病歴

70歳男性．5年前に左片側の運動麻痺，感覚障害，ろれつ不全にて脳幹梗塞と診断され，入院加療にて杖歩行まで改善した．入院当日，友人と花見の散歩をしていたところ，昼前からろれつ不全が出現し，午後にかけて徐々に左半身の運動麻痺，感覚低下を自覚，症状の進行を認めたため，当院救急を受診し，脳血管障害の疑いにて入院．

家族歴

兄弟：脳卒中．

既往歴

55歳時に狭心症（冠動脈バイパス術後），その際にはじめて高血圧と高脂血症を指摘された．64歳時に脳梗塞（右脳幹）．

生活歴

喫煙歴：なし，機会飲酒．独居．日常生活動作（ADL）は自立．

入院時現症

身長 168.0 cm，体重 59.6 kg，BMI 21.1 kg/m^2（標準体重 62 kg），血圧 146/88 mmHg，体温 36.7℃．

内服薬：アスピリン（バイアスピリン®）100 mg 1錠 分1（夕）食後，
　　　　シロスタゾール（プレタール OD®錠）100 mg 2錠 分2（朝，夕）食後，
　　　　バルサルタン・アムロジピンベシル酸塩（エックスフォージ®配合錠）1錠 分1（朝）食後，
　　　　アトルバスタチン（リピトール®錠）10 mg 1錠 分1（朝）食後．

身体所見

脳神経：IX，X：左にカーテン徴候わずか．運動：下肢 挙上維持不可，握力 左やや低下．MMT（徒手筋力テスト）：上下肢筋力 左でやや低下（4/5程度）．不随意運動なし．腱反射：左で亢進．感覚：左上下肢に触覚低下あり．自律神経系：排尿障害なし，便秘なし．

血液検査所見

- WBC 4,000/μL
- HGB 12.6 g/dL
- Plt 16.1×10^4/μL
- TP 7.6 mg/dL
- Alb 4.0 mg/dL
- ChE 237 mg/dL
- T-Cho 174 mg/dL
- HDL-C 44 mg/dL
- LDL-C 114 mg/dL
- TG 71 mg/dL
- 肝機能，腎機能，血糖値，電解質に異常なし．
- 心電図：洞調律．左室肥大あり．

病態〜どのような異常なのか〜

脳血管障害（脳卒中）には，脳の血管の閉塞や狭窄にて生じる脳組織への血流障害による虚血性脳血管障害（脳梗塞，一過性脳虚血発作）と，脳の血管が破れて生じる出血性脳血管障害（脳出血，くも膜下出血）があります．一過性脳虚血発作は脳梗塞に似ていますが，神経脱落症状（運動麻痺，感覚障害，ろれつ不全など）が発症から24時間以内に完全に回復するのが特徴で（24時間を超えて症状が継続する場合は脳梗塞となります），やはり脳血管は細くなっていることが多く，その後に脳梗塞を発症するリスクが高い状態です．

脳血管障害は，わが国では欧米と比べ多いことが知られ，また，わが国での死因の第3位（がん，心筋梗塞に次ぐ）であり，後遺症で寝たきりなどの著明な日常生活動作（ADL）の低下を引き起こすことからも，一次予防，二次予防がきわめて重要と考えられています．脳血管障害は高齢の方がかかりやすく，男女ですと男性に多いですが，ほかに，高血圧症，糖尿病，脂質異常症，心房細動（不整脈）や，喫煙，大量飲酒の習慣のある患者さんでなりやすいことが知られており（図17-1），栄養指導や生活指導で改善可能な要素も少なくありません．とくに高血圧症は脳血管障害の最大のリスク因子であり，血圧の管理が最も重要と考えられてい

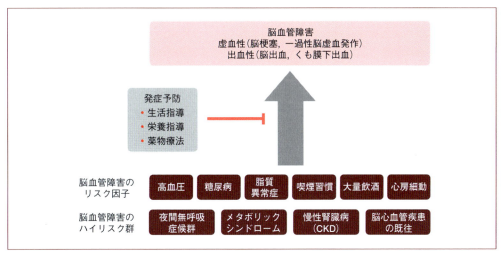

図17-1 ● 脳血管障害のリスク因子・ハイリスク群とその発症予防

本症例のPoint！

- ☑ 脳梗塞既往のある一過性脳虚血発作（脳血管障害の再発）を防ぐ
- ☑ 複数の動脈硬化リスク因子（高齢，高血圧，脂質異常症，心血管病の既往など）をチェックする
- ☑ 食事療法の遵守程度を評価する
- ☑ 家庭での食環境と食事内容をチェックする
- ☑ 合併症をふまえた食事療法・運動療法の実践をすすめる

ます[1].

　脳血管障害の治療では医師，看護師，栄養士，薬剤師，リハビリテーション部門（理学療法士，作業療法士，言語聴覚士など）の複数のスタッフが協調して取り組むことが多く，近年では，脳卒中（ストローク）治療に特化したストロークユニット（Stroke Unit）やストロークケアユニット（Stroke Care Unit）といった集学的な集中治療が予後を改善することが示されつつあり，注目されています．

病態の読み方

　本症例は入院後24時間以内に神経脱落症状が改善し，来院時緊急MRI（磁気共鳴画像）検査と入院1週間後のMRI検査ではいずれも脳幹部の陳旧性脳梗塞の所見のみで新たな異常を認めず，一過性脳虚血発作と診断されました．一過性脳虚血発作では脳血管の狭窄を疑いますが，MRA（磁気共鳴血管画像）による脳血管の検査では多発性の狭窄を認めました．一般に，脳血管の狭窄を基盤とする脳梗塞（脳血栓症）は比較的緩徐に発症することが多く，本症例もこれにあてはまります．一方，脳血管以外（心臓や下肢静脈など）でできた血の塊（血栓）が脳血管に詰まる脳梗塞（脳塞栓症）は急激に発症することが多く，基盤に心房細動などの脳血管以外の疾患をもっていることがあり，その管理も必要となりますが，この患者さんでは不整脈などを認めませんでした．

　今回，幸いにも症状は回復しましたが，脳梗塞の再発予防は重要です．この患者さんには脳血管障害のリスクとなる基礎疾患として，高血圧症，脂質異常症があります．さらに狭心症，脳梗塞の既往があり，脳血管障害の高リスク群といえます．一方，糖尿病，喫煙習慣はなく，飲酒量も中等度以下でした．薬物治療で，脂質異常症は良好に管理されていましたが，今回，入院時の血圧は146/88 mmHgと脳梗塞の高リスク患者としては高めで（目標は診察室血圧で140/90 mmHg以下，家庭血圧で135/85 mmHg以下[2]），外来でも降圧管理はやや不十分であったようです．入院中に，今後の脳梗塞予防，とくに厳格な降圧管理の重要性を説明し，栄養士と一緒に生活指導を行いました．

栄養食事指導

　ろれつがまわらないことから緊急入院した状況であるため，まず言語聴覚士による嚥下評価を試みたところ，食事形態として普通菜でも問題ないとのことでした．脳梗塞後の患者さんの場合，誤嚥リスクが高いことから，食事提供前にはかならず嚥下評価が必要です．さらに本症例では，虚血性心疾患，心臓バイパス手術も施行し，脂質異常症，高血圧がある患者さんであることをふまえた合併症管理も視野に入れた栄養管理が必要となってきます．

　肥満がないことから，この患者さんでは"標準体重を維持する"目的で62 kgを目標体重とし，現在の活動量（25 kcal/kg/日）などを考慮した1,600 kcal/日を目標エネルギー量とし，標準体重維持を管理ポイントとしました．高脂血症治療薬を内服しており，入院中の血中脂質（LDL-Cなど）は安定していましたが，既往に心筋梗塞もあることから，やはり不飽和脂肪酸と飽和脂肪酸摂取についての指導も重要です．血圧168/88 mmHgと高血圧を合併して

表17-1 ● 生活習慣の修正項目

1.	減塩	6 g/日未満
2a.	野菜・果物	野菜・果物の積極的な摂取*
2b.	脂質	コレステロールや飽和脂肪酸の摂取を控える，魚（魚油）の積極的な摂取
3.	減量	BMI（体重〔kg〕÷身長〔m〕²）が25未満
4.	運動	心血管病のない高血圧患者が対象で，有酸素運動を中心に定期的に（毎日30分以上を目標に）運動を行う
5.	節酒	エタノールで男性20〜30 mL/日以下，女性10〜20 mL/日以下
6.	禁煙	（受動禁煙の防止も含む）

生活習慣の複合的な修正はより効果的である．
＊　重篤な腎障害をともなう患者では高カリウム血症をきたすリスクがあるため，野菜・果物の積極的摂取は推奨しない．糖分の多い果物の過剰な摂取は，肥満者や糖尿病などのカロリー制限が必要な患者ではすすめられない．
出典：日本高血圧学会高血圧治療ガイドライン作成委員会 編：高血圧治療ガイドライン2014, p.40, ライフサイエンス出版, 2014.

いる点から食塩制限を6 g未満と設定しました．ナトリウム利尿をうながす作用のあるカリウム含有量の多い果物などの食品[3〜5]も摂るように指導します（表17-1）．この患者さんはワルファリンを服用していませんでしたが，冠動脈バイパス術後や脳梗塞の既往のある患者さんでは同剤を内服している人もいます．その場合，ビタミンK含有量の多い食品（納豆，クロレラ，青汁，大量の緑黄色野菜など）は薬剤の効果を弱めるため，それらを制限する必要があります．

患者背景として，男性であること，独居老人であることも加味しなければいけません．治療食を継続していくためにただ理想的な献立を立案するのではなく，具体的で実施が可能な食生活案を提案する必要があります．

本症例では娘さんがキーパーソンとなっていますが，つねには患者さんをサポートできない状況であるため，社会支援を活用し，食事担当のヘルパーに週に数回入ってもらうことになりました．そのため，ケアマネージャーと食事担当の介護士と患者さん本人，娘さんに栄養指導を行いました．これまでの食事は，ごはんと漬物，味噌汁が中心の和食で主菜は塩干魚中心だったこと，副菜は市販惣菜が多く，炭水化物，食塩過多の食生活であったことがわかりました．患者さん自身は調理をほとんどしないようでした．退院後については，介護士が介入しない日は娘さんが代わりに食事準備をすること，また，朝食においては自分で準備できることを確認しました．

経 過

入院中，適正なエネルギー・塩分制限により血圧も130/80 mmHg前後となり，病院食も当初は水臭いと感じていましたが，薄味に慣れ，自宅での療養に自信もついてきたことから退院となりました．退院1カ月後の外来受診日に栄養指導を行ったところ，ヘルパーさんも同伴したため食事内容と摂取状況の確認をしました．入院前の自宅での食事摂取量である2,000 kcal/日程度から，退院後には指示量の1,600 kcal/日と適正な摂取を守れていましたが，塩分摂取量は8 g/日程度と過剰になっていました．太ってはいけない思いが強く，主食のご飯を減らしすぎた結果，15時ごろの空腹時にせんべいを数枚摂取されていたため塩分量が過

剰となっていました．毎食の食事をしっかり食べるような指導と，減塩食の実施，食後に果物を食べる習慣をつけることで，今後の食生活の見通しがつきました．

（冨田 努　辻 秀美）

▶文　献

1) 脳卒中合同ガイドライン委員会 編：脳卒中治療ガイドライン2009, 協和企画, 2009.
2) 日本高血圧学会高血圧治療ガイドライン作成委員会 編：高血圧治療ガイドライン2014, ライフサイエンス出版, 2014.
3) Whelton PK, et al.: JAMA, 277: 1624-1632, 1997.
4) Khaw KT and Barrett-Connor E: Circulation, 77: 53-61, 1988.
5) Bazzano LA, et al.: Stroke, 32: 1473-1480, 2001.

Topics & Key Words

医薬品との相互作用

　食品が医薬品の効果に影響を及ぼす例は少なくありません．納豆やクロレラ，青汁はビタミンKを多く含有しており，抗凝固薬ワルファリンの作用を減弱させることはよく知られています．肝臓で生合成される際にビタミンKを必須とする血液凝固因子があり，ワルファリンは，その過程でビタミンKの利用を阻害して抗凝固作用を示します．しかし，食品由来のビタミンKが大量に存在すれば，ワルファリンがその働きを十分に阻害できなくなり，ワルファリンの作用が減弱することになります．ワルファリンの作用が減弱すれば，血栓塞栓症の発生リスクが上昇し，重大な結果につながる可能性もあります．ただし，ビタミンKを摂取してはいけないわけではなく，「大量に摂取することを避けるべき」と理解しておいてください．ビタミンKは緑黄色野菜や海藻類に多く含まれているため，なかには野菜を食べてはいけないと誤解してしまう患者さんもいますが，それは栄養学的に正しくありません．お皿に山盛りのブロッコリーを食べるなどの一時的な大量摂取を避ければ，日常生活で通常量の野菜を摂取しても問題ありません．薬剤師からは，納豆，クロレラ，青汁の摂取は避けてもらうよう説明しています．

　また，グレープフルーツジュースによって効果が強く現れる医薬品があります．グレープフルーツ（とくに皮の部分）には，薬の代謝酵素のひとつであるCYP3A4の働きを阻害する成分が含まれており，薬の代謝が遅れて効果が強く現れることがあります．カルシウム拮抗薬とよばれる血圧降下薬の一部や，免疫抑制薬であるシクロスポリンなどがこの影響を受ける薬剤として知られています．シクロスポリンは，血中濃度が高くなりすぎると腎障害や肝障害などの副作用の発現リスクが高くなるため注意が必要です．グレープフルーツジュースによるCYP3A4の阻害効果は2～3日続くこともあると報告されており，同じ日に摂取しなくても影響が出る可能性がある点でも注意が必要です．ただ，デザートなどについていたグレープフルーツを3～4房ほど食べてしまったからといって，過度に心配する必要はないと思います．そのほか，ブンタン，スウィーティなども薬剤の効果に影響を及ぼした報告がありますが，ミカンやオレンジは影響しないといわれています．

　加えて，ニューキノロン系（シプロフロキサシンなど）やテトラサイクリン系（ミノサイクリンなど）の抗生物質は牛乳などの乳製品に含まれるカルシウムとの同時摂取で吸収が低下すること，抗結核薬イソニアジドの服用中の患者さんがマグロやチーズを摂取するとヒスチジンやチラミンの代謝が阻害され，悪心や嘔吐，血圧上昇が起こる可能性があること，一部の抗てんかん薬（フェニトインやカルバマゼピンなど）の長期服用により血中葉酸濃度が低下することなども，知っておくべき相互作用です．

　医薬品と食品の直接的な相互作用ではありませんが，膝や腰の痛みの緩和目的で摂取されることのある健康食品のグルコサミンの摂取により血糖値が上昇する可能性があるため，糖尿病治療薬を使用している患者さんではグルコサミンの摂取の有無に注意が必要です．

　医薬品と食品の相互作用で気になることやわからないことがあれば，薬剤師にご相談ください．

（山際岳朗）

疾患別 18 摂食・嚥下障害

症例

現病歴

79歳男性．40歳代で糖尿病を指摘され，50歳代より近医で薬物療法を開始されたが，経口血糖降下薬のみで HbA1c 6〜7％台にコントロールされていた．前年11月(78歳時)，食欲低下，右腰痛の増強を訴えていたが，12月1日，意識消失，ショック状態で発見され救急搬送された．白血球(WBC) 17,900/μL，C反応性蛋白(CRP) 26.4mg/dL と著明な炎症反応を認め，敗血症性ショックとして感染フォーカスを検索したところ，CT検査，MRI検査にて腰椎化膿性脊椎炎，腸腰筋膿瘍と診断された．抗生物質，ドレナージにて加療するも感染は持続し，意識状態も改善しなかったため，本年4月9日，整形外科により腰椎掻爬術が施行された．術後ようやく感染のコントロールをみて意識状態も徐々に改善したが，長期の臥床・意識状態により食事の経口摂取は不可能であった．

家族歴

父：糖尿病，肝臓がん．

既往歴

60歳代：前立腺がん，昨年5月：盲腸炎から穿孔性腹膜炎で手術歴あり．

入院時現症

身長 165cm，体重 74.8kg，BMI 27.5kg/m^2，血圧 60/33 mmHg，心拍数 97/分，意識混濁，四肢冷感 著明．

主要検査所見

- WBC 17,900/μL
- Hb 9.1g/dL
- D-Dダイマー 26.6μg/mL
- LDH 284 IU/L
- Cr 2.05mg/dL
- BUN 54mg/dL
- CK 402 IU/L
- 随時血糖値 306mg/dL
- CRP 26.4mg/dL
- 尿：混濁，少量
- 心電図：異常なし

病態〜どのような異常なのか〜

　摂食・嚥下機能は，中枢・末梢の多くの神経と筋肉によって行われます．「食べる」，「飲み込む」という，自分自身で意識して行える部分もありますが，脳幹の延髄を介して反射性に引き起こされる部分もあります．嚥下障害は飲み込みの障害を指しますが，「摂食・嚥下障害」として，食べ物の認知や咀嚼の問題なども含めた「食べること全体の障害」を表現することが多いです．摂食・嚥下障害による問題には，①食べられないことによる栄養摂取量の低下，②気道に食物が入り肺炎になる（誤嚥性肺炎），③「食べる楽しみ」の喪失があります

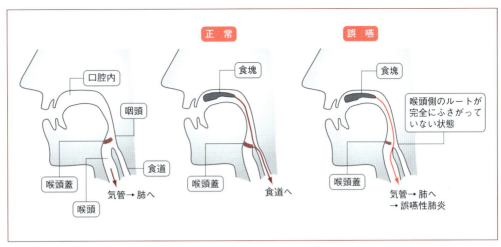

図18-1 ● 嚥下時の食塊の流れ

が，とくに高齢者において誤嚥性肺炎を起こすことが，昨今では非常に大きな問題となっています．食事は口に入ると唾液とともに咀嚼されて，飲み込むのに適した「食塊」となり，食塊は舌によって咽頭へ運ばれ，さらに食道，胃へと流れます．一方，食道の前方には喉頭があり，喉頭は気管，肺へとつながって呼吸器として働きます．正常ならば，飲み込んだ瞬間に喉頭蓋が喉頭に蓋をして，食塊が喉頭に入るのを阻止します．ところが，脳梗塞などの脳血管障害やパーキンソン病などの神経疾患によって，また，加齢そのものによる咽頭の低位化，嚥下反射の遅延などによっても，喉頭蓋がうまく喉頭に蓋をすることができなくなった場合，食塊が気管，さらには肺へ流れ込み（誤嚥），食塊中の細菌が原因となって肺炎（誤嚥性肺炎）を起こします（図18-1）．

病態の読み方

本症例は，重症感染症ならびに細菌性ショックにより長期間にわたり重篤な状態が持続し，手術治療によって感染がコントロールできた際に生じた廃用障害のひとつとしてあらわれた摂食・嚥下障害です．患者さんは高齢であり，背景として糖尿病などもありました．また，座位の保持困難など，近位筋の筋力低下もあり，敗血症にともなって発症する重症疾患多発ニューロパチー（critical illness polyneuropathy）の併存も疑われましたが，とりあえず摂食・

本症例の Point!

- ☑ 長期臥床，意識状態の低下による摂食・嚥下障害を評価する
- ☑ 全身状態を把握し，経口摂取再開のタイミングをはかる
- ☑ 栄養補給の方法を検討する
- ☑ 原疾患を考慮した栄養管理を心がける

嚥下障害に関しては一過性の廃用障害と考えて，治療を開始しました．術後，感染症のコントロールが可能となり，意識状態も徐々に改善をみました．そこで，嚥下リハビリテーション（以下，嚥下リハビリ）を開始しましたところ，摂食・嚥下はなんとか可能であったものの，十分な栄養摂取量を確保することはできませんでした．また，誤嚥性肺炎のリスクもつねにともなっていたため，胃瘻の造設を行いました．その結果，十分な栄養量を確保したうえで嚥下リハビリを行うことが可能となりました．また，摂食に際しての「美味しさ」，「味わい」を楽しみながら，食事量を増やしていくことが可能となりました．現在，患者さんはリハビリ病院へ転院しましたが，引き続き嚥下リハビリを継続する予定です．

栄養食事指導

本症例では，病態や全身状態が安定しない状況下で，経腸栄養により栄養状態の回復と維持を図りながら，言語聴覚士による嚥下機能評価を随時行い，経口摂取再開のタイミングをみていきました．途中，ゼリーやとろみ水などで直接訓練を開始できることもありましたが，病状の変化によって中断することを繰り返し，術後に全身状態が安定してようやく継続的に嚥下訓練を行えるようになりました．

術後しばらくは傾眠状態や摂食への意欲低下，たんの貯留，姿勢保持が困難なことから，ゼリー食継続となっていました．おもな栄養補給ルートは経腸栄養であり，腎機能にあわせ，とくにたんぱく質とカリウム量に配慮して栄養組成を設定しました．また，リハビリ強度や活動量の変化に応じて必要エネルギー量が充足できるよう，経腸栄養の処方内容を適宜見直しました．

術後1カ月ごろにはベッド上のギャッジアップ60度でも腰部の痛みの訴えなく，咳込み時の自己喀出も，うながしにより可能な状態となりました．嚥下反射のタイミングや喉頭挙上も改善され，言語聴覚士の評価のもと，食事形態はムース菜，そしてソフト菜へと順次変更

	訓練食 ゼリー	嚥下食 A ペースト菜	嚥下食 B ムース菜	嚥下食 C ソフト菜
主食	摂食・嚥下機能にあわせて組み合わせ可			
主菜 （例）		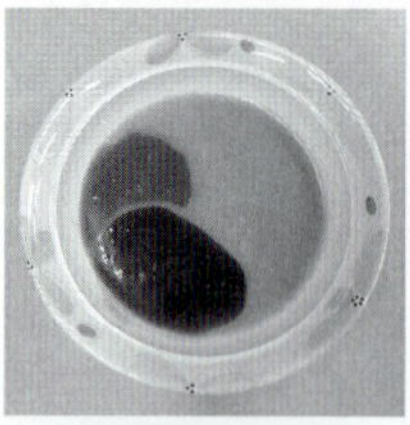		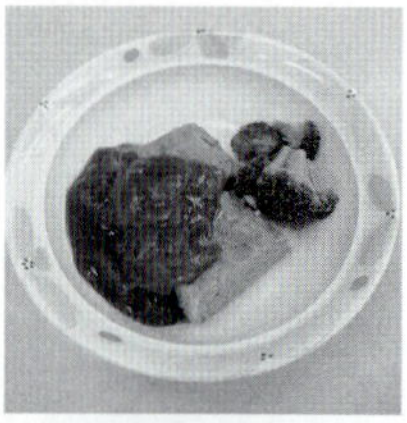
副菜 （例）		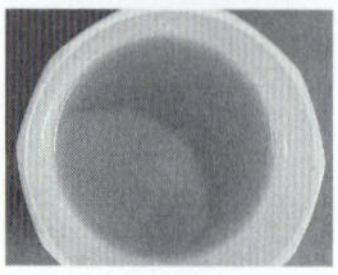	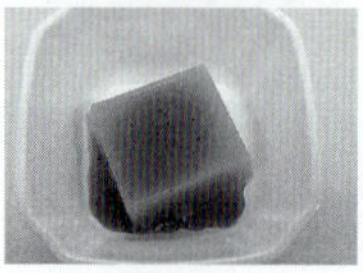	

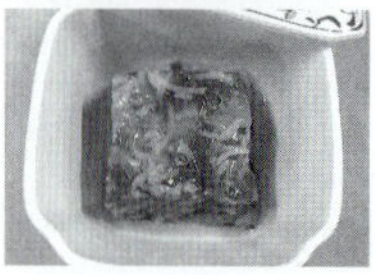

図18-2 当院の嚥下食

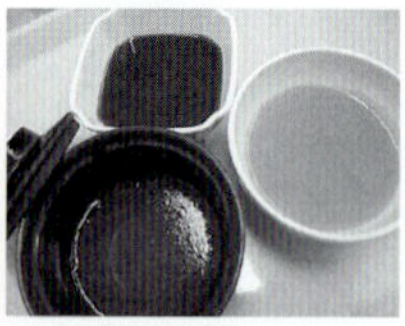

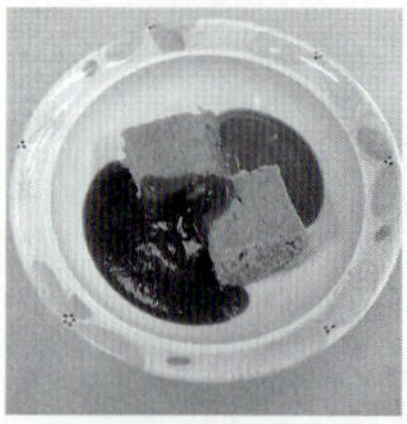

嚥下食 A，B，C について．主菜：牛肉のトマトソース，ブロッコリー添え．副菜：かにかまと野菜のゼリー寄せ．いずれも半量対応可．嚥下食 A から C へと順に移行するものではなく，患者の摂食・嚥下機能にあわせて適宜選択する．

していくことができ（図18-2），ご本人にも摂食意欲が現れてきました．しかし，食事摂取開始後10分程度から嚥下反射の惹起が減弱することから，疲労感を確認しながら食事は時間を決めて切り上げ，嚥下食に高栄養食品を組み合わせるなどの調整を行いました．また，看護師の協力も得られ，リハビリや食事以外にも1日1回ギャッジアップの時間を設けて，看護師の介助下で高エネルギーゼリーの摂取を行うことにしました．

　嚥下調整食は形態調整によって容積が増えるため，通常の食事に比べると食事量に対し栄養量は少なくなる傾向があります．さらに，食事摂取動作は摂食・嚥下障害患者にとって体力を消耗する生活活動のひとつでもあることから，食事に時間がかかり，必要量を摂取できないために経口摂取のみでは栄養摂取量が充足できないケースも多くみられます．栄養管理においては食事や水分の摂取量を確認し，十分量の栄養摂取が困難な場合は経口以外のルートからの栄養補給を行うことや，栄養補助食品などを組み合わせて短時間で栄養補給しやすいように食事内容を調節することが必要となります．摂食・嚥下障害患者のリハビリテーションは，評価や治療，栄養管理，日常生活ケアなどの連携のうえに成り立ちますので，多職種がコミュニケーションを密にとって，患者さんの変化について情報共有し，かかわっていくことが重要であると考えます．

経　過

　経口摂取については，食形態はソフト菜のままでしたが，半量程度は安定して摂取できるようになりました．術後2カ月後に胃瘻造設術を施行され，栄養剤を半固形剤に切り替えることで経鼻チューブによる違和感が解消され，経腸栄養による時間的拘束は改善されました．経腸栄養剤の変更後に高カリウム血症を呈しましたが，注入時間を延長したくないという患者さん本人の希望を受け，主治医と相談のうえ，栄養剤の変更はせずにアーガメイトゼリー®の処方で対応することとなりました．血糖コントロールに関しては，半固形化剤による胃滞留時間の延長効果が生じ，安定して経過しています．

（八十田明宏　藤田美晴）

疾患別 19 逆流性食道炎

症例

現病歴

57歳女性．身長 157.5 cm，体重 44.7 kg．4年前4月，海外旅行中に壊死性感染性腸炎の診断で緊急手術を2回受け，空腸初部と回腸末端それぞれに腸瘻造設されたまま2カ月後帰国．その後，当院で複数回にわたり腸瘻閉鎖術を施行した．12カ月後，全周性多発食道潰瘍で保存的治療．経過中に内頸静脈留置カテーテルより肺動脈内まで及ぶ血栓を形成し，血栓溶解療法を継続している．その後も重症逆流性食道炎を3回反復し，プロトンポンプ阻害薬(PPI)治療を継続中であった．昨年末，9 cm大の腹壁瘢痕ヘルニアを認めた．

入院時現症

本年4月，腹壁瘢痕ヘルニア根治術を施行した．術翌日より食事摂取を開始したが，術後2日目に嘔吐あり．術後3日目には大量に下血し，ショック状態となった．輸血施行しながら緊急内視鏡検査を施行し急性壊死性食道炎と診断され，集中治療室(ICU)管理となった．バイタル安定を待ち，経鼻十二指腸チューブを挿入し経管栄養開始．術後6日目に経口でサプリメント併用，16日目には完全経口移行完了し，21日目には軽快退院となった．

病態～どのような異常なのか～

本症例は4年前の海外旅行中に発症した劇症腸炎治療をきっかけに，深部静脈血栓症と逆流性食道炎を繰り返しています．現地で2回にわたり緊急手術を受け，空腸と回腸にそれぞれ双孔式ストーマを造設された約1カ月後に完全静脈栄養の状態でチャーター便にて空路帰国し，そのまま半年以上入院治療を継続しました．腹腔内の強固な癒着と小腸粘膜萎縮のため腸瘻閉鎖に難渋し，手術室での処置だけでも半年間に6回を必要としていました．その結果，残存小腸が1 m足らずになっていますが，当初心配された短腸症候群の症状は出ていません．時期を同じくして発症した逆流性食道炎と肺動脈血栓症の原因が，これに起因するのかどうかは不明です．治療経過中，プロトンポンプ阻害薬(PPI)からヒスタミン拮抗薬に変更すると逆流性食道炎の症状の悪化を経験したことと，BMIも $18.0\,\mathrm{kg/m^2}$ と低体重であることより，胃食道逆流の原因は，通常みられるような肥満にともなう腹圧上昇ではなく出血性食道潰瘍を併発した食道胃接合部機能不全と考えています（図19-1）．しかし，腹壁瘢痕ヘルニア根治術にともない，それまで腹腔外に脱出していた腸管が腹腔内に収められることによる，コンパートメント症候群の可能性も否定されません．今回のヘルニア根治術を契機に症状が再燃しましたが，それ以前にも数回症状を繰り返して入院治療を行っています．肺動脈血栓は残存しているため出血性ショック時以外は抗凝固治療を行っていましたが，血栓にともなう症状は認められませんでした．

病態の読み方

　重症逆流性食道炎に際しても，BMI 18.0 kg/m²の低栄養患者に栄養療法中断は許されません．通常は高カロリー輸液を行うことが多いですが，本症例においては活動性肺動脈血栓症を有するため，中心静脈カテーテル挿入は禁忌です．そのため，ショック離脱後に食道潰瘍を観察する目的で施行した上部消化管内視鏡検査の際に，細径8 Frフィーディングカテーテルを十二指腸まで誘導し経腸栄養を開始しました．実は，この手技は今回初めて行ったものではなく，以前にも本患者さんにおいて，逆流症状が強く経口摂取が困難になり入院した際に試み，成功した経験があります．8 Frチューブは経鼻挿入時にも違和感が少なく，長期留置に耐えうるため当院では多用されています．万が一，治癒過程において食道が狭窄したとしても内腔を確保することが可能であり，その後の拡張術にも応用できます．今回も食道潰瘍（図19-1）と逆流性食道炎が治癒する過程の栄養補給に有用でしたが，胃内にチューブの先端を留置すると注入された栄養剤が胃食道逆流を惹起する危険性を考え，十二指腸球後部まで挿入されたことを確認してから経腸栄養を開始しています．本症例は残存小腸が1 mでしたが，回盲弁が残されていること，大腸は全長にわたり問題ないことより，特別な工夫を行うことなく半消化態栄養剤が投与され，消化管合併症は認められませんでした．経腸栄養療法が奏功し6日目より経口サプリメントを摂取再開，問題ないことを確認し，14日目に完全経口移行，19日で退院可能となりました．

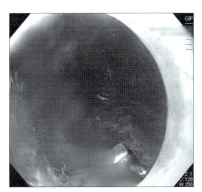

図19-1 ● 食道潰瘍写真
中央に出血をともなう潰瘍がある．

本症例のPoint!

- ☑ 重症反復性逆流性食道炎より出血性食道潰瘍を併発していることを確認する
- ☑ 活動性肺動脈血栓症を有しているため中心静脈栄養法を実施できないことを理解する
- ☑ 複数回の腸瘻閉鎖術で残存小腸が約1 mとなっていることを確認する
- ☑ 8 Frフィーディングカテーテルを十二指腸まで誘導し，経腸栄養を開始する
- ☑ 食道潰瘍と逆流性食道炎が治癒する過程の栄養補給を行う

栄養食事指導

① 栄養アセスメント

入院時身長 157.5 cm，体重 48.2 kg，BMI 19.4 kg/m^2，標準体重 54.6 kg．

経管栄養開始時の TP 6.1 g/dL，Alb 3.4 g/dL，CRP 1.4 g/dL，電解質は正常範囲であり，背景として術後普通食が開始されましたが，食欲なく摂取量は不良であり，食事量減少から3日間の欠食期間があったため，栄養状態は軽度不良と評価しました．

目標栄養量は1,400〜1,600 kcal（標準体重×25〜30 kcal），たんぱく質量55〜60 g（標準体重×1〜1.2 g）と設定しました．

② 経管栄養の栄養管理

重症食道潰瘍のため，8 Fr フィーディングチューブ十二指腸留置で経腸栄養を開始するにあたり，一度にまとめて投与することで投与量に対する不耐症が生じる危険性を回避する目的で，経腸栄養ポンプを使用し持続投与としました．また，経腸栄養剤の選択にも留意しました．経腸栄養剤は抗炎症作用のある EPA（エイコサペンタエン酸）リッチな消化態栄養剤で300 kcal，投与速度は40 mL/時から開始しました．トラブルは生じなかったため，翌日から半消化態栄養剤を組み合わせ，経管での栄養量は600 kcal，たんぱく質量35.5 g，脂質19.9 g，糖質68.4 gで投与速度は40 mL/時から20 mL ずつアップし管理しました．

③ 経口からのアプローチ

経管栄養の開始翌日から医師より経口栄養補助食品（以下，サプリメント）併用の指示がありました．患者の訴えとして，嚥下時の軽い咽頭痛や違和感があったため，サプリメントは流動状のもので，1日2本を朝まとめて配膳し，許容範囲内で1日のなかでの飲用をすすめました．患者さんは自宅でもサプリメントを飲用していたため，患者さんの嗜好も考慮しました．その後，ゼリー，かゆ，軟菜食へと経口からの食形態をアップし，少し満腹感を訴えてはいたものの，術後16日には完全経口へ移行しました．体重は一時43.7 kg，BMI 17.6 kg/m^{2}まで減少しましたが，経管栄養の開始1週間後，術後19日には44.7 kg，BMI 18.0 kg/m^{2}と増加傾向となりました．

④ 食事指導

逆流予防のため，食事開始後は食後座位をしばらく保ってもらいました．逆流性食道炎の場合，一度にたくさんの量を食べることは避けるべきですが，患者さんはもともと少量でも満腹感が強いほうでした．そのため，消化のよいものを中心に少量ずつ頻回に，脂肪の摂取に注意し，刺激の強い香辛料やカフェインなどを控えめにすることが，再発を予防するうえで重要です．あわせて，食品では酸味の強いものなども刺激になるので注意が必要です．詳細を**図19-2**に示します．

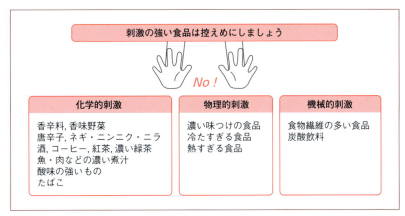

図19-2 ● 逆流性食道炎の食事指導（刺激の強い食品）

経　過

　経管栄養（十二指腸留置）開始時は消化態栄養剤（ペプタメン®）から開始し，半消化態栄養剤を増量し，最終的には600 kcalで維持しました．投与速度は経腸栄養ポンプにより40 mL/時から開始しました．翌日（術後9病日）から経口のサプリメントも開始，その後，ゼリー，かゆ，やわらかい食事へと本人の嗜好を第一優先とし，経口へ完全移行しました．逆流性食道炎に対し，静脈栄養と経管栄養と経口栄養の3方向から無理なく栄養療法を併用し，効果を得た症例でした．

（池松禎人　岡本康子）

疾患別 20 胃 炎

症 例

現病歴

24歳女性．昨年より，就職のため実家を出て一人暮らしを始めた．朝は忙しいため，朝食をとらなくなった．昼食は仕事場の近くで購入することが多かった．入社直後ということもあって，仕事は深夜に及ぶことも多々あり，夕食をとらない日もあった．また，飲酒の機会も増え，週に3回ほど飲酒をしていた．3カ月前より徐々に食直後の膨満感，食後のもたれ感が出現．薬局で胃薬を購入し内服するも，改善はみられなかった．当初は週に3回程度の症状出現だったが，1週間前より眠れないほどのみぞおちの灼熱感，胃痛，食事がまったくとれなくなったため，来院となった．

家族歴

とくになし．

既往歴

とくになし．

生活歴

喫煙なし．飲酒(ビール 500 mL/日，4回/週)

入院時現在

身長 156 cm，体重 50 kg，血圧 114/76 mmHg，脈拍 67/分．触診では上腹部に圧痛．
血液検査：異常なし，胸部レントゲン：異常なし，腹部超音波検査：異常なし．
上部内視鏡検査にて，胃体下部に軽度炎症があるものの，胃痛の原因になるほどではない．念のため組織検査を施行したところ，組織には軽度炎症を認めるものの，組織学的胃炎ではないが，*Helicobacter pylori* が検出された．

📁 病態〜どのような異常なのか〜

　胃炎とは，胃に起こる炎症のことです．以前は急性胃炎，慢性胃炎と分かれていましたが，近年はさらに慢性胃炎を3つに大きく分けています．急性胃炎は，文字どおりさまざまな原因で起こる胃粘膜の炎症です．また，慢性胃炎は以下の3つに分けられます(図20-1)．

1) 内視鏡的胃炎：上部内視鏡検査によりみられる多発びらん，発赤，固有胃腺の萎縮など．
2) 組織学的胃炎：上部内視鏡検査施行の際に炎症部分を組織生検した際に慢性的な炎症細胞の浸潤がみられた場合．

3) 臨床的胃炎：上部内視鏡検査で軽度の炎症，または，まったく粘膜に問題がないにもかかわらず胃痛，胸焼けなどの症状を訴える場合．

近年，分類された慢性胃炎のなかでも，臨床的胃炎（機能性ディスペプシア）は新しい概念であり，その患者数は急増中です．

機能性ディスペプシアの病態には，食物による進展刺激や酸による化学的刺激などを過敏に感じるため，みぞおちの灼熱感の原因となる，内臓知覚過敏（図20-2），食後の胃の運動機能が低下するため，食後の胃もたれ感の原因となる，胃排泄遅延（図20-3），食後の胃が拡張

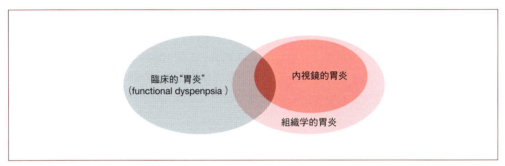

図20-1 ● 慢性胃炎の分類（本郷道夫博士による）

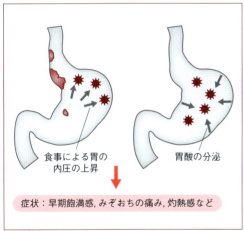

図20-2 ● 内臓知覚過敏

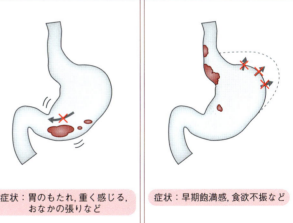

図20-3 ● 胃排泄遅延

図20-4 ● 適応性弛緩反応異常

本症例のPoint!

- ☑ 徐々に悪化する食直後の膨満感があるかどうかを確認する
- ☑ 一般の胃薬では改善しない症状を把握する
- ☑ 採血，超音波，レントゲンで異常がみられないことを確認する
- ☑ 外食やアルコール飲酒の機会が多いかどうか確認する

しないため早期膨満感の原因となる，適応性弛緩反応異常（図20-4）などがあります．その原因には，過食，不規則な食生活，喫煙，過労，睡眠不足，ストレスなどがあげられます．

病態の読み方

　本症例では，慣れない社会生活により，食生活の乱れ，ストレスなどが原因の胃炎と考えました．こうしたケースの場合，細かく食生活と日常生活を聴取します．今回は，朝食を抜いていること，自炊せずに店で購入した食事が多かったこと，飲酒機会が増えたことが原因でした．また，慣れない一人暮らし，社会人生活によるストレス，深夜にわたる仕事による睡眠不足も原因にあげられます．

　消化酵素は体温と同じ36℃前後で活性化します．そのため，冷たい食物を摂取すると酵素の働きが悪くなり，消化不良になります．このケースでは，サラダ，ヨーグルトなど，体温以下の冷たいものを摂取していたことも原因と考えられます．また，過度のストレスは胃の運動機能を低下させるため，食物の胃からの排泄が遅れ，胃もたれ，胃酸過多の原因になり胸焼けを引き起こします．

　もうひとつ，このケースでは *Helicobacter pylori* に感染していたため，その後，除菌をすすめました．*H. pylori* を除菌することで胃炎の症状が緩和するケースが多いからです．

栄養食事指導

① 患者の食生活の背景を知る

　栄養指導をするにあたっては，主治医やカルテより，患者の主訴，病歴を確認します．症状が出た時期，期間，体重減少の程度，出血や下血の有無や状態，通過障害の有無を確認します．その後，生活習慣，薬剤の服用歴，喫煙の有無，飲酒歴についても患者から聴取する必要があります．

　この患者の場合，3カ月前より食欲不振となり，1週間前から続く胃痛で来院したとのことでした．食事内容をくわしく聞いたところ，朝食は摂らずに，昼食はコンビニのサンドイッ

表20-1 ● 胃炎の食事栄養指導

消化のよい食品や調理方法を選び，良質のたんぱく質，ビタミン，ミネラルを十分に摂ること
① 消化がよく胃内停滞時間が短くなるよう，煮るや蒸すなどの調理を中心とし，野菜はできるだけ生食を避け，繊維の多い野菜は軟らかく煮て，摂ること
② 脂肪の多い食品や油で調理された料理は胃内停滞時間が長くなるので避けること
③ 刺激食品（アルコール，カフェイン，香辛料など）の摂取は望ましくなく，また，胃液の分泌を強める塩分の多いもの，甘い菓子類なども避けること．場合によってはニンニクやタマネギ，ニラなどの食品も刺激となることがあるので控えること
④ 食事は規則正しく決められた時間にとり，食後は休息をとること
⑤ 長期にわたる食事量不足は，栄養不足により体重が減少している可能性があるため，症状の回復に応じ，エネルギー源となる主食の形態を主菜（おかず）の形態よりも先にあげていくことで，必要なエネルギー量を補給できるようにする．ただし，よく噛んでゆっくり食べることを指導する

チやヨーグルト，冷たいお茶などですませることが多く，夕食は生野菜サラダ程度と，温かい料理が少ないうえ，あまり噛まなくてよい食材が多い状況でした．また，一度にたくさん食べられないために甘いものでの間食が頻回でした．

　胃炎の急性期には胃の安静を優先し絶食とし，症状の回復とともにスープのような流動食タイプから柔らかく煮た軟菜食タイプへと進め，できるだけ早く常食タイプへと移行させて必要な栄養量がとれるよう指導します．

　あわせて，慢性胃炎の場合は，繰り返さないよう食生活の改善が必要になります．とくに表20-1に示した点に気をつけるように指導します．

経　過

　薬が処方され，症状は緩和されたようでしたが，患者さんは自分自身の食生活を振り返り，主食はパンから柔らかめのご飯に変え，温かい食べ物として野菜を多めに入れた味噌汁をとるようにしました．また，ご飯や野菜をよく噛んでゆっくり食べるようにしたとのことでした．食事をきちんととることで甘いものの摂取も少なくなり，食事時間にはお腹が空くようになったそうです．

　食事指導においては規則正しい食生活習慣をうながし，バランスのとれた食事がとれるよう指導することが重要です．

（佐々木真美　岡本智子）

▶文　献

1) 寺本房子・市川寛 編：栄養科学シリーズNEXT臨床栄養管理学各論 第2版, p. 15-19, 講談社, 2009.
2) 山東勤弥・保木昌徳・雨海照祥 編：NSTのための臨床栄養ブックレット2, 疾患・病態別栄養管理の実際 消化管の疾患, p. 36-43, 文光堂, 2009.

疾患別 21 消化性潰瘍

症例

現病歴

53歳男性．半年前より時折，空腹時の心窩部痛を自覚していた．1カ月前より腰痛が出現したため，近医整形外科より痛み止めと胃薬が処方され服用していた．その後，空腹時の心窩部痛が頻回となり，吐き気，食欲不振，立ちくらみも出現し，2日前より黒色便を認めたため，来院．

家族歴

とくになし．

既往歴

胃潰瘍で2回入院歴あり．*Helicobacter pylori* 除菌済み．50歳より腰痛があり．痛み止めを頓用していた．

生活歴

喫煙(19歳より30本/日)．飲酒(ビール500mL＋焼酎2合/日 毎日)．

身体所見

身長175cm，体重75kg（1カ月前より5kg 減）．体温35.5℃．血圧102/40mmHg．起立性低血圧を認めた．心拍数90/分．心窩部痛に圧痛を認め，眼瞼結膜に貧血を認めた．

主要検査所見

- WBC 12,600/μL
- Hb 8.5g/dL
- Plt 17×10^4/μL
- CRP 1.2mg/dL
- AST 50IU/mL
- ALT 73IU/L
- γ-GTP 112IU/L
- BUN 32mg/dL
- Cr 0.9mg/dL
- 総蛋白 5.4g/dL
- Alb 2.5g/dL
- 便潜血 (＋＋)
- 超音波：脂肪肝，φ2.5cm の胆石，胆囊壁の肥厚なし．レントゲン：異常ガス認めず．
- 上部消化管内視鏡検査：胃角部に活動期(A1 stage)潰瘍と潰瘍中央より出血あり(図21-1)．

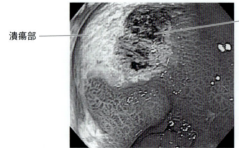

図21-1 ● 上部消化管内視鏡検査の写真

潰瘍部 / 出血部

病態〜どのような異常なのか〜

　消化性潰瘍とは，強い酸性である胃液によって胃の粘膜が傷害を受け，胃の組織の一部が溶けてなくなることです．もともと胃というのは，胃液から胃の壁を守るための防御機構をもっています．防御機構とは，胃粘膜が，粘液や粘膜保護物質（プロスタグランジン）を出して胃壁を胃酸から守ることを指します．その防御機構を破壊するのは，*Helicobacter pylori*，痛み止めの薬剤（非ステロイド性抗炎症剤，NSAIDs），ストレス，カフェイン，喫煙などです．防御機構が破壊されると，蛋白質でできている胃の壁は溶かされてしまいます（図21-2）．

　これにより，心窩部の痛みや不快な症状，さらに胃の壁が溶かされることにより，壁が溶かされ，組織が消失してしまった部位より出血をします．これにより，吐血や下便（黒色便となる），穿孔（胃に穴が開くこと）の症状が起こります．

　治療方法には「消化性潰瘍診療ガイドライン」（2009年版）があるので，それに従って治療します．

病態の読み方

　53歳で胃潰瘍を再発したケースです．空腹時に心窩部痛を認めていましたが，本人は *H.*

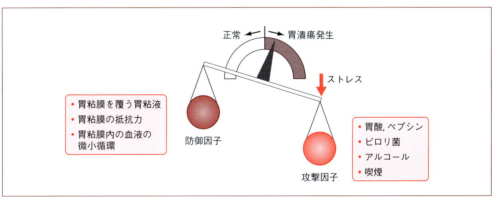

図21-2 ● 消化性潰瘍の病態

本症例のPoint!

- ☑ 空腹時の心窩部痛を確認する
- ☑ 痛み止めの内服を開始する
- ☑ 吐き気，立ちくらみ，黒色便があるかどうかを確認する
- ☑ 喫煙，飲酒をチェックする
- ☑ 体重減少がないかどうかを確認する

pylori を除菌していたため，胃潰瘍の再発ではないと考えていたようでした．しかし，ストレス，飲酒，喫煙により胃壁の防御機構が破綻したため，徐々に胃潰瘍が進んでいたと考えられます．この時点で，さらに腰痛が出現したため，痛み止めを内服したことが胃壁の防御機構の破綻に追い打ちをかけました．

吐き気，立ちくらみは，胃潰瘍部からの出血により貧血症状が起こったものです．消化器内部に血液が入ると，身体は血液を排除するため下痢傾向になり，吐き気，さらに吐血することもあります．このケースでは吐き気があるため，食欲不振となり栄養失調(総蛋白，アルブミンの低下)と体重減少を引き起こしたと考えられました．

この症例の場合，血色素(Hb)が低下しているため，緊急入院して早急の輸血を施行し，プロトンポンプ阻害剤(PPI)を点滴，絶飲食としました．潰瘍を再発するケースでは，禁酒，禁煙が第一となります．また，痛み止めの内服についても気をつける必要があります．

栄養食事指導

・患者の食生活の背景を知る

栄養指導をするにあたっては，主治医やカルテより，患者の主訴，病歴を確認します．

この患者の場合は，入院が2回目であり，胃潰瘍を繰り返していることから，食生活の改善が必要です．まずは栄養摂取量，食事時間(リズム)，嗜好品(コーヒー，アルコール，たばこ)などを調査し，日常生活では生活のリズムや仕事，家庭内ストレスなどについても聞き取り，発症との因果関係を評価する必要があります．

さらに身体状況では，現体重，体重の変化(平常時体重比)や臨床検査データ(アルブミンやヘモグロビンなど)から栄養障害の有無や程度を評価します．多くの症例では嘔気，胃痛や腹痛，狭窄や通過障害などによる食事摂取量の低下と出血などによる栄養状態の悪化が，おもな問題となります．とくに低アルブミン血症や貧血などの有無に注意します．

栄養評価の結果より必要栄養量を決定しますが，基本的には治療とのバランスのとれた適正な食事と，規則正しい生活習慣を考慮して栄養ケアプランを作成します．

栄養補給方法として，吐血後の急性期では絶飲食で静脈栄養を中心とします．止血を確認したのちの治癒期では，食事は流動食から開始し，主食を分粥食，全粥食へと進めていきます．副菜は主食にあわせた煮物，蒸し物，焼き物を中心とした調理をし，経口摂取量を確認しつつ，徐々に静脈栄養量を減らしていきます．

静脈栄養離脱後は，「日本人の食事摂取基準」などを参考に患者に必要な栄養量を充足できるよう，摂取量を増やしていきます(表21-1)．胃炎の食事栄養指導(p.106，表20-1)のほかに，消化性潰瘍の食事栄養指導(表21-2)を行います．

経　過

繰り返す消化管潰瘍は生活習慣病的側面があるため，患者のライフスタイルにあわせた栄養教育や栄養指導が必要です．退院前に入院時からの身体計測や生化学データによる栄養状態および食事内容，摂取状況の変化をとらえておく必要があります．再発予防のために，基

表21-1 潰瘍の病期別にみた症状と経口栄養（食事の形態）の進め方

病期		活動期	治癒期	瘢痕期
症状		吐血，下血 腹痛	軽い腹痛 食欲不振	なし
経口栄養		絶飲食または制限食 止血後流動食	3分粥〜軟菜食	軟菜食〜常食
			エネルギー35〜40 kcal/kg/日 たんぱく質1.2〜1.5 g/kg/日を目標とする	
食事の形態	主食*	おもゆ	3分粥→5分粥→全粥	全粥→軟飯→米飯
	副食	液体，ペースト	3分菜・5分菜，軟菜	軟菜，常食

＊エネルギーを早く上げるためには主食の形態を副食の形態よりひとつ先に進める．ただし，ゆっくりよく噛んで食べることを指導する．

表21-2 消化性潰瘍の食事栄養指導

胃炎の食事栄養指導に加えて
- 欠食や暴飲暴食は避け，食後30分くらいは休息をとる
- 飲酒は胃粘膜びらんを引き起こし，潰瘍増悪因子となるため活動期や症状を悪化させる場合には禁止とする
- 貧血がある際は不足分を，鉄分を多く含む食品（カツオやマグロ，牛肉など）の利用をすすめ，食事内容の改善を図る

本的な生活習慣やバランスのとれた食生活が身につくよう，退院後も継続的な栄養指導を行っていくことが重要です．

（佐々木真美　岡本智子）

文　献

1) 村川裕二 総監修，矢久保修嗣 編著：新・病態生理できった内科学 8 消化器疾患，医学教育出版社，2009.
2) 中沢三郎 監訳：胃酸関連疾患の病態と治療，医学書院，2000.
3) 藤盛孝博 著：消化管の病理学 第2版，医学書院，2008.
4) 日本消化器病学会 編：消化性潰瘍診療ガイドライン（2009年版），南江堂，2009.

22 脂肪肝・非アルコール性脂肪肝炎

症例

現病歴

46歳女性．20歳代より体重の増加があったが，妊娠・出産を契機に80kgまで体重は増加した．42歳時，健診で脂肪肝を指摘されたが放置しており，44歳時に，口渇を自覚し近医受診．その際，2型糖尿病を指摘され，食事療法とスルホニル尿素（SU）薬内服開始．その後，定期フォローされていたが，肝機能検査異常が持続するため，46歳時に当科紹介受診，精査加療目的で入院した．

既往歴

とくになし．

家族歴

父：直腸がん，弟：糖尿病．

生活歴

入院前推定食事摂取エネルギー量2,700kcal/日，入院前推定塩分摂取量15g/日．飲酒歴：機会飲酒（月に1回ビール350mL/回）．喫煙歴：25歳から現在，20本/日．

入院時現症

身長160cm，体重93.6kg，BMI 36.5kg/m^2，最大体重 現在，20歳時体重 47kg，血圧 129/83mmHg，脈拍81/分，体温 35.6℃．
眼瞼・眼球結膜：異常なし，腹部所見：膨隆 軟．肝・脾：触知せず，糖尿病神経障害（−）．

主要検査所見

・Hb 13.6g/dL	・Plt 8.4×10^4/μL	・PT 63.8%	・Alb 3.4g/dL
・T-Bil 1.4mg/dL	・D-Bil 0.3mg/dL	・AST 58IU/L	・ALT 43IU/L
・γ-GTP 35IU/L	・ChE 278U/L	・T-Cho 154mg/dL	・TG 122mg/dL
・HDL-C 56mg/dL	・BUN 9mg/dL	・Cr 0.62mg/dL	・アンモニア 45μg/dL
・FPG 118mg/dL	・HbA1c 6.5%	・IRI 62.2mU/mL	・Ⅳ型コラーゲン7S 10ng/mL
・フェリチン 207ng/mL	・総分岐鎖アミノ酸/チロシンモル比（BTR）2.32		・各種肝炎マーカー（−）
・尿中アルブミン 22mg/gCr	・眼底検査：異常なし		
・腹部CT検査：脂肪肝，脾腫，内臓脂肪面積166cm^2，皮下脂肪面積507cm^2，			
肝組織 NASH 肝硬変（Stage 4，Grade 2，脂肪沈着50%）．			

病態〜どのような異常なのか〜

　一般に，脂肪滴をともなう肝細胞が30％以上存在する場合を脂肪肝とよび，飲酒によるアルコール性とそれ以外の非アルコール性に分類されます（巻末 図5）．非アルコール性脂肪性肝疾患（NAFLD）は生活習慣病の肝臓での表現型と考えられ，近年の食生活の欧米化と運動不足により増加がみられます．NAFLDには，肝細胞に脂肪が蓄積した肝脂肪化による単純性脂肪肝（NAFL），およびNAFLに酸化ストレス，腸内細菌由来のエンドトキシン，炎症性サイトカイン，アディポカインなど種々の要因が加わり，肝炎を惹起することにより生じる非アルコール性脂肪性肝炎（NASH）が含まれます（図22-1）．NASHには，肝炎から肝硬変，肝不全へと進行するだけでなく，肝細胞がんを発症するリスクがあります．また，ほかの肝疾患と異なり，心疾患による死亡リスクが高いことも特徴です．そのため早期に診断し治療介入することが重要です．NASHの診断には肝生検による病理診断が必要ですが（巻末 表16，表17，表18），近年，肝生検によらず線維化マーカーや血小板数を用いた予測式や，血液検査と患者背景を組み合わせたスコアリングシステム，エラストグラフィーなど肝画像検査を用いた肝硬度測定による診断が行われています．NAFLDの治療として，糖尿病や脂質異常症，高血圧など合併する生活習慣病に対する薬剤や肝庇護薬，抗酸化薬などが試みられていますが，いまだに確立された治療法はありません．食事療法や運動療法など生活習慣の改善に治療の重点がおかれています．

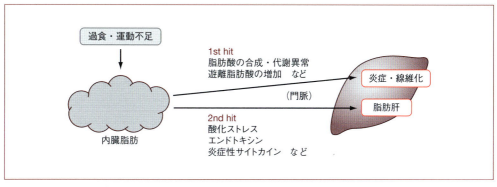

図22-1 ● NAFLDの病態

本症例のPoint!

- ☑ NASHの成因と予備能を含めた病態を把握する
- ☑ 生活習慣病や肝疾患に関連した合併症を評価する
- ☑ 家庭での食環境と食事内容をチェックする
- ☑ 食事療法の遵守程度を評価する
- ☑ 合併症管理をふまえた食事療法・運動療法の実践をすすめる

病態の読み方

　入院時検査の結果では，糖尿病，脂質異常症，高血圧は比較的コントロールされていました．しかし，BMI 36.5 kg/m²の高度肥満とNASHを合併していることから，厳格な食事療法・運動療法による減量，肝臓への脂肪沈着の改善が必要と考えました．しかしながら本症例の肝臓は，血小板の低下やⅣ型コラーゲン7Sの上昇がみられるように肝硬変まで進行し，さらにPT 57.4%，Alb 3.3 g/dL，BTR（総分岐鎖アミノ酸/チロシンモル比）2.32と低下がみられることから，非代償性肝硬変に近い状態と考えられました．つまり，減量を目的とした食事制限だけでは病態を悪化させる可能性がありました．そのため，安静時基礎代謝量，非蛋白呼吸商を測定し，過度の減量とならない食事量の設定を行いました．また，空腹時の飢餓状態による肝臓へのダメージを回避するために，食事の一部を眠前補食（LES）として用いました．非代償性肝硬変患者に用いる分岐鎖アミノ酸（BCAA）製剤は，アルブミン合成亢進，アンモニアの解毒作用，予後の改善や血糖値のコントロールに有用と考えられています．本症例ではBTRが低値であることから，BCAA製剤を追加投与しました．NASH肝硬変では，通常の肥満ならびに生活習慣病症例に用いるカロリー制限は肝予備能を悪化させるため，安静時基礎代謝量，非蛋白呼吸商の値をもとにした栄養設定が重要です．また，BCAA製剤は糖尿病合併肝硬変症例の血糖コントロールという側面においても有用と思われます．

栄養食事指導

　肥満をともなうNASH肝硬変であることから，肝硬変の栄養管理とともに体重コントロールが必要です．本症例は，妊娠出産を契機に体重は80 kgまで増加し，現在に至っており（93.6 kg），体重と食事療法に対する意識に乏しいことが推測されます．まずはNASH治療における食事療法の必要性を説明するとともに，現在までの栄養食事指導に対する理解度について確認し，指導を行う必要があります．目標設定栄養量は，間接カロリーメーター測定によりエネルギー消費量EE 1,977 kcalであったことから，1日の摂取エネルギー2,000 kcal，たんぱく質1 g/kg/日（BCAAを含む）とし，ゆるやかな減量を行います（図22-2）．肥満をともなう肝硬変症例の場合，体重コントロールおよび栄養状態の維持，肝性脳症予防がポイントです．そのため，自分自身の食生活習慣を認識させるため，食事の内容記録を提案し，食事摂取記録を行うにあたっては，意識していない調理時の味見なども含めて食生活を把握する必要があります．

　食事調査の内容から，主食やイモ類といった炭水化物系が過剰になっていないか，たんぱく質源の摂取が少なくないか，また間食の習慣があることから，必要な栄養素を摂取するための食材の組み合わせと必要量について，患者さんの嗜好などに基づき，指導を行います．さらに，間食量が全栄養摂取量に占める割合が多く，代謝に必要なビタミン類の不足も考えられることから，個々の間食（菓子類）が何でつくられているか，また砂糖や塩分含有量などについて説明を行い，間食摂取量の計画的な是正をうながすように指導をする必要があります．肝硬変の治療として，BCAA製剤併用による栄養療法の施行は必須であり，必要栄養量からBCAA製剤使用量を除いた栄養量を食事から摂取できるように指導を行います．飢餓

氏名：					
性別：女性		年齢：48歳		湿度：21%	
体重：93.1 kg		Nu 排泄量：2.7 mg/分		気温：26.1℃	
身長：160.5 cm		データ数：39		気圧：749 mmHg	

解析データ

データ名	単位	値	データ名	単位	値
BEE	kcal/日	2,020	%C	%	35.7
EE	kcal/日	1,977	%F	%	58.9
npRQ		0.813	%P	%	5.4

BEE：基礎代謝量，EE：エネルギー消費量，npRQ：非蛋白呼吸商，%C：糖質エネルギー比，
%F：脂肪エネルギー比，%P：たんぱく質エネルギー比．

図22-2● 栄養評価報告書

状態を回避するために眠前補食(200 kcal)を含めた4回食とし，1日の栄養摂取量の分割摂取指導を行います．

そのほか，運動療法においては内臓脂肪是正のために，有酸素運動を推奨します．ただし，生活活動量が乏しい場合は，日常生活は5,000歩/日を当面の目標とし，40分/日の速歩(消費エネルギー80 kcal/日)が実践できるように段階的にうながしていくことがポイントです．

これらの栄養療法と運動療法を継続的に行えるように，定期的に間接カロリーメーターによる基礎代謝エネルギー量の測定と体組成計による脂肪と骨格筋量の測定を行い，結果の推移をみながら設定栄養量を調整し，患者さん本人の意志決定のもとに継続的な栄養管理につなげていきます．

経 過

間接カロリーメーターおよび体組成計 InBody® の結果を示し，患者さん本人の疾患管理に対する意識や考えかた，取り組む姿勢などの変化にあわせ，食事療法，運動療法を継続しました．間食の是正と生活活動量の増加ならびに運動療法を継続することにより，6 kg/年とゆるやかな体重減少と，骨格筋量の3 kg/年増加につなげることができました．現在，BCAA/TYR(BTR)3.84，Alb 3.5 g/dL に改善し，退院後も腹水貯留や肝性脳症は認められず，病状は安定しています．今後も現食事療法を継続し，経過観察を行う予定です．

（三宅映己　利光久美子　日浅陽一）

Topics & Key Words

肥満外科手術

　肥満症に対する内科治療には，食事療法，運動療法，薬物療法，認知行動療法など，さまざまな方法がありますが，BMIが35を超える高度肥満症患者は，内科治療では減量することがきわめて困難であり，外科治療の適応になります．外科治療は，高度肥満症に対して，確実な減量効果と並存する合併症を著明に改善する効果が示され[1]，近年，わが国においても手術症例数が年々増加しています[2]．

　現在，腹腔鏡下肥満外科手術は，全国に15施設程度で，年間200例程度が施行されるようになっています．とくに腹腔鏡下スリーブ状胃切除術は2010年に厚生労働省が認める先進医療として承認され，2014年4月に保険収載されました．

　肥満外科手術にはさまざまな術式がありますが，減量効果をもたらす機序としては，胃バイパス術に代表される，小腸をバイパスして吸収を阻害する方法と，胃バンディング法などのように，胃の容量を縮小して摂取量を制限する方法があります（図）．効果は吸収阻害法の方が高いです．海外では胃バイパス術が主流ですが（全手術の約半数を占める）[3]，残胃を留置するため，胃がん発生の多いわが国では，その懸念から主流にはなりませんでした．

　保険収載された腹腔鏡下スリーブ状胃切除術は，腹腔鏡下に胃の大半を切り取り，胃をバナナ1本ぐらいの大きさにして食事摂取量を制限する方法です（図）．比較的安全な手術であり，減量効果も胃バイパス術と比較しても遜色ありません[4]．

　確実な減量効果とともに，肥満外科治療でとくに注目されているのは，その高い糖尿病治癒率です[5]．システマティックレビューによると，糖尿病治癒率は，胃バイパス術で92.8％，スリーブ状胃切除術で85.5％と報告されています[4]．ランダム化比較試験（RCT）でも，内科治療と比較して3年間の長期間において血糖コントロールの効果で勝ることが報告されています[6]．耐糖能改善の機序についてはいまだ詳細は不明ですが，インクレチンが関与していることが示唆されています[5]．

　保険収載された際の適用は，6カ月以上の内科治療を行ったにもかかわらず，十分な効果が得られな

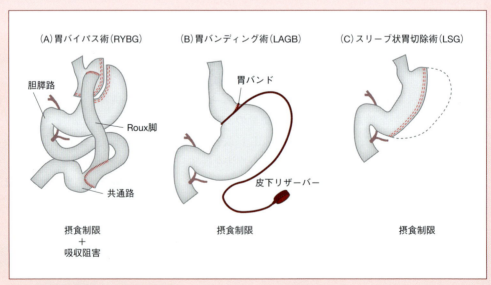

図● 肥満外科手術の代表的な術式

［DeMaria EJ：N Eng J Med，356：2176-2183，2007を一部改変］

い，BMIが35以上で，糖尿病，高血圧，または脂質異常症を合併している例です．

　肥満外科手術を行うにあたって，とくに強調したいのは，チーム医療の重要性です．手術を安全に行うためには，手術適応を慎重に考慮することと，術前と術後の患者教育をしっかり行うことが重要です．手術をしてしまえば治療が完了するのではなく，手術後から本当の減量治療が始まるという認識を患者さんにもってもらうことが必要です．さらには，心理面の術前評価と術後のフォローが重要です．これらを実践するためには，肥満外科手術を行う施設には「手術治療に必要な医療支援を提供できる体制を有すること」が求められます[7]．

　今後は，高度肥満症を救うことができる肥満外科治療が，わが国において，さらに発展，普及していくことが望まれます．

▶文　献

1) DeMaria EJ：N Eng J Med, 356：2176-2183, 2007.
2) Lomanto D, et al. ：Obes Surg, 22：502-506, 2012.
3) Buchwald H and Oien DM：Obes Surg, 23：427-436, 2013.
4) Chang SH, et al. ：JAMA Surg, 149：275-287, 2014.
5) Vetter ML, et al. ：Ann Intern Med, 150：94-103, 2009.
6) Schauer PR, et al. ：N Engl J Med, 370：2002-2013, 2014.
7) 日本肥満症治療学会肥満外科治療ガイドライン策定委員会 編：日本における高度肥満症に対する安全で卓越した外科治療のためのガイドライン（2013年版），2013.

〈卯木　智〉

疾患別 23 慢性肝炎

症例

現病歴
63歳男性．43歳時にC型肝炎ウイルス（HCV）抗体陽性を指摘され当院を受診．60歳時にインターフェロン（IFN）治療を行ったが，副作用のため治療中断．その後，ウルソデオキシコール酸，グリチルリチン注射による肝庇護療法を行っていたが，AST，ALT高値が持続し，改善しないため，治療方針の検討を開始．

家族歴
父：C型肝炎，肝細胞がんで死亡．

既往歴
とくになし．

嗜好歴
喫煙：20歳から10本/日，飲酒：20歳からビール350mL/日．

生活歴
外食1〜2回/週．

摂取栄養量
摂取エネルギー 2,580kcal，リン 120g，鉄 15mg，亜鉛 11mg．

現症
身長 168cm，体重 82.4kg，BMI 29.2kg/m^2，血圧 128/76mmHg，脈拍 68/分．肝・脾を触知せず．下肢浮腫（−）．

主要検査所見

・WBC 3.8×10^3/μL	・RBC 538×10^4/μL	・Hb 14.2mg/dL	・Ht 46.8%
・Plt 13.2×10^4/μL	・TP 7.8g/dL	・Alb 4.0g/dL	・T-Bil 0.4mg/dL
・D-Bil 0.1mg/dL	・ChE 482U/L	・AST 82U/L	・ALT 94U/L
・LDH 173U/L	・ALP 261U/L	・γ-GTP 42U/L	・BUN 18mg/dL
・Cr 0.8mg/dL	・T-Cho 134mg/dL	・TG 212mg/dL	・HDL-C 58mg/dL
・LDL-C 142mg/dL	・CRP 0.98mg/dL	・Fe 186μg/mL	・フェリチン 386ng/mL
・空腹時血糖値 101mg/dL	・HbA1c 6.3%	・空腹時インスリン値 14.0μU/mL	
・HOMA-IR 3.5	・腹部超音波検査：中等度の脂肪肝あり		

病態〜どのような異常なのか〜

　慢性肝炎は，6カ月以上にわたり肝機能異常が持続した状態です．原因としてはウイルス性が多く，とくにC型肝炎によるものが最も多い状況です．慢性肝炎では，ほとんどの症例が自覚症状なく経過します．従来は，肝硬変に進展してから，たんぱく質・糖質・脂質の代謝異常が出現すると考えられていましたが，最近は，慢性肝炎でも線維化の程度に応じて代謝異常を合併することがわかってきました．

　C型肝炎は，ほかの慢性肝炎に比べて代謝異常の合併頻度が高いことが知られています．これはC型肝炎ウイルス（HCV）のタンパク質や遺伝子が代謝経路に直接作用するためです．糖質代謝にはインスリン抵抗性が強く関係しています．C型肝炎患者に75g経口糖負荷試験（75g OGTT）を行うと，線維化進展とともに耐糖能異常を示す割合が増加していきます．とくに肝硬変患者では半数以上に耐糖能異常を合併します．また，HCVは自身のコアタンパク質を介して脂質代謝にも作用するため，C型肝炎患者は健常人よりも脂肪肝の合併頻度が高くなります．

　C型肝炎では肝臓を中心とした鉄の過剰沈着を生じやすいことが知られています．これは，肝臓におけるヘプシジンの分泌不全が起こり，腸管からの鉄吸収が亢進するためです．肝臓での鉄の過剰沈着は酸化ストレスを誘導して，肝細胞障害を増強します．

　インスリン抵抗性，血中脂質，鉄などの代謝因子は，C型肝炎に対するインターフェロン（IFN）治療の効果，肝細胞がんの発生にも関与しています．これらの代謝異常を診断し，介入することが重要とされています．

　C型肝炎による脂肪肝，インスリン抵抗性，鉄過剰による酸化ストレスが同時に生じることで，糖代謝異常の合併頻度が増加します．肥満や脂質異常などの代謝因子は病態形成にかならずしも必要ではありませんが，C型肝炎の進展を促進する増悪因子となり，肝線維化の進展や肝細胞がん発生に影響します（図23-1）．

病態の読み方

　血小板数は，C型肝炎における肝線維化を反映し，本症例の血小板数（Plt）$13.2 \times 10^4/\mu L$からは中等度の肝線維化が予想されます．ALTは肝細胞壊死の程度を反映し，ALT高値が持続することで肝線維化が進行します．そのため，ALTを低く（30U/L未満に）保つことが，肝硬変に進行させないために必要と考えました．本来であれば，肝炎の原因を除去できるた

本症例のPoint!

- ☑ 糖質・脂質代謝異常を含めた慢性肝炎の合併症を評価する
- ☑ 血小板数などを含めた肝線維化の進展度を評価する
- ☑ サプリメントおよび栄養補助食品を含めた食習慣と生活環境をチェックする
- ☑ 体重管理，鉄制限食，運動療法の実践をすすめる

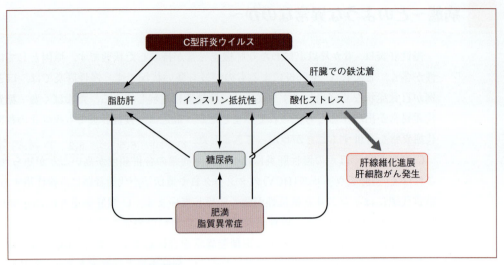

図23-1 ● C型肝炎で生じる代謝異常

め IFN 治療によるウイルス排除を考えるところですが，本症例では副作用により IFN 治療は選択できません．そのため，やむをえず肝庇護療法を選択していましたが，ALT 高値が持続しており，他の治療を検討する必要があると考えました．

本症例は軽度の肥満（BMI 29.2 kg/m^2），インスリン抵抗性（HOMA-IR 3.5），鉄過剰状態（フェリチン 386 ng/mL）といった代謝異常をともなっていました．また，腹部超音波検査で脂肪肝の合併もありました．脂肪肝，肥満は C 型肝炎によるインスリン抵抗性や酸化ストレスを増悪させる因子です．また，鉄過剰状態によって酸化ストレスが誘導され，結果として肝細胞障害につながります．したがって，鉄過剰状態を改善することが肝細胞障害の抑制につながると考え，除鉄および鉄制限の検討を行いました．C 型肝炎では瀉血療法が保険適応となっているため，本症例では除鉄の方法として 2 週間に 1 回 200 mL の瀉血を選択しました．瀉血を行うと，鉄の吸収は亢進するため，並行して鉄制限食の指導を栄養士から行いました．

さらに，耐糖能異常，脂肪肝によっても肝細胞障害が生じるため，栄養指導・運動指導を行って，耐糖能異常，脂肪肝および肥満の改善を行う方針としました．

栄養食事指導

肥満合併 C 型肝炎，瀉血療法施行患者であることから，体重コントロールを含めた慢性肝炎，鉄制限食の食事療法を行います．本症例のように BMI 29.2 kg/m^2，トリグリセリド（TG）212 mg/dL と食事摂取過剰が疑われる場合は，食事療法の必要性をまずは説明し，生活歴の聴取とともに食事調査をするほか，体重変化について，指導前に把握しておく必要があります．肥満およびインスリン抵抗性をともなっていることから，摂取エネルギーは標準体重あたり 25 kcal/kg，たんぱく質 1.2 g/kg，鉄 6 mg 未満に設定します．日々の食事記録を行うことを推奨し，水，お茶以外に口にしたものを，摂取時間とともに記入，かつ毎日の体重記録をグラフにつけるように指導しました．食事記録から，会食などによる外食の機会

表23-1 ● 経過表

区分		初回	1カ月目	2カ月目	3カ月目	4カ月目	5カ月目	6カ月目
		瀉血療法　200mL/2週						
		低鉄食　6mg/日以下						
	体重〔kg〕	82.4	81.1	80.3	79.5	78.2	77.3	75.9
食事摂取量	エネルギー〔kcal〕	2,580	2,110	1,900	1,760	1,750	1,780	1,680
	たんぱく質〔g〕	120	98	80	77	70	75	68
	Fe〔mg〕	15	10	7.2	6.5	6.2	6.5	6.1
	Zn〔mg〕	11	8	7	8	7	7	8
生化学検査	AST〔U/L〕	82	68	54	33	26	27	26
	ALT〔U/L〕	94	78	66	42	28	29	30
	Hb〔mg/dL〕	14.2	13.4	12.3	11.2	10.3	10.6	10.5
	フェリチン〔ng/mL〕	386	196	890	65	30	35	32

が多く認められており，外食の回数や内容などを確認しておきます．鉄はたんぱく質摂取量にあわせて摂取されることが多いため，たんぱく質源の一食量と食生活から食材を確認し，鉄過剰につながる食材の変更について説明する必要があります．また，鉄制限食は亜鉛やセレンなどの摂取低下を招きやすく，注意を払う必要があります．さらに，食材ばかりでなく，鉄含有のサプリメントはとくに中止しますが，サプリメントを中止する場合は，含有されている抗酸化作用を有する微量栄養素の摂取低下も同時にともなうため，食事療法による改善が重要です．

運動療法においては，体重コントロールのために有酸素運動を推奨し，まずは3,000歩/回/日の速歩を目標とし，運動習慣をつけることをすすめます．運動習慣がない場合は運動習慣を測定するライフコーダを用いるなど，自己運動量の把握と推定消費カロリーがわかるようにして，自己コントロールに対する意識を高めるようにうながします．また，定期的な体組成の測定を行い，体重のみならず，体脂肪量（体脂肪率），骨格筋量の変化を示すことにより，食事療法・運動療法の結果を評価し，治療の継続が行えるように結びつけていきます．

経　過

2週間に1回，200mLずつ瀉血を行った結果，4カ月後にはAST 26U/L，ALT 28U/Lと改善しました．その際，フェリチン30ng/mL，Hb 10.3mg/dLであったことから除鉄が十分にできたと判断し，瀉血は中止，食事療法のみとし，適正なエネルギーとたんぱく質の摂取ならびに鉄制限食を継続しました（表23-1）．また，鉄制限により亜鉛などの微量元素の不足が生じないように栄養食事指導を継続的に行っています．その後も，AST，ALT 30～40U/Lを維持できており，退院後の経過も良好です．今後も食事療法を継続しながら，経過観察を行う予定です．

（徳本良雄　利光久美子　日浅陽一）

疾患別 24 肝硬変・肝不全

症例

現病歴

63歳男性．53歳時よりアルコール性肝硬変，慢性膵炎にて近医でフォローされていた．59歳より食道静脈瘤破裂にて緊急入院を繰り返していた．62歳時に糖尿病を合併し，インスリンが導入されたが，血糖コントロールは不良であった．便秘症状が増悪し排便を認めなくなった翌日に羽ばたき振戦，傾眠傾向が出現し，肝性脳症の治療目的にて緊急入院した．

家族歴

祖父母：糖尿病．

既往歴

とくになし．

入院時現症

身長 164.2cm，体重 56.7kg，BMI 21.0kg/m^2，血圧 120/70mmHg，脈拍 84/分，整．肝・脾：触知．腹水（＋），意識レベル JCS 2点，羽ばたき振戦（＋），四肢腱反射：正常，病的反射（－）．

主要検査所見

・WBC 2,500/μL	・RBC 365×10^4/μL	・Hb 7.4g/dL	・Ht 25.9%
・Plt 3.6×10^4/μL	・Pt (act) 63%	・APTT 31.3秒	・GOT 22IU/L
・GPT 16IU/L	・LDH 158IU/L	・ALP 316IU/L	・γ-GTP 59IU/L
・ChE 91IU/L	・TP 6.5g/dL	・Alb 2.9g/dL	・T-Cho 132mg/dL
・TG 100mg/dL	・T-Bil 1.5mg/dL	・UA 7.3mg/dL	・Cr 1.3mg/dL
・BUN 18mg/dL	・Na 142mEq/L	・K 3.8mEq/L	・Cl 106mEq/L
・アンモニア 91μg/dL	・亜鉛 40μg/dL	・CRP 1.4mg/dL	・HBsAg（－）
・HCVAb（－）	・随時血糖値 190mg/dL	・HbA1c 7.6%	
・グリコアルブミン 34.6%	・プレアルブミン 8.2mg/dL		
・レチノール結合蛋白 0.7mg/dL	・トランスフェリン 278mg/dL		・BTR 2.0
・尿糖（3＋）	・尿蛋白（－）	・尿中 Bil（－）	・尿中ケトン体（－）
・胸腹部 X-p：異常なし	・心電図：異常なし	・腹部超音波検査：肝硬変，脾腫	

病態～どのような異常なのか～

　　肝硬変は，肝臓の持続的な炎症（慢性肝炎）により肝細胞が壊死し，壊死と再生が繰り返され，線維化して肝臓が硬く変化し，肝機能が著しく低下した状態です．成因としては，わが国では C 型肝炎ウイルスによるものが約65％で最も多く，その他に B 型肝炎ウイルス，ア

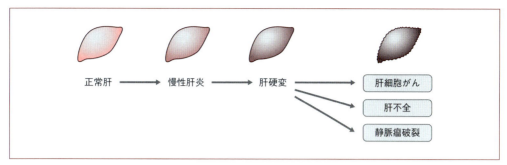

図24-1 ● 肝硬変・肝不全への進展機序

ルコール性肝障害，自己免疫性肝炎，非アルコール性脂肪性肝炎(NASH)などによるものがあります．肝硬変の病期は，肝機能がある程度保たれていて症状はみられない代償性肝硬変と，肝機能が低下して黄疸，腹水，肝性脳症，食道静脈瘤，出血傾向などが出現する非代償性肝硬変に分けられます．さらに進行すると，肝不全，静脈瘤からの消化管出血，肝がんを発症し，命にかかわる病態となります(図24-1).

　肝硬変の重症度の判定には Child-Pugh 分類が広く用いられています(巻末 表19)．黄疸の程度を示す血清ビリルビン値(T-Bil)，蛋白質合成能をみる血清アルブミン値(Alb)，腹水の程度，プロトロンビン時間などで表される出血傾向，昏睡(肝性脳症の有無)が評価項目に含まれており，治療法の選択，効果・予後判定に重要です．肝硬変の治療は，代償性肝硬変では，栄養状態の維持，改善が大切です．進行して非代償性肝硬変になると，脳症がある場合には，たんぱく質の制限や分岐鎖アミノ酸を投与します．腹水のある場合には塩分制限が必要です．夜間の長期絶食が肝硬変患者の栄養状態を悪化させることから，眠前補食(LES)が有効です．

病態の読み方

　本症例は，アルコール性肝障害を発端とした肝硬変症例です．肝硬変の病期としては，腹水，肝性脳症，食道静脈瘤など症状が多く出現しており，非代償性肝硬変へと進行した段階となっています．Child-Pugh 分類による重症度分類では，T-Bil 1.5 mg/dL：1点，Alb 2.9 g/

本症例のPoint!

- ☑ 肝硬変の病態，重症度を評価する
- ☑ 肝性脳症の病因，治療について理解する
- ☑ 糖尿病の発症要因，治療について理解する
- ☑ 家庭での生活・食事環境をチェックする
- ☑ 肝硬変患者に対する食事療法，生活指導をすすめる

dL：2点，Pt 63%：2点，腹水少量：2点，昏睡度：2点の計9点でグレードBです．この病期における治療方針としては，出現する各症状に対する必要な治療を行います．症状軽快後は，再発を防ぐ，あるいはさらなる進行を抑制するために，栄養指導も含めた生活指導も重要になります．

　本症例において肝性脳症をきたした原因としては，便秘が考えられます．入院後アミノレバン®およびラクツロースの投与により症状は軽快しました．再発を防止するために，分岐鎖アミノ酸の経口摂取，LESの指導，便秘の予防のために食物繊維の多い食事を摂るよう栄養指導を行いました．また，本症例では肝硬変にともなって糖尿病を発症しています（肝性糖尿病）．肝臓は糖代謝においても中心的な役割を担っており，耐糖能の低下は肝予備能の低下を反映しています．肝性糖尿病では食後に著明な高血糖を呈するため，毎食直前に超速効型インスリン製剤の投与を行いました．肝硬変を有する患者さんでは蛋白合成能が低下し，蛋白合成量も低下しているため，栄養状態，窒素平衡状態を評価しながら，バランスを考慮した食事療法を行う必要があります．

栄養食事指導

　肝性脳症で緊急入院したことから，ふだんの食生活はどのようなものであったか聞き取りをする必要があります．聞き取り内容は**図24-2A**に示すとおりです．

(A) ふだんの食事の一例

おおよそエネルギー 2,150kcal，たんぱく質 80g，塩分 12g

朝食
（8〜9時）：マフィン1個，バター，スライスチーズ，ハム1枚，サラダ，コーヒー（牛乳入り）

昼食
（13〜14時）：寿司1人前，吸い物
間食：プリン，砂糖を含むコーヒー飲料・ジュース，アミノレバン®1包（飲まないときもあり）

夕食
（21〜22時）：ご飯，冷ややっこ，牛肉のたたき，から揚げ，枝豆，ノンアルコールビール2本

就寝前：アミノレバン®1包（飲まないときもあり）

運動は週に3日，散歩＆ストレッチ30分

栄養管理プラン

エネルギー　2,100 kcal
　　　　　　（35 kcal / kg IBW）
たんぱく質　70g
　　　　　　（1.2g / kg IBW）
　　　　　　食事から 40g
　　　　　　（0.7g / kg IBW）
　　　　　　＋アミノレバン®
　　　　　　2包
食塩量　　　5〜7g

(B) 具体的な指導例

- 朝食はマフィンに野菜サラダをはさみ，ハムやチーズは食べず，たんぱく質を節約しましょう
- 昼食の外食では，野菜炒め定食，八宝菜定食のような野菜中心のメニューを選んで食べるようにしましょう．漬物や汁物はできるだけ残し，ソースや醤油などの調味料をできるだけかけずに食べましょう
- 夕食はノンアルコールビールのつまみをから揚げや枝豆から野菜スティックやさしみこんにゃくに変えてみましょう
- 食物繊維不足を解消するため毎食，おひたし・サラダなどの野菜のメニューを食べるようにしましょう
- 翌朝に飢餓状態を起こさないよう，アミノレバン®は毎日，就寝前に飲みましょう
- 筋肉を落さないよう，できるだけ毎日，散歩しましょう

図24-2 ● 本症例のふだんの食事の聞き取り内容と食事栄養指導の実際

この患者の食事の問題点として，
①肝性脳症の原因となるたんぱく質の摂取量が多い
②塩分摂取量が多い
③野菜などの摂取不足による食物繊維の不足
④間食による血糖コントロールの乱れ
があげられます．

①については，高たんぱく食がアンモニアを上昇させ肝性脳症を誘発する原因（蛋白不耐症）になりますので，たんぱく質摂取量を 0.7 g/kg IBW/日まで減らした低たんぱく質食にするとともに蛋白・エネルギー低栄養状態の改善やアンモニア上昇抑制効果などを考慮し，分岐鎖アミノ酸を含有した肝不全用経口栄養剤を1日2包併用（1包は LES として服用）する必要があります．

②の塩分摂取量については，腹水貯留の原因になりますので，5～7 g/日未満にする必要があります．

③については，食物繊維の不足が便秘，ひいてはアンモニア上昇，肝性脳症の原因，また血糖値上昇の原因にもなりますので，野菜・海藻・キノコ類などを含め，1日 350 g をめやすに毎食摂っていただく必要があります．

④については，血糖値が上昇するため，できるだけ控える必要があります．ただし，腹水貯留で1食あたりの摂取量が十分でない場合については，1日の必要エネルギー量の範囲内で分食を検討する必要があります．さらに，インスリンで血糖コントロールを行います．

具体的な指導内容は 図24-2B に示すとおりです．そのほか，注意していただきたいこととして，この患者さんは，アルブミンが 2.9 g/dL と蛋白・エネルギー低栄養状態をきたしており，筋肉が消耗されやすく，サルコペニアになりやすい状態です．サルコペニアは肝硬変の予後に影響します．筋肉を減弱させないよう適度な運動と筋蛋白合成に必要な分岐鎖アミノ酸摂取を継続的にしていく必要があります．また亜鉛も低値であり，亜鉛の不足は肝性脳症誘発や肝線維化進展への要因となりますので，薬剤での補充をする必要があります．

経 過

低たんぱく食と肝不全用経口栄養剤との併用で，退院後は肝性脳症を起こしていません．また，患者さんが減塩に頑張って取り組んだこと，適切なエネルギー摂取と肝不全用経口栄養剤の毎日の LES としての摂取で，アルブミンが 2.9 g/dL → 3.3 g/dL と上昇の兆しをみせ，それにともない，腹水も減少してきています．肝不全用経口栄養剤の長期的な使用は，栄養状態の改善，さらには，サルコペニアが蛋白・エネルギー低栄養状態の肝硬変患者の死亡率と関連するというリスクを回避する可能性がありますので，今後も継続していく必要があります．そのためには，定期的な栄養指導による食生活のチェックが必要と考えます．

（藤田義人　玉井由美子）

疾患別 25 胆石症

症例

現病歴

55歳男性．6カ月前，右季肋部痛（右の肋骨の下部に痛み）を生じA病院を受診，胆石症・急性胆嚢炎と診断された．緊急外科手術が考慮されたが，心臓超音波検査にて左室壁運動のびまん性低下を認めたため，冠動脈造影を施行．冠動脈3枝病変（p.86，図16-2 参照）が存在したため，胆嚢炎は保存的に治療することとなり，経皮経肝胆嚢吸引穿刺を施行し，炎症反応は軽快した．当院に転院となり，経皮的冠動脈形成術（PCI）を左冠動脈前下行枝に施行し，良好な開通を得た．その後，MRCP（MR胆管膵管撮影）にて総胆管結石を認め，ERCP（内視鏡的逆行性胆管膵管造影），EST（内視鏡的乳頭切開術）にて排石した．

今回，中華料理を食べたのち，再び季肋部痛を生じ，CT検査にてやはり総胆管結石・胆嚢結石を認め，急性胆管炎の診断で当院入院．緊急ERCPにて胆管ドレナージ（胆汁が流れるようにするチューブ）を留置した．

家族歴

父：脳梗塞，母：子宮がん．

既往歴

10年前（45歳時），くも膜下出血を発症しB病院を受診，緊急外科手術となった．このとき右上下肢不全麻痺が残り，移動は車椅子を使用．同時に高血圧症を指摘され，内服治療開始となり，C診療所に通院していた．

入院時現症

身長 160.0 cm，体重 80.0 kg，BMI 31.2 kg/m^2（標準体重 56.3 kg），血圧 160/90 mmHg，脈拍 112/分，体温 40.0℃．腹部：心窩部軽度圧痛あり．腸音：正常．

主要検査所見

• WBC 9,000/μL（好中球93%）	• Hb 13.0 g/dL	• Plt 18.8×10^4/μL	• AST 368 U/L
• ALT 349 U/L	• γ-GTP 396 U/L	• Cr 0.96 mg/dL	• BUN 16 mg/dL
• T-Cho 126 mg/dL	• TG 66 mg/dL	• CRP 5.1 mg/dL	• 空腹時血糖値 76 mg/dL

病態〜どのような異常なのか〜

　　　　胆石症は，胆嚢または胆管の胆道内に生じた固形物（胆石）により引き起こされる疾患です．胆石は，そのできる場所により胆嚢結石，総胆管結石，肝内結石に分類されます．胆石は，疝痛発作のほか，急性胆嚢炎・急性胆管炎の原因となります．
　　　　胆石は成分によりコレステロール胆石，色素胆石，まれな胆石に分類されますが，わが国

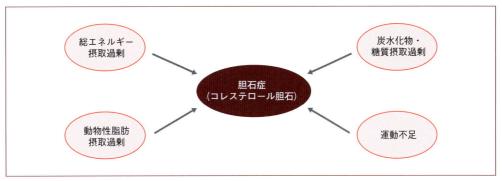

図25-1 ● 胆石症のリスク因子となる生活習慣

においては食生活の欧米化にともなってコレステロール胆石の頻度が多くなっており，胆嚢結石ではコレステロール胆石が70％程度を占めるとされています．

　胆石症（とくにコレステロール胆石）のリスク因子として，加齢，肥満，家族歴があげられるほか，女性において胆石の保有率が高いことが知られています．生活習慣については，1日あたりの摂取総エネルギー量の過剰，炭水化物，糖質，動物性脂肪の摂取過剰，そして運動不足が胆石のできるリスクを高めるとする報告があります（図25-1）．このような生活習慣や脂質異常症などによりコレステロール過飽和胆汁が生成され，胆汁中にコレステロール結晶が発生し，胆石症の原因となります．反対に，食物繊維の摂取や適度な運動習慣により，胆石のできるリスクが低下すると報告されています．

病態の読み方

　本症例においては肥満症（2度）があり，運動習慣がなく，食生活は不規則であったとのことでした．摂取総エネルギー量の過剰，炭水化物，糖質，動物性脂肪の摂取過剰，運動不足が胆石症のリスクを高めていたと考えられました．また，急性胆嚢炎にて初回に入院した際，冠動脈疾患を指摘され，外科手術の危険性が考慮されたため，経皮的冠動脈形成術（PCI）後まで外科手術が延期となった経緯が特徴的です．冠動脈疾患のリスク因子には，加齢，喫煙，高血圧症，高LDL-コレステロール血症，糖尿病，肥満，運動不足などがあり，本症例にお

本症例のPoint!

- ☑ 胆石症にあわせた栄養療法を行う
- ☑ 胆石症治療時に併存する内科的疾患をチェックし，治療を開始する
- ☑ 胆石症，冠動脈疾患，高血圧症，肥満症に関連する生活習慣上のリスク因子を評価する
- ☑ 家庭における生活スタイル・食事療法をチェックする
- ☑ 個人の生活スタイルに応じた生活指導の実践をすすめる

いても過去の喫煙，高血圧症，肥満，運動不足があり，冠動脈疾患のリスク増加に寄与していたと考えられます．また，肥満や運動不足は胆石症，冠動脈疾患，双方のリスク因子となります．このことから，本症例においては，発症直後の絶食および経静脈栄養，それに引き続いての脂肪制限食といった入院中の栄養管理のみならず，過食・運動不足といった生活習慣を長期にわたって是正することが，冠動脈疾患をはじめとする生活習慣病の発症や進展の防止に重要であると考えられました．

栄養食事指導

本症例は，胆石症以外にも，高血圧症，冠動脈疾患，肥満症といった多くの疾患を抱えていました．生活習慣病リスクの高い食生活を送っていることが想定され，さらに，動脈硬化性疾患（脳梗塞）の家族歴もあることから，生活習慣の改善が重要と考え，十分に聞き取りを行いました．

職業は日本文化にかかわる仕事で，生徒を指導するため，お稽古の時間帯が夕方となり，昼間や深夜に仕事関係で出歩くことが多いとのことでした．朝食以外は外食で，週3～4日は明け方まで飲酒していました．食事内容は，朝食はパンとコーヒーのみで，昼食は外食で麺類，寿司，洋食を摂っていました．夕食も外食で，鍋物，焼き鳥，中華料理であり，さらに，食事の間には炭酸飲料を多く摂取していました．入院前日も，夕方に中華料理（天津飯と餃子）を食べ，午前3時にワインバーへ行き，飲酒した際に腹痛が生じ，救急搬送されました．

また，10年前のくも膜下出血の後遺症のため，右半身麻痺から移動は車椅子となっており，運動量はきわめて少なくなっていました．このような生活習慣が胆石生成のリスクとなり，肥満2度（BMI 31.2）の原因となったものと考えられました．

入院後3日間は，胆管炎の急性期のため，絶食のうえ経静脈栄養にて管理し，4日目から脂肪制限食（10 g/日），7日目から脂肪20 g/日としました．15日目にいったん退院し，再入院にて胆囊摘出術の予定となりました．胆囊結石の指摘もあったため，再入院までの間，疝痛発作防止を目的に摂取エネルギー1,400 kcal/日，脂肪30 g/日以下と設定し，栄養指導を行いました．

食生活の問題点として，①食生活リズムの乱れおよび1食あたりのバランスの乱れ，②脂肪の摂取過剰，③炭水化物の摂取過剰，④食物繊維の摂取不足，⑤過度の飲酒が指摘されました．患者さん自身が現状の問題点を考えたところ，脂肪の摂取過剰と食物繊維の摂取不足，過度の飲酒をあげ，食生活の問題点のうち多くを理解していることがわかりました．しかし，「揚げ物はそんなに頻繁に食べているつもりはない」とのコメントもあったので，肉類・菓子類・乳製品など，揚げ物以外の食品に含まれる脂肪について説明しました．また，炭酸飲料や，麺・寿司などの炭水化物の多い食品を過剰に摂取することは好ましくないことも，あわせて説明しました．

さらに，これまでに，きわめて不規則な食生活を続けていたことから，規則正しい食生活が最も重要であることを患者さんに伝えました．今回を機に仕事を整理して深夜に出歩く必要をなくし，家庭での食事頻度を増やすこととしました．そのため，家庭での食事提供者で

表25-1 ● 栄養指導において提示した食事療法の基本方針

① 規則正しい食生活（食事時間を決める）
② 脂肪の摂りすぎを控える
③ 糖質の摂りすぎを控える
④ 食物繊維を多く摂る
⑤ 固いものは避け，味つけは薄めにする
⑥ アルコール飲料，炭酸飲料，カフェイン，香辛料は控える

ある妻への指導も行いました．まとめとして，表25-1に示す項目を患者に提示し，実践することとしました．

経　過

　退院後，妻同席にて再度，外来栄養指導を行ったところ，食生活リズムの改善傾向を認め，家庭で食事する頻度が増加していました．家庭での食事は妻の協力もあり，バランスが改善していました．外食時はなるべく和食中心で，野菜料理を選べる店を選択するなど工夫がみられました．手術まで疝痛発作はなく経過し，胆嚢摘出後は摂取エネルギー1,400 kcal/日，脂肪40 g/日へ脂肪制限をゆるめましたが，冠動脈疾患などの生活習慣病の発症・進展防止のため，栄養指導は継続としました．手術前後に5 kg（80 kg→75 kgへ）減った体重が再増加することなく3カ月が経過し，栄養指導に一定の効果があったと考えられますが，今後も継続した指導が不可欠です．

（田中大祐　京面ももこ）

疾患別 26 膵炎

症例

現病歴

30歳代男性．スナックに勤務．数年前より背部痛を自覚していた．20歳代の7年前に，アルコール性膵炎で入院した経験があるが，その後も断酒できず仕事中にも飲酒（焼酎8杯以上）を続けていた．左腹痛を認め救急外来を受診．

家族歴

不明．

既往歴

とくになし．

生活歴

飲酒歴：多飲，喫煙歴：15〜20本/日．

入院時現症

身長 171.8cm，体重 53.3kg，BMI 18.2kg/m^2，血圧 136/86mmHg，脈拍 82/分．腹部：筋性防御なし．圧痛は心窩部・上腹部の正中からやや左に限局している．アルコール臭あり．採血でHbA1cは正常範囲内であり，脱水をともなっている可能性あり，腎機能は異常なし．著明な脂肪肝あり．脾腫はなし．総胆管の拡大や石灰化なし．膵臓はやや腫大傾向で内部にびまん性の石灰化がある．

主要検査所見

- HbA1c 5.3%
- AST 352 IU/L
- ALT 44 IU/L
- γ-GTP 570 IU/L
- ChE 263 IU/L
- Cr 0.68 mg/dL
- BUN 9.4 mg/dL
- UA 8.15 mg/dL
- 膵型アミラーゼ 32 IU/L
- リパーゼ 125 IU/L
- 血清アルブミン 3.6 g/dL
- WBC 9,100/μL
- RBC 592×10^4/μL
- Hb 19.0 g/dL
- CRP 0.43 mg/dL
- CT 検査：著明な脂肪肝あり

病態〜どのような異常なのか〜

　膵疾患には，急性膵炎，慢性膵炎，膵がん，膵嚢胞などがあります（図26-1）．急性膵炎とは膵内での酵素の活性化による炎症で，軽症では膵の浮腫，中等症から重症では，出血・壊死などが生じます．成因としては，アルコール性，胆石性，特発性（原因不明）が多くみられますが，ERCP（内視鏡的逆行性胆管膵管造影）や乳頭処理後に発症することも多い疾患です．
　急性膵炎では，激しい腹部痛があり，背部へ放散します．また，上腹部に圧痛とブルンベ

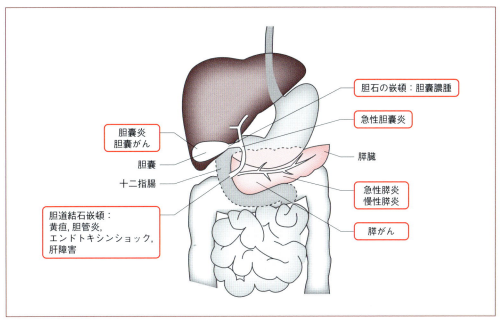

図26-1 ● 胆・膵疾患の種類

ルグ徴候を認め，腸管雑音の低下，腹水貯留がみられます．臨床症状，血液検査の成績，画像所見から，48時間以内に重症度を判定します(巻末 図6)．一方，慢性膵炎は長期の炎症による膵実質の脱落と線維化が不可逆性に進行する疾患で，アルコール性，特発性，胆石性のものがあります．

病態の読み方

本症例は，膵臓は全体にやや腫大傾向で，内部にびまん性の石灰化がありました．慢性膵炎とみられ(図26-2)，その体部に頭側から左横隔膜下後方にかけて，薄い壁を有する囊胞性病変があります．楕円形で内部に隔壁様の構造もありますが，慢性膵炎の急性炎症による仮

本症例のPoint!

- ☑ アルコール多飲による慢性膵炎であることを確認する
- ☑ 脱水症状に注意する
- ☑ 高度の脂肪肝の所見があることを確認する
- ☑ アルコール性肝障害をともなう症例であることに注意する
- ☑ 膵石が著明であり，膵尾部に仮性囊胞があることを確認する
- ☑ 本人と家族への病態の説明が重要となる

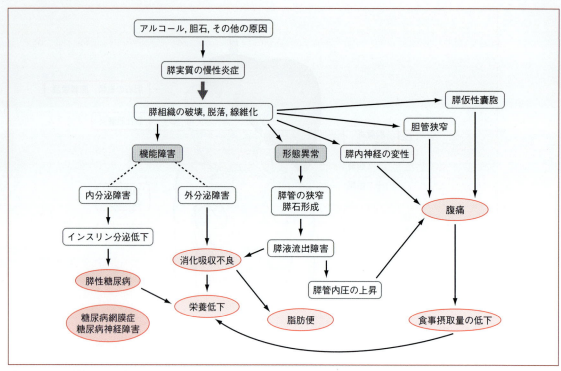

図 26-2 ● 慢性膵炎の病態

性嚢胞の形成と考えられました．膵体尾部付近は腫脹し，膵の辺縁も毛羽立っていました．
両側腎盂はやや拡大していますが，尿管の拡大はなく，水腎症は否定的でした．

栄養食事指導と経過

1) 食事評価

入院前の食事摂取・食習慣の聞き取りから，仕事（スナック勤務）の関係により食事時間は不規則で，脂っこいものを好み，エネルギーとたんぱく質の摂取量はやや多く，脂肪の摂取量は過剰であることがわかりました．入院前は，とくにニラやニンニクをたくさん食べており，食べたときには痛みがありました．また，仕事が忙しいため食事に時間をかけるのが難しく，「早食い」でもありました．毎回の食事摂取量も安定しておらず，不規則でした．さらに，アルコールは多飲で，1日15〜20本の喫煙歴がありました．

以上の聞き取り結果より，高脂肪食，アルコール多飲，食物繊維や固いものの摂取が多くみられること，食事時間が不規則であること，早食いといった問題点が明らかになりました．

2) 栄養管理目標

検査の結果より糖尿病の合併は否定されたため，栄養管理目標は慢性膵炎の食事療法

表26-1 ● 慢性膵炎の食事療法

適応	I 代償期慢性膵炎	II 非代償期慢性膵炎 糖尿病合併
エネルギー〔kcal/kg/日〕	30〜33	30〜33
たんぱく質〔g/kg/日〕	1.3	1.3
脂質〔g/kg/日〕	0.5	0.7
炭水化物〔g/kg/日〕	5.5〜5.8	5.2〜5.5
たんぱく質エネルギー比率〔%〕	15〜17	15〜17
脂質エネルギー比率〔%〕	15〜20	20〜25
炭水化物エネルギー比率〔%〕	65〜68	58〜60
食塩〔g〕	8	8

(表26-1)を参考に計画しました．また，入院時には，脱水をともなっている可能性があり，痛みも強かったため絶食とし，補液と鎮痛を行い，経過を観察しました．

3）入院時と退院後の栄養管理・食事指導

入院1日目から3日目は，脱水の可能性と痛みがあったため，輸液のみで観察，絶食としました．4日目から7日目には脱水が改善したため，エレンタール®（成分栄養剤）900 kcal/日を投与しました．8日目から10日目には，膵炎食1,000 kcal，脂肪10 g，たんぱく質40 g，食塩6 g にて経口摂取を開始しました．11日目から12日目は，膵炎食1,200 kcal，脂肪20 g，たんぱく質40 g，食塩6 g，13日目以降は，膵炎食1,600 kcal，脂肪30 g，たんぱく質70 g，食塩8 g で漸増し，退院時には全量摂取となりました．

退院後に向けて，血液検査の結果（図26-3）に基づき，栄養指導を行いました．退院前には，

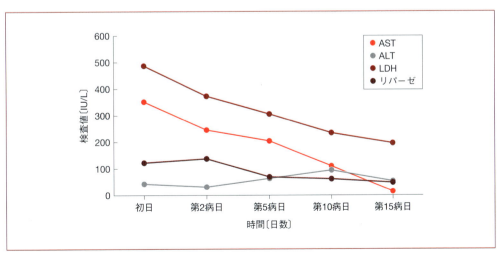

図26-3 ● 本症例の血液検査結果

家族とともに退院後の食事療法について,以下のとおり指導を受けてもらいました.

①脂肪の過剰摂取は控える.植物性脂質が望ましい.
　(控えたい食品:脂肪の多い肉,天ぷら,から揚げなど)
②食物繊維の多い食品は避ける.
　(控えたい食品:ゴボウ,レンコン,海藻,キノコ類など)
③アルコールの禁止(断酒の必要性を伝える).
④不規則な食事や過食は避ける(適正な摂取量の指導).
⑤よく噛んで食べる.

(河本 泉　北谷直美)

▶ 文　献

・日本病態栄養学会 編:認定 病態栄養専門師のための病態栄養ガイドブック 第3版, メディカルレビュー社, 2011.

Topics & Key Words

食べる順番と血糖値

　食事中の糖質が消化吸収されると，血中ブドウ糖濃度（血糖値）が高まります．糖尿病における食後血糖の急激な上昇や高血糖の持続（食後高血糖）は血糖コントロールの悪化を招きますが，食事における極端な糖質制限は適切ではありません．したがって，適正な糖質量を確保しつつ食後高血糖を抑制するための食事療法が求められます．近年，食品の食べる順番とその生理機能を考慮することで食後高血糖を抑制できることが明らかとなってきました．

　食べる順番を考慮するうえで，日本糖尿病学会「糖尿病食事療法のための食品交換表」にある6つの食品分類（表1〜6）はきわめて有用です．内容を簡単に説明しますと，

> 表1：穀類やいも類，大豆以外の豆類といったでんぷん食品（おもに主食）
> 表2：果物
> 表3：魚介や肉，卵，チーズ，大豆製品といったたんぱく質と脂質からなる食品（おもに主菜）
> 表4：牛乳，ヨーグルトなどチーズを除く乳製品
> 表5：バターやマヨネーズ，ナッツ類といった油脂食品
> 表6：野菜やキノコ，コンニャク，海藻など食物繊維を多く含む食品（おもに副菜）

と分類されています[1]．

　空腹時に米飯やパン，麺類など（表1，主食）や果物など（表2）を摂取すると速やかに食後高血糖を引き起こすため，食事のはじめに食べることは推奨できません．一方で，野菜やキノコ，コンニャク，海藻など（表6，副菜）は糖質含有量がきわめて少ないため，血糖値を上昇させずに食物繊維によって食後血糖の上昇を抑制します[2]．

　さらに，魚類や肉類など（表3，主菜）は糖質を含まず，加えて脂質やたんぱく質は，血糖の上昇にあわせてインスリン分泌を増強する消化管ホルモンであるインクレチン（GLP-1やGIP）の分泌をうながすことが知られています．筆者らは，米飯の前に魚あるいは肉を摂取することで，食後血糖が著明に改善することを明らかにし，このときインクレチン分泌が高まること，さらに胃排泄が抑制されることを見いだしています．

　以上のことから食後血糖の上昇を抑制するために，食事の際，食品を食べる順番として，副菜（表6）→主菜（表3）→主食（表1）の順が推奨されます[3]．実際に，糖尿病患者に対して食事療法の一環として，この食べる順番の教育を行うことで，HbA1cが改善されるという報告もあります[4]．消化吸収や消化管ホルモンを考慮した食べる順番は，実施が比較的容易です．他の食品や調理方法などの影響についても，さらに検討が必要ですが，新たな糖尿病食事療法のひとつとして興味深いです．今後のさらなる研究によって，糖尿病食事療法をより効果的にする食べる順番の確立が期待されます．

▶文　献
1) 日本糖尿病学会 編：糖尿病食事療法のための食品交換表 第7版, 2013.
2) 金本郁男 ほか：低 Glycemic Index 食の摂取順序の違いが食後血糖プロファイルに及ぼす影響. 糖尿病, 53：96-101, 2010.
3) 岩崎真宏 ほか, 日本糖尿病協会：糖尿病予防および管理のための栄養と運動 ―限られた状況下でできること―, 2012.
4) Imai S and Kajiyama S：J Rehabil Health Sci, 8：1-7, 2010.

（岩崎真宏　桑田仁司　矢部大介　清野 裕）

27 炎症性腸疾患（クローン病）

症例

現病歴

35歳男性．25歳時に下痢，腹痛などの症状にて本院へ入院し，小腸型クローン病と診断された．成分栄養療法とメサラジン（ペンタサ®）錠内服にて寛解導入され，以後はエレンタール® 1,200 kcal/日の在宅経腸栄養（HEN）＋ペンタサ®錠による寛解維持療法が継続された．しかし，小腸病変による狭窄症状により腹痛や腹部膨満感が出現するようになり，小腸内視鏡下のバルーン拡張術を計3回施行．4年前よりアザチオプリン（イムラン®）50 mg/日も併用となった．本年5月はじめより腹部膨満，腹痛，嘔気などの症状にて経口摂取ができず，水分も十分にとれなくなった．クローン病再燃に対する治療目的にて，5月20日に入院治療となる．

家族歴

とくになし．

既往歴

とくになし．

生活歴

喫煙歴：なし，飲酒歴：なし．

入院時現症

身長 175.5 cm，体重 58.2 kg，BMI 18.9 kg/m^2（標準体重 67.4 kg），通常時体重 62.0 kg．体温 37.2℃，血圧 120/68 mmHg，脈拍 72/分．心肺：異常なし．下腹部：軽度の圧痛あり．肝・脾：触知せず．下肢浮腫（−）．

主要検査所見

• Ht 36.2%	• Hb 12.4 g/dL	• RBC 432×10^4/μL	• WBC 11,200/μL
• Plt 24.9×10^4/μL	• TP 6.4 g/dL	• Alb 2.8 g/dL	• AST 13 U/L
• ALT 7 U/L	• LDH 125 U/L	• ALP 204 U/L	• γ-GTP 16 U/L
• ChE 184 U/L	• LAP 40 U/L	• T-Cho 121 mg/dL	• TG 76 mg/dL
• Na 135 mmol/L	• K 99 mmol/L	• BUN 18.0 mg/dL	• Cr 0.94 mg/dL
• プレアルブミン 21.0 mg/dL	• レチノール結合蛋白 2.25 mg/dL		• CRP 4.1 mg/dL

- 内視鏡所見：回腸に縦走潰瘍と狭窄を認めた．内視鏡下の造影検査にて同部位より瘻孔形成が確認された．
- 腹部CT：回腸の壁肥厚があり，骨盤腔内に膿瘍を認めた．
- 間接熱量測定：安静時エネルギー消費量（REE）1,583 kcal/日．呼吸商（RQ）0.74．

病態〜どのような異常なのか〜

　消化管は食物の消化吸収の場であるだけでなく，管腔内の細菌や食事抗原に対する免疫反応の場でもあります．本来，ヒトの消化管にはGALT（gut-associated lymphoid tissue）とよばれる免疫臓器が存在し，消化管の免疫系は恒常性を保つように調整されていますが，クローン病では，腸粘膜免疫系が破綻していると考えられています．その結果，マクロファージやT細胞が活性化し，炎症性サイトカインにより腸粘膜細胞が傷害されます．腸粘膜免疫系が破綻する原因として，遺伝的素因や環境因子の関与が考えられています．16番染色体のクローン病感受性遺伝子座に存在する*NOD2*遺伝子がクローン病の疾患関連遺伝子と報告されましたが，日本人のクローン病との関連は示されていません．また，環境因子の関与については，食事抗原や脂肪と関連があるとされているものの，詳細は不明です．さらに，腸内細菌がクローン病の病態とかかわっているとの報告もありますが，特定の細菌が原因ではないと考えられています．

　本疾患は，全消化管に病変をきたしますが，なかでも回盲部は好発部位です．縦走潰瘍や敷石像（cobble stone appearance）は特徴的な所見で，非連続性に認められます（図27-1）．罹患範囲から，小腸型，小腸大腸型，大腸型に分類されますが，非典型的な症例も存在します．臨床症状として，腹痛や下痢，発熱，体重減少といった症候は頻度の高いものです．本疾患の病変は全層性であり，膿瘍や瘻孔，狭窄，さらには穿孔といった合併症もきたします．小腸病変を有する場合，消化吸収障害を合併します．潰瘍などの病変部位から蛋白漏出もきたします．その結果，栄養障害が進行すると，蛋白・エネルギー低栄養状態（PEM）を呈しま

(A) 回腸末端部の縦走潰瘍　　(B) 結腸の敷石像（cobble stone appearance）

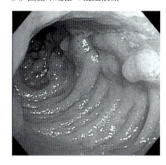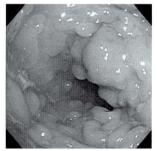

図27-1 ● クローン病の下部消化管内視鏡検査所見

本症例のPoint!

- ☑ クローン病の病態・病状，とくに合併症の有無や程度を把握する
- ☑ 身体計測，血液生化学検査などによる栄養アセスメントを行う
- ☑ 炎症にともなうエネルギー代謝の変化に関する評価をする

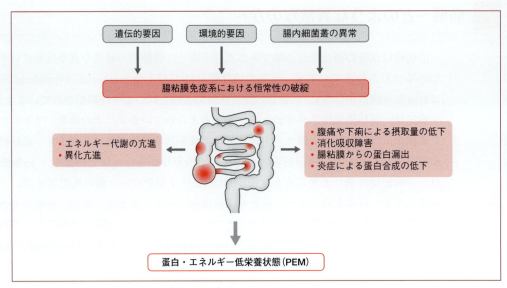

図27-2 ● クローン病における代謝・栄養病態

す(図27-2).本疾患では,腹痛や下痢,発熱などにより食事摂取量が減少し,異化亢進がみられます.また,活動期クローン病患者において実施した間接熱量測定の結果では,安静時エネルギー消費量(REE)は健常人に比べて高値との結果であり,エネルギー代謝の亢進も確認されました.

病態の読み方

　本症例は,クローン病の再燃により小腸に炎症をきたし,腹痛や腹部膨満などの症状が発生したものと考えられます.食事も摂取できず,自己挿入による経鼻経管栄養も困難なことから,炎症にともない小腸粘膜に浮腫をきたし,小腸の通過が悪くなっていると考えられました.また体重減少があり,血清アルブミン値や血清コレステロール値は低値です.経口摂取量が著しく低下し,さらに小腸病変による消化吸収障害や蛋白漏出も合併していると考えられました.そこで,中心静脈栄養(TPN)による栄養管理を選択しました.エネルギー投与量は間接熱量測定による REE から,REE×1.3 = 2,000 kcal/日と算出しました.

　内視鏡検査,消化管の造影検査,腹部 CT 検査所見より,回腸の潰瘍病変から瘻孔を生じ,骨盤腔内に膿瘍が形成されていることがわかりました.同部位については外科的切除の適応と判断しました.入院時,クローン病の活動性の指標である CDAI (Crohn's disease activity index)は310点でした.

入院後の経過

　入院翌日に,末梢静脈挿入型中心静脈カテーテル(PICC)を挿入し,エルネオパ®1号液 2,000 mL と脂肪乳剤イントラリポス 100 mL による TPN を開始しました.2日後,エルネ

オパ®2号液へ変更し，イントラリポスも連日投与として計1,774 kcal/日としました．さらに血清アルブミン値，RTP（rapid turnover protein）値も低値であることから，アミニック200 mL（アミノ酸20 g含有）を追加して，アミノ酸投与量を増加しました．これにより，総エネルギー投与量は1,854 kcal/日となりました．わずかながら肝機能の数値が上昇したため，エネルギー投与量をさらに増量せずに，維持量としました．

　入院1カ月後（6月19日）に腹腔鏡下回盲部切除術が施行されました．手術後は，静脈栄養を併用しながら，エレンタール®による経腸栄養を再開しました．また，クローン病食（脂肪約10 g以下，$n\text{-}3/n\text{-}6$比が0.5）も開始しました．クローン病食とエレンタール®4包で合計1,800 kcal/日となりました．退院後も在宅経腸栄養法（HEN）と食事を併用することとなり，栄養指導を行いました．今後，クローン病の再燃による再手術を避ける目的で，抗TNFα抗体製剤であるアダリムマブ（ヒュミラ®）の導入が予定されています．

栄養食事指導

　退院後の活動量を考慮して，エネルギー必要量は退院前のREE 1,257×1.6＝2,000 kcal/日に設定しました．たんぱく質は総エネルギーのおよそ15％である75 gとし，脂質は控えめとして30 g/日を目標としました．

① 栄養歴

　入院前の食事内容を聴取した結果は**表27-1**のとおりでした．10年前の発症時に，医師から脂の多いものはやめるよう指導を受け，外来での栄養指導時には，脂っぽいものを控えるよう気をつけ，成分表はかならず確認するよう習慣づけていました．とくに，脂質に対する味覚が敏感になり，舌の感覚でわかるほどに低脂肪食が身についていたようです．昼間は職場において，体調不良（下痢）とならないように極力，糖質中心とし，全体量も控えめにしていました．その分，夕食に比重が移り，夕食後には満腹でしたが，好物の和菓子なども食べることで満足感を得ていたようです．患者さんの仕事は製造業で，重さ20 kgのドラム缶を転がす仕事もあり，仕事を継続できるよう筋肉を鍛えており，やせるのは抵抗があったと話していました．

表27-1● 入院前（通常時）の食事内容の聴取

朝食（6:00～6:30）	お菓子（野菜カステラ），えびせん（2～3枚），エレンタール®ゼリー（1包）
間食（10:00～）	せんべい1枚程度
昼食（12:00～13:00）	おにぎり1個（100 g）
間食（15:00～）	せんべい1枚程度
夕食（18:30～）	ご飯180 g，焼魚または煮付け1～2切， おかず（豆腐など），和菓子を食べる（～20:00） 調子が悪いときはそばやうどんを主としていた．
夜間（22:00～6:00）	エレンタール®2包（22:00～）100 mL/時
合計	食事1,081 kcal，たんぱく質42 g，脂質11 g 経腸栄養900 kcal，アミノ酸40 g，脂質1.5 g

表27-2 ● 炎症性腸疾患のための食事例

おもな献立名		エネルギー〔kcal〕	たんぱく質〔g〕	脂質〔g〕	糖質〔g〕	食物繊維〔g〕	n-3〔mg〕	n-6〔mg〕	n-3/n-6
米飯 250 g	魚介類の炊き合わせ 野菜煮物	542	22.1	7.6	90.6	2.2	42	445	0.09
	サケのムニエル ボイル野菜	639	25.9	12.8	99.1	3.0	1,549	1,176	1.32
	イトヨリの照り焼き お浸し・煮物	577	25.4	6.6	99.8	4.8	919	1,058	0.86
	カレイの塩焼き お浸し・煮物	610	26.2	10.5	97.4	2.2	810	1896	0.43
	鶏肉ソテー 野菜スープ煮	646	20.4	13.1	105.2	3.4	410	2,451	0.17
	サワラのつけ焼き 煮物・お浸し	668	28.1	11.4	107.5	4.6	1,830	1,203	1.52
	あんかけ豆腐 煮物・味噌汁	644	25.3	10.1	107.8	4.6	560	4,039	0.14
平均栄養量		618	24.8	10.3	101.1	3.5	874	1,752	0.50

② ねらい

　クローン病による消化管切除後であり，HEN（エレンタール® 4包 1,200 kcal）を継続して行いながら，食事からは約800 kcal（たんぱく質20 g）の摂取が理想です．術後は下痢傾向が続いており，夜間のエレンタール®は3包（100 mL/時）からの増量が困難でした．そこで，朝1包/夕3包とすることを提案しました．

　食事内容の指導は以下のとおりです．

1．HEN

　エネルギー必要量の約半分を成分栄養剤（ED）であるエレンタール®で摂取する half ED が寛解維持に有用であることを説明し，少なくとも，必要エネルギーの約半分（900 kcal）をエレンタール®で補うことをすすめました．

2．食事の際の脂肪制限・脂質

　エネルギーは糖質から中心に摂取し，脂肪は制限しました．しかし，現在の状況では，脂肪分を極端に制限している印象がありました．そこで，飽和脂肪酸の多い肉類の摂取を制限し，炎症を抑える働きのある n-3系脂肪酸の豊富な魚類を積極的に摂取するよう指導しました．目標としては n-3/n-6比が0.5以上となることが望ましいと，滋賀医科大学附属病院のIBD食（炎症性腸疾患のための食事）を例に説明を加えました（表27-2）．

3．食事の際の食物繊維

　腸管狭窄を有する患者さん以外は，原則として食物繊維を制限する必要はありません．むしろ，水溶性食物繊維にはプレバイオティクス効果（p.146, 図28-3および p.185参照）が期待できます．本症例は残存小腸が約190 cm であり，まずは繊維の多い食品は避けることと，繊維を切ってなるべく軟らかく調理するように指導しました．

経　過

　クローン病の再燃から瘻孔，膿瘍という合併症をきたし，外科治療が必要となりました．当初は経腸栄養も施行できず，TPNが選択されました．REEから約2,000 kcal/日のエネルギー必要量と算出され，キット製剤に脂肪乳剤，アミノ酸製剤も併用しました．

　術後は静脈栄養を継続するとともに，成分栄養剤エレンタール®も併用しながら低脂肪食も開始しました．当初，回盲部切除後の下痢症状がみられましたが，徐々に軽快したため，脂肪の摂取量も1日約30 gに増量することが可能となりました．

　残存小腸は190 cmであり，再燃による再手術を避ける目的でアダリムマブ（ヒュミラ®）の治療が導入されることとなりました．

（佐々木雅也　岩川裕美）

疾患別 28 炎症性腸疾患（潰瘍性大腸炎）

症 例

現病歴

22歳男性．3カ月前より1日10行以上の水様下痢を認めるようになった．下痢はよくなったり，悪くなったりで，ひどいときは1日20行くらいの下痢であった．しだいに血液が混じるようになり，ここ1カ月は毎日，粘血便を認めている．腹痛もあり，食事摂取の量は徐々に減っていた．1週間前からおかゆを食べていた．体重は半年前が60kg，2週間前が54kg，現在も53kgである．37℃台の微熱も認めている．

家族歴

とくになし．

既往歴

とくになし．

生活歴

喫煙歴：なし，飲酒歴：なし．

入院時現症

身長167.0cm，体重53.0kg，BMI 19.0kg/m^2（標準体重61.4kg），通常時体重60.0kg．体温37.4℃，血圧112/56mmHg，脈拍84/分．心肺異常なし．下腹部に圧痛あり．肝・脾：触知せず．下肢浮腫（−）．

主要検査所見

- Ht 27.6%
- Hb 8.4g/dL
- RBC 383×10^4/μL
- WBC 9,300/μL
- Plt 57.0×10^4/μL
- TP 5.7g/dL
- Alb 2.6g/dL
- AST 10 U/L
- ALT 9 U/L
- LDH 163 U/L
- ALP 193 U/L
- γ-GTP 11 U/L
- ChE 144 U/L
- LAP 35 U/L
- T-Cho 147mg/dL
- TG 101mg/dL
- Na 138 mmol/L
- K 4.6 mmol/L
- Cl 105 mmol/L
- BUN 8.4mg/dL
- Cr 0.76mg/dL
- プレアルブミン 18.4mg/dL
- レチノール結合蛋白 1.75mg/dL
- CRP 2.3mg/dL
- 内視鏡所見：全結腸に連続性のびらん，潰瘍を認める．粘膜は浮腫状で易出血性である．
- 腹部CT：全結腸に壁肥厚を認める．
- 間接熱量測定：安静時エネルギー消費量（REE）1,539kcal/日．呼吸商（RQ）0.73．

病態～どのような異常なのか～

第27章(p.136)の「クローン病」で述べましたが，潰瘍性大腸炎も腸粘膜免疫系が破綻して発症します．その原因として，遺伝的素因や環境因子の関与が考えられています．しかし，クローン病と異なり，潰瘍性大腸炎の疾患関連遺伝子は明らかにされていません．環境因子としては，食事などの要因も関与すると考えられています．ごく最近の論文では，トランス脂肪酸の摂取は潰瘍性大腸炎発症のリスクであり，魚油の摂取は潰瘍性大腸炎の発症率を低下させるとの報告もあります．しかし，詳細は不明な点が多いです．また，腸内細菌が潰瘍性大腸炎の病態と関連するとの報告もありますが，詳細は明らかになっていません．

本症は，大腸に炎症をきたす疾患です．浮腫やびらん，潰瘍などが連続性に認められます(図28-1)．粘膜は易出血性で，自然出血を認めることもあります．罹患範囲から，全大腸炎型，左側大腸炎型，直腸炎型に分類されますが，非典型的な症例も存在します．

臨床症状として，下痢や粘血便，腹痛といった症候は頻度の高いものです．潰瘍などの病変部位から蛋白漏出もきたします．栄養障害が進行すると，蛋白・エネルギー低栄養状態(PEM)を呈します(図28-2)．しかし，クローン病と異なり，小腸の消化吸収機能は保たれています．

本疾患では，腹痛や下痢などにより食事摂取量が減少し，異化亢進がみられます．また，活動期潰瘍性大腸炎患者を対象とした間接熱量測定の結果では，安静時エネルギー消費量(REE)は健常人に比べて高値であり，REEと活動指数との間に正の相関が認められました．

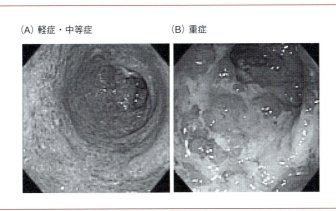

(A) 軽症・中等症　　(B) 重症

図28-1 ● 潰瘍性大腸炎の大腸内視鏡所見

本症例のPoint!

- ☑ 潰瘍性大腸炎の病態と症状の理解をうながす
- ☑ 身体計測，血液生化学検査などによる栄養アセスメントをする
- ☑ 炎症にともなうエネルギー代謝の変化に関する評価をする

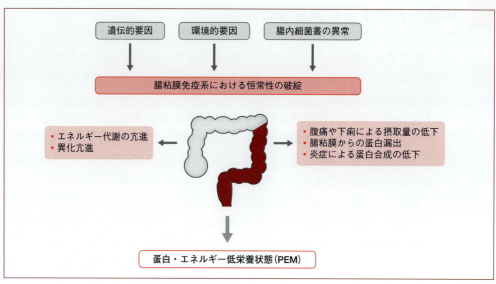

図28-2 ● 潰瘍性大腸炎の病態と栄養障害の機序

病態の読み方

　潰瘍性大腸炎の初発例で，大腸粘膜の炎症により下痢と粘血便をきたした症例です．微熱もあり，エネルギー代謝は亢進しています．一方で，下痢や腹痛により食事摂取量が低下し，著しい体重減少も認めました．血液検査所見では，貧血を認め，血清アルブミン値(Alb)，RTP (rapid turnover protein)値は低下しています．大腸粘膜からの蛋白漏出も合併していると考えられました．一方，血清コレステロール値は正常域で，消化吸収機能は保たれていると考えられます．

入院後の経過

　頻回の下痢，粘血便の症状があり，厚生労働省 難治性炎症性腸管障害に関する調査研究班による潰瘍性大腸炎の重症度分類では重症と判定されました．そこで，中心静脈栄養(TPN)による栄養管理を選択し，5-アミノサリチル酸製剤とステロイド剤による治療を開始しました．エネルギー投与量は間接熱量測定によるREEを参考にして，REE×1.3＝約2,000 kcal/日を目標としました．

　入院後，末梢静脈挿入型中心静脈カテーテル(PICC)を挿入し，エルネオパ®1号液2,000 mLと脂肪乳剤イントラリポス®100 mLによるTPNを開始しました．その後，エルネオパ®2号液へとエネルギー投与量を増量し，イントラリポス®も連日投与し，1,774 kcal/日としました．

　1日50 mgの水溶性プレドニン®静注と5-アミノサリチル酸製剤であるメサラジン(アサコール®)内服により，下痢回数は減少しました．入院2週間後には便回数は4回程度となりました．しかし，血便は完全には消失しませんでした．そこで，プレドニゾロン(プレドニン®)を減量しながら，白血球除去療法を開始しました．白血球除去療法3回終了後より血便

はほとんどみられなくなり，食事を再開しました．白血球除去療法は外来にて計10回まで継続する予定です．退院前には栄養指導を行いました．

栄養食事指導

退院時のエネルギー必要量は，間接熱量測定による REE 1,368 kcal/日を参考に，REE×1.3〜1.5＝約1,800〜2,000 kcal/日をめやすとして栄養設定しました．たんぱく質は総エネルギーのおよそ15％である75 g，脂質はエネルギー比の20％である40 g を目標としました．今回の栄養指導は，重症潰瘍性大腸炎による初回発作の直後であり，脂肪の制限を中心に指導を進めました．

患者さん本人と母親に対して指導を行いました．ふだんの食卓には脂っこい食事が並ぶことが多いとのことで，まずはバランスのよい食事について説明し，脂質の多い食品や食事の頻度を控えめにするよう指導しました．本人は間食が多く，脂質過多であったため(表28-1)，リーフレットを用いながら脂質の多い食品とお菓子の種類について説明をしました．また，発酵食品や水溶性食物繊維は積極的に摂取するよう指導し，母親は，これを機に食事の見直しを行うとのことでした．指導前から，インターネットを介して食事に関する情報を得ており，食物繊維の多い食品や刺激物の摂取についての質問がありましたが，病状が落ち着けば摂取してもかまわないと説明しました．

① 脂質

基本的に，厳格な制限は必要としないものの，過剰摂取は推奨されないことを説明しました．本症例では院前の食生活が脂質過多であり，脂質の少ない調理方法や食材を選ぶよう指導しました．また肉類やたんぱく質の過剰摂取は，潰瘍性大腸炎の再燃率が高いという報告があり，主菜には魚類，豆腐，卵をバランスよく取り入れ，いずれも適量摂取を指導しました．

② 食物繊維

野菜は苦手であり少量しか摂取されていなかったとのことでした．患者さん本人から「食物繊維は避けた方がよいと聞いたが，控えた方がよいのか」との質問があり，過去には低残渣食を推奨していたが，現在は，狭窄がなければ制限不要であることを説明しました．野菜はビタミンやミネラルの供給源であり，プレバイオティクスとして有用であることも説明し，

表28-1 ● 入院前の食事内容（消化器症状の増悪前）の聴取

朝食(7:30)	ロールパン2個(ハム・チーズ・キュウリ)，お弁当の残りもの，牛乳1杯
昼食(12:00)	大おにぎり3つ(卵焼き・唐揚げ・梅干し)
間食(17:00)	スナック菓子1袋(3回/週)
夕食(19:00)	ご飯200 g，魚または肉(1人前)，副菜1〜2品
夜食(23:00)	カップラーメンまたはアイスクリームまたはお菓子＋ジュース200 mL
その他(職場において)	ジュース500 mL
合計	約2,800 kcal/日，たんぱく質76 g，脂質87 g，炭水化物430 g PFC 比＝11：28：61

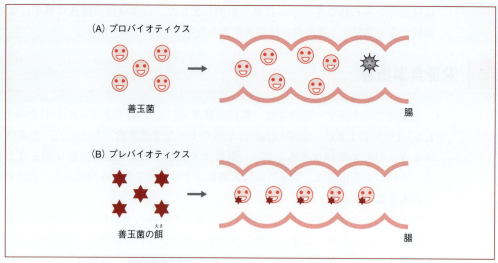

図28-3 ● 腸に優しい食べ物とは (潰瘍性大腸炎：寛解期)
(A) プロバイオティクスは腸内細菌のバランスを改善して有用な作用を生体(宿主)に与える生きた善玉菌(ビフィズス菌、乳酸菌など)、またはそれを含む食品のこと．例としてヨーグルト、乳酸菌飲料、納豆などがある．
(B) プレバイオティクスは大腸にそのまま(消化されずに)到達して腸内細菌、とくにビフィズス菌などの善玉菌の餌(食品)となり、それらを増殖させる働きのあるもののこと．例としてオリゴ糖、食物繊維などがある．

野菜、海藻類、果物などの摂取をうながしました．ただし、活動期には不溶性食物繊維が腸管粘膜に刺激を与える可能性があるため、控えたり、やわらかく調理したり、よくかんで食べることを指導しました．

③ カルシウム

ステロイド剤内服中であり、骨粗鬆症予防を目的に、カルシウム豊富な乳製品、大豆製品、青菜、海藻類などの摂取を指導しました．潰瘍性大腸炎では乳糖不耐症を合併している場合が少なくありません．本症例も乳糖不耐症であったため、牛乳はすすめず、乳糖分解乳の紹介や、ヨーグルトなどの摂取をうながしました．

経 過

初発の潰瘍性大腸炎の患者さんで、入院時、厚生労働省による重症度分類で重症、重症度を示す Lichtiger index でも13点と、重症の判定でした．アサコール®内服に加えて、プレドニン®の静注療法40 mg/日が開始されましたが、症状の改善が乏しくG-CAP (白血球除去療法)が追加されました．これにより、症状は改善し、Lichtiger index は3点まで低下しました．当初は、腸管の安静目的と栄養管理のために PICC による TPN が施行されました．投与量は間接熱量測定による REE を参考にして、REE×1.3＝約2,000 kcal/日と算出しました．脂肪乳剤を連日投与して、目標値の89％となりました．

治療により、病状も改善傾向が認められたため、経口摂取が開始され、プレドニン®

25 mg まで減量し，外来で薬物療法と白血球除去療法を継続する予定になりました．とくに初発の患者さんは，食べて良いか悪いかをすぐに聞きたい気持ちがあるようですので，病期や患者さんの状況に応じて解説文や図解イラストを用いて説明を行います（図28-3）．

（佐々木雅也　岩川裕美　髙岡あずさ）

疾患別 29 食道がん術後

症例

現病歴

51歳男性．嚥下困難のため近医を経て当院に紹介受診．精査の結果，胸部下部食道がん，深達度 T_3，リンパ節転移なし，遠隔転移なし，臨床ステージⅡと診断された．全身状態は良好であった．本人の希望で化学放射線治療（必要に応じ＋サルベージ手術）の方針となり，食道に 1.8 Gy×28回（計 50.4 Gy）の放射線治療と 5-FU（5-フルオロウラシル）とシスプラチンによる化学療法（2コース），さらに，追加化学療法2コースを完遂した．治療開始から4カ月後の効果判定において，原発巣遺残の増大と判断され，食道亜全摘，胃管再建，腸瘻造設術を実施することとなった．

既往歴

とくになし．

生活歴

飲酒歴：過去にウイスキー3杯／日を毎日．現在は禁酒．
喫煙歴：20〜47歳，20本／日．現在は禁煙．

体重歴

20歳代のころから58kg程度で安定していたが，最近1, 2年で2〜3kg程度増加．

入院時現症

身長 172.0 cm，体重 59.2 kg，BMI 20.1 kg/m^2（標準体重 65.1 kg，デバイン式によるIBW* 67.7 kg），血圧 122/76 mmHg，脈拍 84/分，体温 36.6℃，腹部所見：とくになし．

主要検査所見

- WBC 3,500/μL　　・リンパ球 13.0%　　・Hb 10.5 g/dL　　・TP 7.0 g/dL
- Alb 4.4 g/dL　　・亜鉛 92 μg/dL
- RTP：プレアルブミン 34.5 mg/dL，レチノール結合蛋白 4.7 mg/dL，トランスフェリン 279 mg/dL
- 尿蛋白（−）　　・尿中ケトン体（−）

＊　デバイン式によるIBW (ideal body weight，理想体重)
IBW（男性）＝ 50 kg ＋ 2.3 kg ×（身長〔cm〕− 152.4）/ 2.54
IBW（女性）＝ 45.5 kg ＋ 2.3 kg ×（身長〔cm〕− 152.4）/ 2.54
本式では152.4 cm 以上の身長の人にあてはまるIBWの近似値が求められる．

病態〜どのような異常なのか〜

　食道がんは栄養障害を合併しやすい疾患です（表29-1）．原発巣による通過障害や，術前の化学療法や放射線治療による嘔気ならびに粘膜障害から，摂食障害が生じることがあります．また，食道がん手術は手術操作による侵襲が大きく，合併症の頻度が高くなります．2002年の海外の報告では術後肺炎が15％，縫合不全3％，胃管壊死1％，血胸3％，乳び胸1％であったとされており，吻合部狭窄は2〜10％程度との報告があります．吻合部狭窄は，器質的障害のみならず機能的障害によっても生じることがあります．食道の再建方法には複数ありますが，胸部食道の場合には胃管による再建が大半で，十二指腸以下への影響は少なく抑えられます．しかし，数カ月程度は胃の機能が低下し，食欲が出にくく，消化吸収機能も不十分です．手術の際の頸部操作により喉頭挙上が悪くなり，嚥下機能の障害が生じることもあります．反回神経の麻痺が加わると嚥下機能は著しく悪化します．このような術後の消化吸収障害や合併症による絶食に対応するため，術中に空腸瘻などの経腸チューブを留置し，早期に経腸栄養を開始することが一般的になってきています．外科周術期の投与エネルギー量は25〜30 kcal/kg IBWとされており〔欧州静脈経腸栄養学会（ESPEN）ガイドライン2009〕，たんぱく質は1.5 g/kg IBWまたは総投与エネルギーの20％，脂質はn-3系脂肪酸の投与が推奨されています．また，食道がん術後6カ月で20％の患者がBMIの20％減に至ったという報告もあり，入院中のみならず退院後の栄養管理も見すえ，経口的栄養補助も含めた栄養管理が必要となります．

表29-1 ● 食道がん手術において，とくに栄養管理に影響する要因

時　期	要　因
手術前	・原発巣の通過障害による摂食量低下 ・化学放射線治療による摂食量低下
手術時	・手術操作による侵襲の大きさ ・再建方法
手術後	・縫合不全 ・乳び胸 ・吻合部狭窄 ・嚥下障害 ・下痢 ・在宅での食事療法

本症例の Point!

- ☑ 食道がんの部位と病期，治療の方針について確認する
- ☑ 胃管による再建の状態を把握する
- ☑ 乳び胸に対して保存的に治療する
- ☑ 経腸チューブの状態を把握する
- ☑ 在宅経管栄養の管理を含めて退院後にも栄養指導をする

病態の読み方

本症例は既往歴がなく，診断時の摂食障害もなく，化学放射線治療中の嚥下痛による摂食量低下や体重減少も術前には回復しており，血液検査や尿検査からも栄養状態良好と判断できました．再建に胃管が利用できたため，術後早期の経管栄養が可能であり，ここまでは栄養管理上の問題点の少ない経過をとりました．

術後早期に乳び胸が合併すると栄養管理に大きく影響を与えます．術後の乳び胸は手術操作により胸管が損傷され発症し，経口摂取再開後に術後ドレーンの排液が乳白色に変わることで診断されますが，問題は，胸水の貯留と乳び中に含まれる蛋白質・脂質などの喪失です．7〜8割が保存的治療にて軽快すると報告されており，本症例でも保存的治療が選択されました．成人の胸管リンパの基本流量は30 mL/kg 体重/日といわれており，消化管を含む臓器からのリンパが集まります．脂肪を含む食事を摂取すると，流量が10倍程度まで増加する可能性があります．そこで，絶食や経管栄養中止によってリンパ流量を低下させ，適切なドレナージを併用することで漏出部位の自然閉鎖を促進します．その際，栄養管理は中心静脈栄養で行うことが多く，本症例でも一時的に中心静脈栄養が行われましたが，短期であれば門脈経由で吸収される中鎖脂肪酸を用いた経腸栄養も考慮されます．

栄養食事指導と経過

術前に通過障害や体重減少もなく，身体計測値と血液生化学検査値から，栄養状態は良好でした．術前は摂取エネルギー2,000 kcal（P：F：C＝14.0％：24.8％：61.2％）で食事を開始しました．

術中に空腸瘻造設，経腸チューブが留置されていたため，術後3日目よりGFO（グルタミン，食物繊維，オリゴ糖）から早期経腸栄養を開始することとなりました．術後4日目からは五大栄養素などを含有する半消化態濃厚流動食であるアノム® を30 mL/時で24時間持続投与を開始しました．術後5日目より投与速度を40 mL/時としましたが，当日中に胸腔ドレーンが乳白色となり，乳び胸と診断されました．そのため，経腸栄養剤は投与中止となりましたが，GFOは経腸チューブによる投与を継続しました．あわせて中心静脈栄養開始となり，高カロリー輸液エルネオパ® 1号輸液を83.3 mL/時で開始し1,000 mL/日投与し，翌日からはエルネオパ® 2号輸液を125 mL/時で1,500 mL/日，イントラリピッド® 輸液20％100 mLを3日に1回程度投与しました．術後13日目には胸腔ドレーンからの排液が減少してきているため胸腔ドレーンを抜去しました．術後15日目，脂質含有量の少ない成分栄養剤であるエレンタール® の持続経腸投与を37.5 mL/時で開始しました．下痢を生じなかったため，翌日には50 mL/時（1200 mL/日）とし，その後1日ごとに60 mL/時（1,440 mL/日），70 mL/時（1,680 mL/日），80 mL/時（1,920 mL/日）と増量しました．エレンタール® からの摂取は，エネルギー1,920 kcal（28.4 kcal/kg IBW），たんぱく質84.5 g（1.25 g/kg IBW），脂質3.2 gとしました．中心静脈栄養は，経腸からのエレンタール® 投与量をみながら漸減していきました．胸腔ドレーン抜去後も胸水の貯留は再発しませんでしたが，自宅退院後も腸瘻からエレンタールの投与と脂質制限を続ける方針となり，退院前に門脈経由で吸収されるMCT

表29-2 ● インピーダンス法による体組成測定結果

	入院時	退院27日後	退院60日後
体重〔kg〕	59.2	51.9	52.8
BMI〔kg/m^2〕	20.1	17.7	18.0
骨格筋量〔kg〕	24.9	21.6	24.1
体脂肪量〔kg〕	13.4	11.4	7.6

(medium chain triglyceride, 中鎖脂肪酸トリグリセリド)オイル, MCTパウダーの使用について指導を行いました.

　退院後27日目の外来栄養指導で食事内容を聞き取ったところ, エレンタール® は1包のみの摂取, MCTも使用できておらず, 摂取エネルギー量が580 kcalと必要栄養量から大きく不足し, 体重も大きく減少して術前体重から12%の体重減少となっていました(表29-2). 胸水の貯留がなかったため脂質摂取量制限の緩和をすることとなり, 脂質20 g/日の食事指導を行いました. また, エレンタール® 投与量を増量することで, 効率よくエネルギー, たんぱく質の摂取量を増量できることを説明し, 補食には市販品のゼリーなどを摂取してエネルギーアップするよう指導を行いました.

（池田香織　松原亜海）

疾患別 30 胃がん周術期

症例

現病歴

64歳男性．本年1月まで独居生活を送っていた．2月下旬より食欲不振出現，頻回に嘔吐を繰り返して動けなくなっているのを訪ねてきた娘に発見され救急搬送となる．入院2日後の上部内視鏡検査で胃がんにともなう高度幽門狭窄を認めた．入院時には極端な低栄養状態であった．

既往歴

とくになし．

家族歴

離婚後，独居中．

生活歴

喫煙歴：なし，飲酒歴：なし．

入院時現症

身長 167 cm，体重 34 kg，BMI 12.2 kg/m^2．進行胃がんに対する外科的治療も検討されたが，全身状態が悪いため断念．NST (Nutrition Support Team) が介入し，内視鏡下に幽門狭窄部を越え十二指腸まで経鼻栄養チューブを留置することを提案，3月上旬より経腸栄養と理学療法を開始した．

主要検査所見

- TP 4.7 g/mL
- Alb 2.1 g/mL
- プレアルブミン 8.5 mg/dL
- 血清リンパ球数 580/μL
- CRP 0.26 mg/dL

病態〜どのような異常なのか〜

　胃がんは，腫瘍が占拠する部位により症状が変化しますが，幽門前庭部に発生した胃がんは胃内容物の排出を障害し，幽門狭窄症状を呈します．食物の胃排出障害が生じると，腹部膨満感，食欲低下，体重減少を認めるようになり，ついには食物を口にしなくても胆汁を混じない胃液嘔吐をきたすようになります．放置すると脱水，低クロール (Cl) 性アルカローシス，腎前性腎不全に陥ります．通常は，これらの症状が現れたどこかの過程で診断されて治療を開始されることになりますが，術前検査の途中で行う栄養療法が術後合併症の予防には重要です．低栄養患者では術前1〜3週間の栄養管理後に根治術に臨むことになりますが，直接胃内へ栄養剤を投与しても十二指腸以降へ到達できないため，これまでは経静脈的な栄養管理が主流になりがちでした．すなわち完全中心静脈栄養ですが，この治療法では小腸粘

膜上皮が萎縮をきたし，免疫力の低下よりバクテリアルトランスロケーション，ひいては周術期に感染性合併症をきたしかねません．

病態の読み方

　本症例もパフォーマンスステータスがグレード4（PS4）と極端に日常生活動作（ADL）が低下していたため，術前よりNST（Nutrition Support Team）とリハビリ部門が協働して介入しました．栄養療法は経鼻十二指腸チューブを介した経腸栄養を提案し（図30-1），リハビリも約6週間かけて筋力を回復させ，PS1になった時点で根治術が可能になりました．手術は幽門側胃切除術を選択し，再建は将来の十二指腸側再発の危険性を考え，ルーワイ再建術が行われました．噴門側残胃の浮腫などにより術後一過性の通過障害をきたしましたが，保存的治療にて軽快，術直前のADLを保ったままで退院することができました．

　通常，外科医は術前2～3週間前に消化器がん患者と対面しますが，手術不能と判断され，抗がん剤や放射線療法を受けるもの以外，ほとんどの外科医は手術を念頭に治療計画を策定します．この期間内に外科医は患者さんの栄養代謝を最良の状態になるよう治療を開始しなければなりませんが，術前検査によりしばしば食止めとなります．担がん患者ではがん細胞からTGFαをはじめとした炎症性サイトカインが放出され，代謝が亢進し，除脂肪体重，と

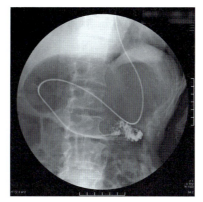

図30-1 ● 術前経鼻十二指腸チューブ造影

本症例のPoint!

- ☑ 術前に極端な栄養不良があり積極的介入が必要であることを認識する
- ☑ 幽門狭窄部以降の腸管は健常であることを確認する
- ☑ 低栄養状態患者では，手術を延期してでも術前栄養介入を行う方が術後合併症を予防できることを確認する
- ☑ 十二指腸留置の経管栄養療法を開始する
- ☑ 術前術後の栄養管理をする

りわけ骨格筋が選択的に崩壊します．がん悪液質の状態では栄養支持療法で必要エネルギーを補充しても，なかなか骨格筋・体重増加を戻すことはできません．本症例では，がん終末期の不可逆的悪液質との鑑別が必要でしたが，初診時C反応性蛋白（CRP）が0.26 mg/dL（＜0.27）と正常だったことを根拠に体重減少を幽門狭窄による栄養摂取不足と判断し，積極的な栄養療法介入を行って奏功しました．術前に何らかの理由により低栄養状態（意図せず半年以内に10％以上の体重減少，もしくはBMI 18.5 kg/m^{2}未満）に陥った患者では，わずか1～2週間でも栄養療法を行うことで有意に術後合併症を回避できることが知られています．この際に経口摂取が不能ならば中心静脈栄養でもその役割を果たすことができますが，本症例のように工夫を加えて経腸栄養を行うことができれば，免疫能を保つ意義からも有用です．

栄養食事指導

① 術前栄養管理と栄養アセスメント

入院時身長167 cm，体重34 kg，BMI 12.2 kg/m^2，標準体重（IBW）61.4 kg，Alb 2.1 g/dL，消化器症状あり，健常時と比較し20 kgの体重減少を認めています（病悩期間は不明）．主観的包括的アセスメント（SGA）13点と重度の栄養障害がみられました．入院から6日間の欠食後，流動食から開始したものの，高度狭窄により摂取不良が続いたため，NSTが介入し，内視鏡下に経鼻栄養チューブを胃がん狭窄部から十二指腸を越えて挿入することを提案しました．14病日から腸管機能修復を考慮しGFO（グルタミン，食物繊維，オリゴ糖）を経腸栄養ポンプを使用して投与速度20 mL/時から開始しました．また同時に，経口からは飲水やあめなどの摂取が許可されました．ADL自立と下肢筋力増強を目的にリハビリも開始されました．

目標栄養量設定は，摂取エネルギー1,200～1,600 kcal（20～26 kcal/kg IBW），P 60～73 g（1～1.2 g/kg IBW），水分1,200～1,600 mL，Na 55～74 mEq（1.5～2 mEq/kg IBW）．消化態栄養剤，半消化態栄養剤を組み合わせ，2週間かけ27病日より1,600 kcalへステップアップし，投与速度も120 mL/時まで上げました．腹部症状を認めることなく，排便も毎日1回とコントロール良好でした．最終栄養量は摂取エネルギー1,600 kcal，たんぱく質73 g，脂質38.9 g，炭水化物231 g，水分1,651 mL，Na 91 mEqとしました．経管栄養の開始から19病日に，InBody$^®$で体組成評価をしたところ，体重は37.4 kg（＋3.4 kg/34日），BMI 13.4 kg/m^2，体脂肪率3％，体脂肪量1.1 kg，骨格筋量18.7 kg，Alb 2.5 g/dL，トランスサイレチン（TTR）24.1 mg/dL，歩行器を用いて100メートル歩行可能となりました．経管栄養の開始から36病日（手術3日前）には体重38.6 kg（＋1.2 kg/17日），BMI 13.8 kg/m^2，体脂肪率6.7％，体脂肪量2.6 kg，骨格筋量18.6 kg，入院時よりAlb 2.0 g/dLから3.0 g/dL，TTRは8.5 mg/dLから29.8 mg/dLまで改善し，表情も明るくなりました．このころには病棟内独歩も可能になっていました．

② 術後栄養管理と食事指導

術後の合併症として，前期ダンピング症候群（食物が急激に小腸に移動することにより，冷や汗，動悸，めまいなどが起こる），後期ダンピング症候群（糖分が急激に吸収されて血糖

- 1日5〜6回に分け，1回の食事は30分ぐらいかけ，ゆっくり楽しんで食べる

1食（朝）	2食	3食（昼）	4食	5食（夕）
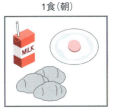		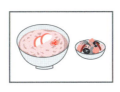	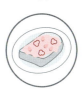	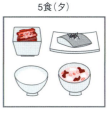

- 繊維の強い食品（ゴボウ，タケノコ，コンニャク，タクワン，野沢菜漬けなど）は
 イレウス（腸閉塞）の原因にもなるので食べる量などに気をつける

図30-2 ● 胃の手術をした患者さんの分食の例（繊維の強い食品例）

値が上がると，大量にインスリンが出て低血糖状態になり，冷や汗や脱力感が現れる）が代表的なものです．予防のために，分食の方法や食べた後の姿勢，食事を一口ずつゆっくりよく噛んで食べるよう，食べかたを指導しました．また，後期ダンピング症候群の予防には糖分（砂糖などのショ糖）の多い食品を控えることです．しかし，冷や汗など低血糖の症状が出た場合は砂糖，あめなどで早めの対応が必要となります．

その後，患者さんは他施設へ転院することになったため，転院先へ食事内容などの情報を提供しました（図30-2）．

経　過

　進行胃がんに対する外科的治療も検討されましたが，全身状態が悪いためいったん断念した症例です．すでに述べたとおり，経口での食事摂取が不良であったため，NSTが介入し，内視鏡下に幽門狭窄部を越え十二指腸まで経鼻栄養チューブを留置することを提案，3月上旬より経腸栄養と理学療法を開始しました．経管栄養は約2週間で1,600 kcalまでステップアップし，経口からも水，お茶，あめなどが許可されました．入院時は介助しても立ち上がれませんでしたが，6週間で栄養状態が改善し（手術前体重41.4 kg，総蛋白（TP）6.3 g/mL，Alb 3.0 g/mL，TTR 29.8 mg/dL，血清リンパ球数1,490/μL），独歩できるまで全身状態も回復して幽門側胃切除術を施行されました．術後一過性にルーワイ症候群を併発しましたが，保存的治療で軽快し，徐々に経口量は増加，分食の理解も進み，約4週で軽快退院しました．

（池松禎人　岡本康子）

疾患別 31 膵全摘術後

症例

現病歴

71歳男性．12年前に糖尿病を指摘．5年前よりスルホニル尿素（SU）薬開始となり，HbA1cは7%前後で安定していた．昨年8月ごろよりHbA1cの上昇を認め，複数の内服薬を追加されるも，本年4月，HbA1c 10.1%まで悪化したため当科に紹介され，精査加療目的で入院となる．急激な血糖悪化に加えて体重も減少傾向であったため腹部CT検査が施行され，膵体部に直径4.0×2.5cmの腫瘤を認めた．

既往歴

64歳：糖尿病，高血圧．66歳：早期胃がん〔内視鏡的粘膜下層剥離術（ESD）施行〕．

入院時現症

身長 170 cm，体重 74.8 kg，BMI 25.88 kg/m^2，体温 36.2℃，血圧 113/69 mmHg，脈拍数 76/分，SpO$_2$ 97%．
眼球結膜：黄染なし．頸部リンパ節：腫脹なし．心音：整，雑音なし．肺音：清，雑音なし．腹部：平坦・軟，圧痛・疼痛・腫瘤認めず．腸蠕動音：異常なし．四肢浮腫：認めず．足背動脈：両側触知可能．シェロングテスト（+）．

入院時検査所見

- Ht 34.5%
- Hb 11.9 g/dL
- WBC 5,600/μL
- Plt 18.2×10^4/μL
- Alb 4.2 g/dL
- AST 14 U/L
- ALT 10 U/L
- ALP 98 U/L
- γ-GTP 13 U/L
- T-Bil 1.14 mg/dL
- Na 138 mmol/L
- K 4.1 mmol/L
- UN 20.7 mg/dL
- Cr 0.93 mg/dL
- アミラーゼ 77 U/L
- リパーゼ 37 U/L
- CRP 0.05 mg/dL
- 空腹時血糖値 144 mg/dL
- HbA1c 7.6%
- CA19-9 188 U/mL
- DUPAN-2 740 U/mL

病態〜どのような異常なのか〜

　膵臓がんの術式には，膵頭部十二指腸摘出術，膵体尾部摘出術，膵全摘出術があり，病変部位や進展度により術式が選択されます．膵がん症例の約3割には術前に糖尿病が存在し[1]，膵頭部摘出術では術後に血糖コントロールが改善する例もありますが，膵体尾部切除術ではインスリン必要例が増加し[2]，膵全摘出例では100%の症例でインスリンが必要となります．膵全摘によりインスリンのみならず，グルカゴンが欠損するために，①持続型インスリンの必要量が減少する，②低血糖が起こりやすい，③間食により高度に血糖値が上昇するなど，血糖コントロールのばらつきが大きくなることが多くみられます（図31-1）．したがって，他

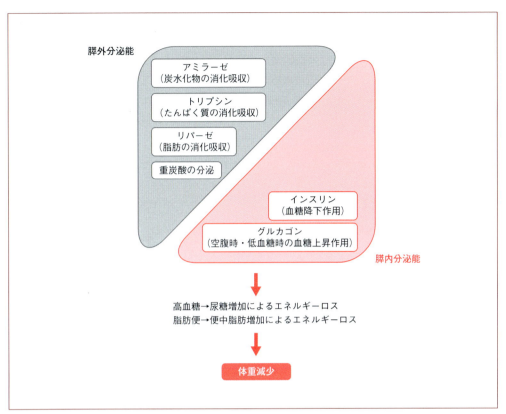

図31-1 ● 膵全摘にともなう体重減少

の術式に比較して，より厳格な食事療法を要します．膵外分泌能も低下するため，脂肪，たんぱく質，炭水化物の分解酵素補充療法が必要となります．最近発売された膵消化酵素補充薬のパンクレリパーゼ（リパクレオン®）は，膵外分泌能低下に対し，これまでの薬剤に比べて高力価であり，膵がん患者の体重減少改善にも寄与することが期待されています．膵外分泌能の低下は，長期的にはビタミンEをはじめとした脂溶性ビタミン欠乏や亜鉛などの微量元素欠乏をきたす可能性があり，皮膚炎の出現時・血球減少の際には，これらの検査を実施すべきだと考えられています．便の回数と性状が吸収不良の指標となるため，食事量のわりに体重増加を認めない場合は，「便の色や形はどうですか？　水に浮きませんか？」という問診が有効です．

本症例のPoint!

- ☑ 膵臓の外分泌能，内分泌能の両者をサポートする必要があることを認識する
- ☑ 膵全摘術後のインスリン量を調整し，治療目標を設定する
- ☑ 治療に対する受け入れやモチベーションをいかに得ていくかを検討する

病態の読み方

　本症例では，膵全摘出術に備えて術前に経口糖尿病薬をすべて中止し，強化インスリン療法へ変更しました．入院後は標準体重あたり30 kcal/日の食事療法により摂取エネルギーは減ったにもかかわらず，体重は横ばいとなりました．手術直後は持続点滴にブドウ糖10 gあたり1単位でインスリンを混合注射し，食事開始時は食事量が不安定であったため，食事量に応じて速効型インスリン量を変更する食直後スケール打ちを行いました．術後第10病日に，血糖値はやや高めでしたが，全身状態良好のため退院となり，自宅での食事にあわせたインスリン量を外来で調整しました．退院前に試験外泊をして，自宅でのインスリン注射や食事療法に関するシミュレーションを行うことが，患者さんや患者さんの家族にとっても不安や問題点を点検するうえで有用だと考えられます．

　がん患者，とくに予後が悪いことが知られる膵がん患者に対し，どのように血糖コントロールや栄養食事療法のモチベーションを維持させるのがいいのでしょうか．患者さんの「どうせ長くないのなら好きに食べさせてくれ」という思いを受け止めつつ，栄養療法の重要性を理解してもらうことが重要であると考え，治療初期には，患者さんに以下のような説明を行っています．「糖尿病は尿に糖が出る病気です．つまり食べたものが身にならずに漏れてしまいます．これから病気と闘っていくためにはスタミナが必要ですが，吸収しなければいくら食べてもスタミナがつかず，筋肉がやせてしまいます．確かに抗がん剤はあなたの命を救ってくれるかもしれませんが，スタミナがなければ元気にはなれません．尿糖が出ない程度にするために血糖値を100〜200 mg/dL にしておくとよいので，食事前にしっかりインスリンを打ってスタミナをつけましょう．」

　本症例では，幸いにも術後の体重減少はなく，便の性状も安定して経過しています．今後の課題として，病状の悪化や化学療法により食事量が不安定になった場合の対応，ステロイドの投与により糖尿病が悪化した場合の対応が重要となりますが，基本的には食事量に応じた食直後スケール打ちが妥当と考えています．

栄養食事指導

　試験外泊にあたり，患者さんの家族に栄養指導を行いました．指導においては，膵臓を全摘しており，血糖コントロールが難しくなること（高血糖や低血糖を繰り返す），膵酵素の不足による吸収障害が引き起こす栄養不良への対応がポイントとなります．

　栄養量は，摂取エネルギーを標準体重あたり30 kcal とし1,900 kcal，たんぱく質70 g，脂質40 g，糖質300 g を最終目標として説明します．

　調理担当者は妻であり，患者さんは農作業がおもな仕事であるとのことでした．以前の食事内容については，玄米に大豆を入れ炊飯したものを200 g/食程度と，家で採れた野菜類を使った煮物や味噌汁が主で，たんぱく性食品は好まず，糖質中心でした．豆乳は好んでおり，野菜ジュースと混ぜて毎日飲用していたようです．また，ミカンやジュースも好物でしたが，間食は，おかき3枚をつまむ程度で習慣的に食してはいませんでした．3カ月くらい前より，禁煙・禁酒をしていたとのことでした．

まず，主食の量を一定（200g）とし，血糖値を安定させることを重点におきました．また，ジュース類の飲用は急激な血糖値の上昇が予測されるため，制限の方向で指導しました．麺類も好物とのことでしたが，咀嚼して食べることが必要である旨を追加で説明しました．低血糖時の対応方法については，ブドウ糖やそれを含むジュースの一覧表を渡しました．揚げ物や天ぷらなどの油ものについては，一度に大量に摂取すると下痢の可能性もあるため，少量ずつ，腹部症状と相談しながら調整するようにすすめました．基本的には，たんぱく性食品については，魚・肉・卵・大豆製品などを以前より意識して摂取してもらうよう説明しました．今後，栄養状態が低下していく場合は，エネルギーの摂取制限を行わず，インスリン量で調節し，低血糖に注意するよう，うながします．また脂肪摂取は過度に制限せずに，膵消化酵素補充薬で脂肪便をコントロールする方向にもっていきます．つねに栄養不良のリスクを念頭におきながら指導することとし，BMI，HbA1c，血清総コレステロール（T-Cho），血清アルブミン（Alb）などを評価項目として，今後の状況を確認していく必要があります．

経　過

　糖尿病悪化にて，膵がんが見つかり，膵臓全摘手術を行った症例です．術後の経過は順調で，強化インスリン療法とパンクレリパーゼにて退院となりました．その後，下痢は継続していますが，体重減少はありません．散歩に出かける程度の活動量にて低血糖はみられません．食欲は以前ほどにはなく，食事内容は，パンやおにぎり，麺類に，少しのおかず，野菜ジュースとのことでした．HbA1c，血清総コレステロール，血清アルブミンについても大きな変化はありませんが，尿素窒素（BUN）が高値となっており，脱水予防のため，飲水量についても説明しました．たんぱく質の摂取についても，好物の大豆製品を中心に意識して摂取してもらうよう，うながしました．今後も栄養評価を続けながら，血糖コントロールの安定を図るために，血糖自己測定（SMBG）と食事の関係を評価する予定です．

（森野勝太郎　岩川裕美）

▶文　献

1) 日本膵臓学会膵癌登録委員会 編：膵癌登録報告 2007. 膵臓, 22：e1-e94, 2007.
2) 中郡聡夫：膵臓に対する膵頭十二指腸切除および膵体尾部切除後の膵内分泌機能の変化. 膵臓, 27: 691-694, 2012.

疾患別 32 吸収不良症候群

症例

現病歴

60歳男性．36歳のときより心房細動にて薬物療法を行っていた．急に腹痛が出現し，経過をみていたが，腹痛が徐々に悪化したため救急外来を受診した．各種検査の結果，急性腸間膜動脈塞栓症と診断され，緊急手術を行った．小腸は広範に壊死を起こしており，空腸は70cm，回腸は回盲弁を含めて20cmを温存した小腸切除術が施行された．

家族歴

とくになし．

既往歴

36歳，心房細動．

生活歴

喫煙歴：なし，飲酒歴：機会飲酒．

入院時現症

身長 175cm，体重 75kg，BMI 24.5kg/m² (標準体重 67.4kg)．

主要検査所見

- WBC 26,800/μL
- RBC 458×10⁴/μL
- Hb 9.8g/dL
- Ht 35.8%
- Plt 18.6×10⁴/μL
- TP 5.8g/dL
- Alb 2.8g/dL
- T-Cho 200mg/dL
- 鉄 8μg/dL
- ビタミン B₁₂ 204 pg/mL
- CRP 7.25mg/dL
- 心電図：心房細動
- 胸腹部 X 線検査：異常なし

📁 病態〜どのような異常なのか〜

　　吸収不良症候群とは消化吸収機能が低下した結果，種々の栄養障害を引き起こす疾患の総称ですが，具体的には，消化管内腔内から腸粘膜刷子縁膜までの「消化」，腸粘膜上皮細胞における「吸収」と門脈・リンパ系への「転送」機能の低下により栄養障害が惹起されている病態の総称です．したがって，消化吸収障害をきたす疾患は多岐にわたりますが，短腸症候群も吸収不良症候群の1つです(図32-1)．

　　吸収不良症候群の治療としてはまず，低栄養状態の改善を図りますが，原疾患が確定したら根本的な治療を行うことが基本です．原疾患を治療することにより消化吸収障害の改善が期待できます．吸収不良症候群に対する栄養治療は経口摂取が可能な場合には低脂肪・高炭

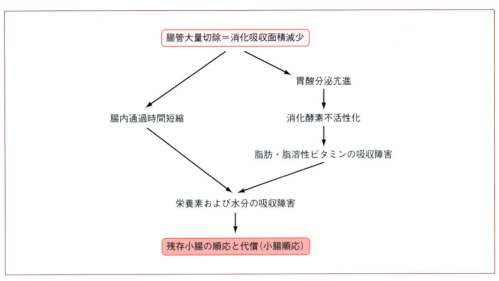

図32-1 ● 腸管切除と吸収障害

水化物食が基本ですが，経腸栄養療法の併用も有効です．静脈栄養は，下痢や腹痛などの腹部症状が強い場合や栄養状態がきわめて不良の場合に中心静脈栄養の適応となりますが，静脈栄養の場合には投与エネルギー量が不十分であれば栄養状態の改善は望めません．しかし，急激に高エネルギーを投与すると，リフィーディング症候群（p.173参照）の危険があるため，投与エネルギー量の設定には注意が必要です．また，静脈栄養を実施する場合には，脂肪乳剤の併用やビタミン，微量元素の補充は重要です．中心静脈栄養を長期に行うと，腸粘膜の萎縮や腸管免疫機能の低下が引き起こされるので，腸管機能を評価して腸管を用いた栄養治療へ変更ないし併用すべきです．

病態の読み方

　本症例は，急性腸間膜動脈閉塞症により小腸の壊死がみられたため，腸管の広範な切除を行い，空腸を70cm，回盲弁を含めた回腸を20cm残存した，短腸症候群の一例です．短腸症候群は残存空腸が100cm未満と定義され，脂肪の吸収障害がみられますが，大腸および回盲弁も切除されている場合には腸内通過時間が短縮されるため，糞便量，脂肪とたんぱく質の排泄量はさらに増加します．また，回盲弁が温存され，残存小腸が50cm以上の場合に

本症例のPoint!

- ☑ 吸収不良症候群の病態を理解する
- ☑ 短腸症候群かどうか評価する
- ☑ 残存小腸の長さを確認する
- ☑ 経腸栄養剤を選択する

は，中心静脈栄養から離脱できる可能性が高いです．本症例は，空腸が70cm，回盲弁が残存されているため，経口摂取を目指した栄養治療を行うこととしました．栄養治療は臨床病期を基本にし，腹部症状としての便通の状態をみながら中心静脈栄養から始めます（図32-2）．第Ⅰ期（術直後期）は中心静脈栄養を行い，電解質，ビタミン B_1，B_2，B_{12}，葉酸，微量元素のモニタリングを行いました．第Ⅱ期（回復適応期）は下痢が減少し，消化吸収機能が回復してきているため，中心静脈栄養を中心に経腸栄養療法を行います．最初に用いられる経腸栄養剤としては，ほとんど脂肪を含まない成分栄養剤を用いますが，下痢の状況をみて半消化態栄養剤から食事へと移行します．第Ⅲ期（安定期）には残存小腸の代償レベルは最大限に達し，下痢症状はコントロールされているため，中心静脈栄養からの離脱を視野に入れた栄養療法を行いますが，脂肪の吸収障害は炭水化物やたんぱく質と比較して長期にわたることを念頭においた栄養治療を行うことが必要です．

栄養食事指導と経過

本症例のような小腸大量切除では，小腸粘膜が絶対的に減少するため消化吸収障害をきたす可能性が高いと考えられますが，回盲部が残存しており，残存小腸の長さから，経口摂取は可能になると判断しました．術直後から約1カ月は水溶性下痢が1日10〜15回であったため中心静脈栄養を導入し，必要栄養量はHarris-Benedictの式で求めた基礎代謝量（BEE）に活動係数（AF）1.0と傷害係数（SF）1.5を乗じて2,200 kcal/日と設定しました．あわせてリフィーディング症候群に注意し，徐々にエネルギー量を増加することとしました．

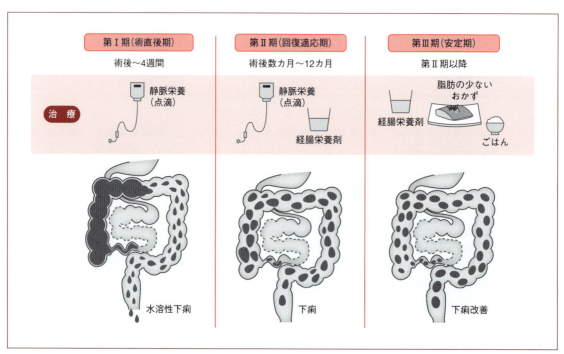

図32-2 ● 小腸広範囲切除後の臨床病期と腹部症状

術後28日目より水溶性下痢が1日4～6回程度に減少したため，第Ⅱ期（回復適応期）に入り代償機能が働きはじめたと判断し，経腸栄養の併用を開始しました．脂肪の吸収障害のため，経腸栄養剤は脂肪含有量の少ない成分栄養剤を選択し，経鼻経管栄養法で，投与速度は20 mL/時（480 kcal/日）から開始し，不足分の栄養量は中心静脈栄養を併用して補い，必須脂肪酸が欠乏しないよう脂肪乳剤の投与もあわせて実施しました．腹部症状の悪化がみられないことを確認し，24時間ごとに40 mL/時，60 mL/時，80 mL/時と投与速度を上げました．その後，下痢の回数が1日2～3回程度に減少したため，第Ⅲ期（安定期）に入ったと判断し，流動食（900 kcal）から経口摂取を開始し，不足分の必要栄養量を中心静脈栄養と経腸栄養を併用して補給しました．腹部症状を観察しながら徐々に食事量と食形態をアップし，中心静脈栄養からの離脱を目指しました．術後5カ月目には一般常食を1,600 kcal程度摂取できるようになり，中心静脈栄養を中止することができましたが，必要栄養量の不足分は半消化態栄養剤の経口摂取で補うことにしました．下痢症状がコントロール可能であったため，自宅退院を検討し，術後6カ月目に退院後の栄養食事指導を実施しました．指導内容としては，小腸の機能について十分に説明をして，食事療法の重要性を理解してもらいました．食事療法として，脂肪が少なく，たんぱく質の多い食品（牛豚ヒレ肉，皮なし鶏肉，魚，豆腐など），食物繊維が少なく炭水化物が豊富な食品（米飯，うどん，パン，パスタ，サトイモ，ジャガイモなど）を摂ることを指導しました．

（鈴木壱知　牧岡　舞）

疾患別 33 便通異常（下痢）

症例

現病歴

58歳男性．50歳ごろから職場の健診で高血圧を指摘されていたが，自覚症状がないため放置していたところ，最近になり頭痛を自覚するようになった．仕事中に，急に激しい頭痛・嘔気がみられたため，外来を受診し，頭部CT検査を施行し脳出血の診断で入院となった．

家族歴

とくになし．

既往歴

50歳ごろから高血圧．

入院時現症

身長 172 cm，体重 78.5 kg，BMI 26.5 kg/m^2（標準体重 65.1 kg）．血圧 200/126 mmHg．入院後に血圧の管理と脳圧降下剤の投与などの脳出血に対する薬物療法を開始した．病状が安定したためリハビリテーションを開始し，成分経腸栄養剤（エレンタール®配合内服剤）の経鼻法による経腸栄養療法を開始した．経腸栄養剤の投与は投与エネルギー量を1,800 kcalとし，1日3回の間欠投与による経腸栄養療法を行った．経腸栄養開始後，1日4～5回の泥状便がみられるようになった．

主要検査所見

・WBC 6,500/μL	・RBC 532×10^4/μL	・Hb 16.8 g/dL	・Ht 53.5%
・Plt 20.1×10^4/μL	・TP 6.5 g/dL	・Alb 4.0 g/dL	・AST 32 IU/L
・ALT 38 IU/L	・γ-GTP 56 IU/L	・T-Cho 286 mg/dL	
・空腹時血糖値 108 mg/dL	・HbA1c 5.8%		
・心電図：異常なし	・胸腹部X線検査：異常なし		

📁 病態～どのような異常なのか～

　便通異常には下痢症と便秘症があり，便秘とは「3日以上排便がない状態，または毎日排便があっても残便感がある状態」と定義されます．一方，下痢とは糞便中の水分量が異常に増加した状態と定義されます．消化管内での水分の移動は食事と飲水によるものが約2L/日，唾液や胃液によるものが約7L/日と，約9L/日もの水分が小腸に流入しています．その約70％は小腸から，約20％は右側大腸から吸収され，通常1日に糞便中に排泄される水分量は100～200 mLとなります．下痢は発生機序から，①腸管内浸透圧の上昇により体液の腸管内移行が亢進すること，②ホルモン，脂肪酸，エンテロトキシンなどによる腸管壁の分泌が

表33-1 ● 下痢を起こす可能性のある薬剤

- 胃酸抑制剤（H₂受容体拮抗薬，プロトンポンプ阻害薬）
- 制酸剤（マグネシウムを含有するもの）
- 抗不整脈薬（Na チャネル遮断薬）
- 抗菌薬
- コルヒチン
- 降圧薬（β遮断薬）
- 抗腫瘍薬
- ビタミンおよびミネラル，サプリメント
- 経腸栄養剤

亢進すること，③炎症による浸出液の増加がみられること，④腸管の運動異常（腸管運動の亢進，低下）の4つの機序によって起こるとされますが，投与されている薬剤が原因である医原性の下痢に対しても注意が必要です（表33-1）．薬剤による下痢は，多くの場合は治療のために用いた薬によって腸の粘膜の損傷と腸管の運動亢進や腸内細菌のバランスを著しく変化させ，多くは投与開始後1〜2週間以内に下痢がみられます．一方，経腸栄養療法時にみられる下痢の原因には，腸管における吸収障害，高浸透圧性，経腸栄養剤や経腸栄養ルート・チャンバーなどの細菌感染による細菌性腸炎があります．まず，感染症によるものや，下剤，制酸剤，抗生物質の投与など原疾患の治療などで用いた薬剤性の下痢を除外することが重要です．

病態の読み方

本症例は，58歳の脳出血後の患者さんが栄養補給法としての経腸栄養療法施行中に下痢をきたした症例です．本症例の絶食時間は約1週間程度だったため，消化管機能には問題がないと判断し，栄養管理方法として経腸栄養を選択しました．

しかし，経腸栄養療法の開始後早期に下痢が出現し，*Clostridium difficile*（クロストリジウム・ディフィシル）検査は陰性，糞便の細菌検査で病原性の細菌が認められなかったこと，他の下痢の原因となる薬剤の使用がないことから，経腸栄養療法による下痢と考えました．栄養剤自体の汚染，経腸栄養ルート・チャンバーなどの用具の汚染も否定的と考えました．投与された経腸栄養剤が成分経腸栄養剤であったことから，高浸透圧性の下痢または投与速

本症例のPoint!

- ☑ 栄養療法の選択をうながす
- ☑ 下痢をきたす病態を理解する
- ☑ 経腸栄養剤の種類と経腸栄養療法にともなう下痢の対策を講じる
- ☑ 経口摂取移行後の下痢予防策をとる
- ☑ 下痢を起こしやすい食品を確認する

度が速いことが原因の下痢と考えました．成分経腸栄養剤は脂肪含有量が少なく，窒素源がアミノ酸であることから消化を必要としないため，吸収能の低下した状態でも用いられる反面，高浸透圧性の栄養剤であることから，腸管内の浸透圧が亢進することにより体液が腸管内へ移行することで下痢を起こす可能性があります．そこでまず，浸透圧の低い半消化態栄養剤（ラコール® NF 配合経腸用剤）へ変更し，投与方法も間欠投与から持続投与へ変更し，経腸栄養剤の投与速度をまず 20 mL/時程度の少量から開始し，腹部症状を確認しながら徐々に増量することとしました．

栄養食事指導と経過

本症例は，下痢の原因（図 33-1）のうち浸透圧上昇によるものと考えました．まず，経腸栄養剤を浸透圧の低い半消化態栄養剤（ラコール® NF 配合経腸用剤）に変更し，投与方法も間欠投与から持続投与に変更を行いました．必要栄養量は Harris-Benedict の式で求めた基礎代謝量（BEE）に活動係数（AF）と傷害係数（SF）を乗じて 2,000 kcal/日に設定しました．経腸栄養剤は持続投与とし，投与速度を 20 mL/時（480 kcal/日）から開始したため，必要エネルギー量の不足分は静脈栄養を併用して補うことにしました．3 日後には下痢の改善傾向がみられたため，症状の推移を観察しながら 2〜3 日ごとに 20〜30 mL/時ずつ徐々に投与速度を上げていきました．10 日後には 80〜85 mL/時で下痢の出現がなく，必要栄養量まで経腸栄養剤を増量することができました．14 日後より 1 回 300〜400 mL（300〜400 kcal）を 1 日 6 回の間欠投与に切り替えましたが，下痢症状は増悪なく推移しました．嚥下訓練を開始し，21 日後より 1,000 kcal/日程度の全粥軟菜食で経口摂取が可能となったため，不足エネルギーを経腸栄養剤 1 回 300〜350 mL（300〜350 kcal），1 日 3 回の間欠投与の併用で補うこととしま

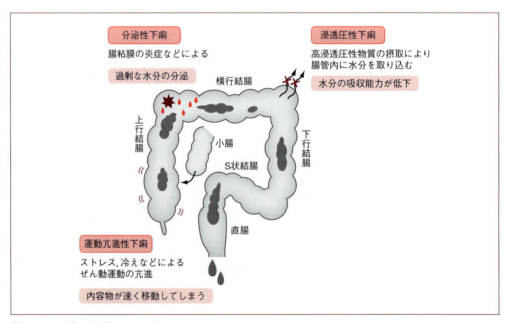

図 33-1 ● 下痢の発生メカニズム

した．自宅への退院が検討され，退院後は在宅介護で経腸栄養剤を併用することとなりましたが，家族と本人より「また下痢を起こすのではないか」という不安の声が聞かれたため，食事の注意点などを指導しました．下痢に対する食事療法として，消化管に負担をかけないよう1回の食事の量を少なくし，消化のよいものを摂取することを指導しました．さらに，腸管を刺激する可能性がある食事として，香辛料（とくに唐辛子）を多く使った食事や刺激性のある野菜類（ネギ，タマネギ，ニンニクなど）を多く使った食事を控えるように指導しました（p.103，図19-2 参照）．また，カフェイン飲料（紅茶やコーヒーなど），アルコール類，炭酸飲料を避けることも指導しました．飲み物は冷たいものや1回に飲む量が多いと下痢を助長するので注意し，睡眠を十分にとり，規則正しい食生活を心がけるよう指導しました．

（鈴木壱知　牧岡 舞）

疾患別 34 COPD

症例

現病歴

69歳男性．60歳時に職場の健診にて肺野に異常陰影を指摘され，肺結核，結核性胸膜炎と診断され，当院に入院した．このときに同時にCOPDと診断されている．結核およびCOPDと診断されるまで，20歳時から多い日では1日60本の喫煙を行っていた．退院後は外来にて加療を継続されていたが労作時の呼吸困難があり，在宅酸素療法導入および呼吸リハビリ目的で当院入院となった．

家族歴

とくになし．

既往歴

とくになし．

入院時現症

身長169.5cm，体重66kg，BMI 23.0kg/m^2，血圧132/64mmHg，脈拍78/分，呼吸数20/分，体温36.3℃，安静時SpO_2 88～92％，6m歩行でSpO_2は最低70％，頭部および胸腹部に特記すべき所見なし，ばち指を認める．

主要検査所見

- WBC 6,670/μL
- RBC 493×10^4/μL
- Hb 16.2g/dL
- Ht 47.2％
- Plt 15.1×10^4/μL
- AST 21 IU/L
- ALT 16 IU/L
- γ-GTP 54 IU/L
- TP 6.8g/dL
- Alb 4.2g/dL
- ChE 288mg/dL
- Cr 0.83mg/dL
- BUN 19mg/dL
- T-Cho 200mg/dL
- HDL-C 85mg/dL
- LDL-C 94mg/dL
- TG 150mg/dL
- 血糖値 90mg/dL
- CRP 0.0mg/dL
- 血液ガス：pH 7.419，pCO_2 38.2mmHg，pO_2 70.6mmHg，HCO_3^- 24.2mol/L，SaO_2 94.2％
- 呼吸機能検査：VC 4.17L，FVC 3.82L，FEV_1 0.83L，％FEV_1 21.73％
- 胸部CT：両側肺野に著明な気腫状変化を認める
- 体組成分析：骨格筋量25.7kg（標準値26.9～32.9kg），体脂肪量17.5kg（標準値7.6～15.2kg）

病態～どのような異常なのか～

　　COPD（慢性閉塞性肺疾患）は，タバコ煙を主とする有害物質を長期に吸入曝露することで生じる肺の炎症性疾患です．臨床症状は体動時の呼吸困難，慢性の咳嗽や喀痰であり，呼吸機能検査では正常に復することのない気道閉塞の所見を呈します（図34-1）．病期分類は，努力性肺活量（FVC）のうち最初の1秒間に吐き出された気体量（FEV_1）の割合〔％〕である一秒率（％FEV_1）によって，分類されます（表34-1）．

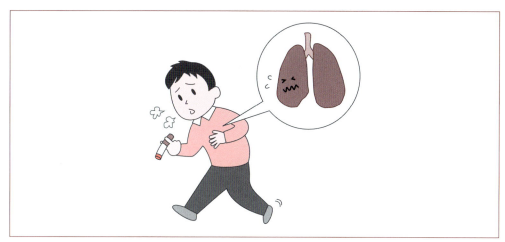

図34-1 ● COPD（慢性閉塞性肺疾患）患者の様子

表34-1 ● COPD（慢性閉塞性肺疾患）の病期分類

分類	気流閉塞	一秒率〔%FEV$_1$〕
Ⅰ期	軽度	80%以上
Ⅱ期	中等度	50%以上80%未満
Ⅲ期	高度	30%以上50%未満
Ⅳ期	きわめて高度	30%未満

出典：日本呼吸器学会 COPD ガイドライン第4版作成委員会 編：COPD（慢性閉塞性肺疾患）診断と治療のためのガイドライン 第4版，p.30，メディカルレビュー社，2013．

　COPD 患者では高頻度に栄養障害が合併し，%IBW（現在の体重/理想体重×100）や BMI は肺機能と有意に相関し，%IBW の減少した患者さんでは呼吸筋力の低下も認められます．除脂肪体重の減少は運動耐容能の低下とも関連しており，また体重減少は気流閉塞とは独立した予後因子となります．COPD の栄養障害には喫煙や薬剤の影響，呼吸困難感や社会的要因および精神的要因からの食思不振による摂食量の低下のほかに，全身炎症にともなうイン

本症例のPoint!

- ☑ 運動後に著明な SpO$_2$ の低下を認めていることを確認する
- ☑ 一秒率（%FEV$_1$）が著しく低下していることを認識する
- ☑ 肝機能および腎機能低下の有無，糖質および脂質代謝異常の有無を確認する
- ☑ 現時点では標準体重であることを確認する
- ☑ 体脂肪量が多く，骨格筋量は不足していることを把握する
- ☑ 呼吸状態の悪化にともない，今後，活動量や栄養摂取量の低下，消費エネルギーの増大などが懸念されることを理解する

ターロイキン-6（IL-6）やTNF-αなどの炎症性サイトカインによって生じる代謝異常（異化亢進）や，気流閉塞や肺過膨張による換気効率の低下にともなう呼吸筋酸素消費量の増大による代謝亢進が関連しています．

病態の読み方

本症例は約40年間，1日20本の喫煙を行っており，典型的なCOPDの病歴と考えられます．また現在の状態は，労作時の呼吸困難を自覚しており，あわせて歩行によってSpO$_2$も88〜92%から70%にまで低下することより，臨床症状としては重篤と思われました．肺機能検査でも一秒率（%FEV$_1$）は21.73%と30%を下まわっており，COPDの重症度分類（表34-1）に照らし合わせても，最重度の病期Ⅳ期COPDであると考えられました．そのため，入院中に在宅酸素が導入され，抗コリン吸入薬，β$_2$刺激吸入薬，ステロイド吸入薬の調整が行われました．

COPDの重症度に比べて，体重減少も認めず，BMIの低下もなく，栄養状態は良好なように思われましたが，体組成分析を行ったところ除脂肪体重（骨格筋量）の減少があり，COPD患者に生じる筋蛋白質の異化亢進がすでに認められることがわかりました．COPDでは血中の二酸化炭素の上昇を防ぐために，呼吸商の低い脂質のエネルギー比率を高めることも行われますが，本症例では血中の二酸化炭素の上昇はなく，また体脂肪量が増加しているので，脂質エネルギー比の増量は行わず，一方で筋蛋白量の維持のために，たんぱく質はしっかりと摂取してもらうこととしました．

栄養食事指導

一見，栄養状態には問題がないように思われますが，病期が進行しているため，以前と比べて変化がないか調べる必要があります．なぜならば，栄養障害が高度になると，栄養治療の効果が得られにくくなり，とくにCOPD患者は，呼吸状態の悪化により，摂食そのものが難しくなるため，早期介入が重要であるからです（図34-2）．

本症例では，体重の変化はこの10年間で認められず，また食欲の低下はなく，むしろ禁煙により増加しているくらいでした．食事中の呼吸困難感も認めていません．自宅での活動量は基本的に自立しており，1日1時間の散歩と，月1〜2回のゴルフ（1回5時間）を行っています．身体活動レベルは1.3程度ですが，労作時呼吸困難により，以前より低下しているように思われました．自宅での食事摂取量はエネルギー2,250 kcal（35.6 kcal/kg IBW．うちアルコール500 kcal），たんぱく質65 g（1.0 g/kg IBW）でした．

本症例の体重は標準体重ではありますが，体脂肪量が多く，骨格筋量は不足していました．骨格筋量の不足は原疾患（COPD）のためと思われますが，体脂肪量過多には，飲酒による影響もあると思われました．肥満による内臓脂肪の蓄積は横隔膜運動を低下させるため，注意すべきであり，節酒が必要であると考えました．また，CO$_2$の貯留がなく，体脂肪量過多である本症例では，呼吸商を考慮した高脂肪食は不要であると考えました．

一方，現在，食欲不振はありませんが，以前に比べると体重は減っており，今後はエネ

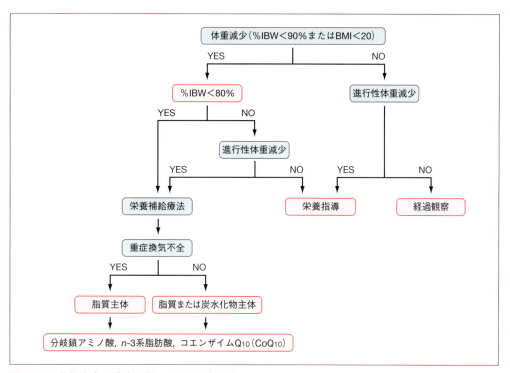

図 34-2 ● 栄養治療の適応に関するアルゴリズム
運動療法を実施する場合はすべての患者で栄養補給療法を検討する.
[吉川雅則, 木村 弘:呼吸器疾患における栄養管理の実際, 呼吸と循環, 55:997-1005, 医学書院, 2007 を一部改変]

ギー消費量の増大が懸念されます. 病状が進行すると食欲不振を生じる可能性もあり, 極端な減量を誘発しないように指導を行うべきと考えられ, また, 経口摂取量低下時の対策として, 栄養剤の経口摂取についても触れておくとよいと思われました. 骨格筋量低下に対し, たんぱく質摂取量を 1.20 g/kg IBW 程度に増量するよう指導し, あわせてリハビリテーションで指導されていることを遵守するよう, うながすことが望ましいと考えました.

経 過

栄養評価にもとづき栄養食事指導を行い, 退院後の外来栄養指導時に聞き取りを行ったところ, アルコール量は減少し, たんぱく質の摂取量は増加していました. また, 体脂肪はやや減少し, 下肢の筋肉量は増加していました. 今後も外来にて栄養指導を継続することとしました.

COPD は病期によって栄養状態が大きく変化し, また全身の炎症や代謝の亢進など病態が複雑です. そのため, 呼吸状態や病状進行の程度, 栄養関連項目の変遷, 生活背景などをよく確認したうえで, 介入する必要があります. 筋蛋白質の異化抑制や合成促進を目的とした分岐鎖アミノ酸摂取や, 炎症の制御を目指した n-3 系脂肪酸摂取の有効性が報告されており,

本症例においても，基本的な食生活の改善を行ったうえで，今後は使用を考慮していくことにしました．

（小倉雅仁　大島綾子）

▶文　献

1) 日本呼吸器学COPDガイドライン第4版作成委員会 編：COPD（慢性閉塞性肺疾患）診断と治療のためのガイドライン 第4版，第Ⅲ章C, p. 78-81, メディカルレビュー社, 2013.
2) 日本呼吸ケア・リハビリテーション学会呼吸リハビリテーション委員会，日本呼吸器学会ガイドライン施行管理委員会，日本リハビリテーション医学会診療ガイドライン委員会・呼吸リハビリテーションガイドライン策定委員会，日本理学療法士協会呼吸リハビリテーションガイドライン作成委員会 編：呼吸リハビリテーションマニュアル―患者教育の考え方と実践―, p.102-115, 照林社, 2007.
3) 千田一嘉, 原田　敦：サルコペニアと慢性全身性炎症性疾患としてのCOPD, 医学のあゆみ, 239: 451-456, 2011.

Topics & Key Words

リフィーディング症候群

　リフィーディング症候群とは，重篤な低栄養状態に陥っている患者さんに栄養補充を行った際にしばしばみられる病態をいいます．リフィーディング症候群では，低リン血症をはじめとする血清電解質異常，および体液貯留が特徴的で，不整脈や心不全を引き起こし，多臓器不全から死に至る場合があります．
　低栄養状態では，低インスリン血症のもと，タンパク質分解の亢進が起こり，エネルギー基質として脂肪分解を用いています．低栄養状態で急速な栄養補充を行うと，インスリン分泌が促進され，エネルギー基質が脂肪から糖質へと移行します．インスリン分泌促進により細胞内にグルコースおよび電解質（リン，カリウム，マグネシウム）が大量に流入する結果，低リン血症をはじめとする血清電解質異常が生じ，不整脈の原因となります．また，インスリン分泌促進は，腎尿細管でのナトリウム再吸収増加をもたらし，体液貯留から心不全を引き起こします．加えて，急速なグルコース代謝により，必要なビタミンB_1が枯渇し，心不全や中枢神経障害（ウェルニッケ・コルサコフ症候群）の原因となります．
　リフィーディング症候群は，神経性食思不振症に代表される摂食障害やアルコール依存症，うつ状態といった精神疾患において起こるほか，消化器疾患やがん化学療法にともなう長期間の低栄養状態においても起こります．リフィーディング症候群のリスク因子を表に示します．このような項目にあてはまる患者さんには慎重な栄養補充が必要です．
　具体的には，初期投与エネルギー量は10 kcal/kg/日以下から行い，4〜7日かけて必要量まで増量することがすすめられます．とくに危険と考えられる患者さん（BMI＜14，もしくは15日を超える絶食）では5 kcal/kg/日以下から開始し，心拍モニターを行うことを考慮します．また，ビタミンB_1の補充（経口であれば300 mg/日）がすすめられ，栄養補充前に血清中の値が高くなければ，カリウム，リン，マグネシウムの補充を考慮します．
　リフィーディング症候群のリスクが高い患者さんを把握し，慎重な栄養療法を行うことと，栄養療法中の患者さんの状態を注意深く監視することが重要です．

表 ● リフィーディング症候群の高リスク群（英国NICEガイドラインより）

下記の基準1つ以上
・BMI　16未満
・過去3〜6カ月で15％を超える，意図しない体重減少
・10日間を超える絶食
・再摂食前の低カリウム血症，低リン血症，低マグネシウム血症

もしくは，下記の基準2つ以上
・BMI　18.5未満
・過去3〜6カ月で10％を超える，意図しない体重減少
・5日間を超える絶食
・アルコール依存の病歴や，インスリン・化学療法・制酸薬・利尿薬の使用歴

（田中大祐）

疾患別 35 免疫抑制状態（易感染性）

症例

現病歴

66歳女性．昨年8月（65歳時）ごろより38～39℃の発熱を認め，近医での精査で，成人T細胞白血病のリンパ腫型と確定診断を受けた．診断2カ月後より化学療法を開始されたが，同種造血幹細胞移植の希望があり，4カ月後，当院血液内科に紹介された．移植適応検査と並行して近医で化学療法を継続していたが，7カ月後の本年3月，骨髄移植のため，当院血液内科に入院した．

既往歴

とくになし．

家族歴

父：胃がん．

生活歴

飲酒歴：極少量，喫煙歴：なし．

入院時現症

身長 150.7 cm，体重 42.6 kg，BMI 18.8 kg/m^2（標準体重 50.0 kg），体温 35.5℃，脈拍 127/分，血圧 106/66 mmHg．頸部，鎖骨上窩リンパ節腫脹なし，腹部：平坦，軟，腸蠕動音やや弱い，下腿浮腫（－），左上腕 ポート留置あり．

主要検査所見

・WBC 2,640/μL	・RBC 315×10^4/μL	・Hb 9.5 g/dL	・Ht 27.7%
・Plt 23.0×10^4/μL	・TP 7.0 g/dL	・Alb 3.6 g/dL	・AST 36 IU/L
・ALT 35 IU/L	・LDH 232 IU/L	・γ-GTP 44 IU/L	・ChE 304 mg/dL
・T-Bil 0.5 mg/dL	・Cr (eGFR) 0.49 mg/dL (94.0)		・BUN 19 mg/dL
・UA 2.2 mg/dL	・T-Cho 191 mg/dL	・随時血糖値 109 mg/dL	・Na 137 mEq/L
・K 4.0 mEq/L	・Cl 99 mEq/L	・Ca 9.3 mg/dL	・CRP 0.5 mg/dL

病態～どのような異常なのか～

　成人T細胞白血病・リンパ腫（ATLL）はヒトT細胞白血病ウイルス1型（HTLV-1）によって引き起こされる白血病もしくはリンパ腫であり，西南日本に多く，リンパ節腫脹，肝脾腫，皮膚病変，高カルシウム血症を特徴とします．末梢血中のATLL細胞は，免疫担当細胞であるT細胞ががん化したもので，強い免疫不全をきたし，真菌，原虫，寄生虫，ウイルスなど

による日和見感染症を高頻度に合併します．血清 LDH（乳酸脱水素酵素）上昇，血清カルシウム値，可溶性インターロイキン-2受容体（可溶性 IL-2R）の増加もみられ，肝機能障害や低蛋白血症もきたします．

① 成人Ｔ細胞白血病の治療指針

ATLL の臨床病型により治療方針を決定します．くすぶり型と，予後不良因子のない慢性型は，ATLL そのものに対しては経過観察とし，日和見感染症などの合併症に対する治療を行います．慢性型の予後不良因子とされている尿素窒素（BUN），LDH の上昇，アルブミン値の低下のいずれかを有する場合は，化学療法の適応となります．また急性型，リンパ腫型は急速に進行するため，すみやかに化学療法を開始する必要があります．ATLL 細胞はしばしば化学療法に抵抗性を示し，一時的に寛解が得られても，再発率が非常に高いことが問題となっていました．近年，ATLL に対する同種造血幹細胞移植（図35-1）の有効性が発表され，ATLL の治癒も期待できるようになりつつあります．

② 免疫抑制状態

感染やその他の疾患に対する免疫系の働きが抑制された状態です．骨髄移植や臓器移植では，ドナー組織への拒絶反応を抑制するために，薬物を用いて意図的に免疫抑制を誘発します．また，エイズやリンパ腫，糖尿病などの疾患や，がんに対する化学療法の結果として生じる場合もあります．

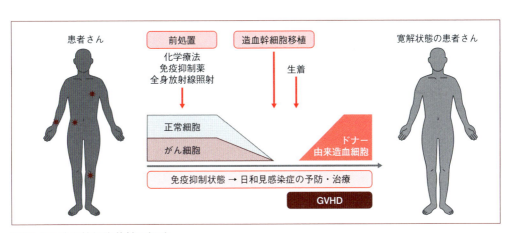

図35-1 ● 造血幹細胞移植の概略

本症例のPoint!

- ☑ 成人Ｔ細胞白血病・リンパ腫の病態と病状を把握する
- ☑ 骨髄移植前後の栄養状態，栄養摂取状況を把握する
- ☑ GVHD（移植片対宿主病）発症時の対応および栄養管理を行う
- ☑ 免疫抑制状態における食事管理を行う

③ 移植片対宿主病

造血幹細胞移植の場合には，移植片である造血幹細胞が少数のため，強い移植前治療を用いて患者さん本人の免疫を抑制しておかなければ，移植片が容易に拒絶されてしまいます．ドナー由来のリンパ球は，移植片の生着を助け，強い移植前治療により免疫抑制状態にある患者さんを感染症から守るとともに，残存する白血病細胞を攻撃するなど，非常に重要な役割を担っています．しかし一方で，移植片由来のリンパ球が患者さんの臓器を自己と異なるものとして攻撃してしまい，多臓器の障害をきたすことがあり，この状態を移植片対宿主病（GVHD）とよびます．GVHDの治療としては，免疫抑制薬の種類や量の調整，ステロイド薬の追加などが行われます．

病態の読み方

近医での精査で，陽電子放出断層撮影-コンピュータ断層撮影検査（PET-CT）での頸部，縦隔，腋下，腹部，全身骨にFDGシグナルの集積，HTLV-1抗体陽性，左腋下リンパ節生検でのCD4陽性T細胞腫瘍などの所見から，成人T細胞白血病のリンパ腫型と確定診断されました．リンパ腫型であり，急速に進行する可能性もあるため，すぐに化学療法が開始されました．骨髄移植前の検査で，ATLLもしくは化学療法にともなう日和見感染とみられる肺炎を認めましたが，適切な抗生物質による治療で軽快し，大きな合併症なく骨髄移植を行うことができました．移植後，GVHDによる嚥下痛や下痢症状があり，経口摂取量の低下を認めました．ATLL細胞が消化管に浸潤した場合は潰瘍形成や腫瘤を認めることもありますが，内視鏡検査では消化管に明らかな粘膜病変を認めませんでした．また，GVHDによる皮膚症状に対してステロイドでの治療も行われており，それにともなう耐糖能異常を認めましたので，血糖コントロールのためインスリンを導入し，調整を行いました．

栄養食事指導と経過

移植前に低栄養や肥満があると移植後の予後が不良との報告があるため，移植前より栄養介入が必要となります．

本症例における入院時の栄養評価はBMI 18.8 kg/m²と標準体格で，化学療法開始から移植目的入院までの体重減少率が3カ月で2％，軽度肝機能障害がありましたが，血清アルブミン値（Alb）3.6 g/dLと低栄養を示す所見はありませんでした．

移植の前処置（化学療法・全身放射線治療）により，嘔気，嘔吐，食欲不振などの消化器症状を主体とする副作用を呈することがあるため，経口摂取量の確認が必要となります．本症例では，前処置開始後よりフルダラビンによる嘔気と食欲不振を認め，4日目より経口摂取量の低下を認めました．

エネルギー設定は日本静脈経腸栄養学会「静脈経腸栄養ガイドライン 第3版」でBEE（Harris-Benedictの式で求めた基礎代謝量）×1.3～1.5 kcal/日とされていますが，BEE×1.0～1.3 kcal/日でも体重維持，筋肉量の維持ができるとの報告もあります．本症例では食事内容を調整し，栄養補助食品を利用のうえ，BEE×1.0 kcal/日の摂取を維持できるよう管理を行

いました．嘔気症状は軽快しなかったため，移植後の食事摂取量の低下を見越し，中心静脈栄養法(TPN)の併用で栄養量を維持し，同時に制吐剤も開始されました．

栄養療法として移植治療による消化管粘膜障害予防のため，前処置開始前より体重1 kgあたり0.3～0.5 g/日のグルタミン CO®服用が有効という報告があります．グルタミンは粘膜のエネルギー基質として利用されており，侵襲下での利用が高まります．本症例でも食事とともに提供し，粘膜障害に関する有害事象のグレード分類は2以下で経過しました．腎機能障害がある症例では，腎機能および経口摂取量を考慮してグルタミンの投与量を検討する必要があります．

移植後はGVHDによる消化器症状(吐き気，下痢，口腔粘膜炎)の出現により経口摂取量の低下や栄養の吸収障害が起こることが多いため，患者さんの症状により TPN 併用での栄養管理が必要となります．本症例も GVHD による嚥下痛，下痢症状があり，経口摂取量の低下を認めました．TPN は移植後も継続され，症状に対応する食形態や食品の選択，適宜選択食を導入するなど，精神的負担が患者さんにかからないよう介入を継続しました．経口摂取エネルギーは少ないときで300～400 kcal/日程度となりましたが，TPN 併用により総エネルギー摂取量は1,200～1,300 kcal/日程度(基礎エネルギー消費量 BEE×1.2～1.3 kcal)を維持することができました．体重変動は入院時から退院時までの減少率が2カ月で4.3%と栄養障害には至らず経過しました．

退院時には1回の食事量の増加が困難であったため，分割食の実施および血糖値に配慮した食事摂取方法，低血糖時の対処について指導しました．また退院後も免疫抑制薬の使用を継続するため，感染に留意した食品選択の指導を行いました．今後は1回の食事量の確認および体重や栄養状態の評価を行い，状況にあわせて食事摂取方法についての指導を継続する予定です．

表35-1 ● 造血幹細胞移植時の食品選択

摂取してよい食品	摂取を避ける食品
加熱した魚・肉・卵・水 (野菜，果物：次亜塩素酸ナトリウムに10分浸漬後，飲料に適した流水洗浄後，皮をむくか加熱調理を行う)	生の魚・肉・卵・野菜・果物・生水など
個包装の飲むヨーグルト，ヨーグルト，殺菌表示のある牛乳	殺菌されてない乳製品
プロセスチーズ	ナチュラルチーズ
加熱調理した味噌	非加熱調理の味噌
充填豆腐，殺菌表示のある豆腐	納豆，殺菌表示のない豆腐
梅干し	漬物，減塩の梅干し
缶・ペットボトル・ブリックパックに入った飲料 (開封後は冷蔵保存し，24時間過ぎたら廃棄)	外国製のミネラルウォーター
缶詰・レトルト食品	容器の破損・変形・膨張のある缶詰・レトルト食品
少量個包装のゼリー，プリン，菓子類	生クリーム，ハチミツ，ドライフルーツ

摂取してよい食品は賞味期限・消費期限内とする．

・低菌食および感染に留意した食品選択について

　移植前後は治療にともない免疫抑制状態になるため，感染予防のための食品管理が必要となります．日本造血細胞移植学会「造血細胞移植ガイドライン 移植後早期の感染管理 第2版」では調理方法や食品の選択(表35-1)に関して基準を設けています．「大量調理施設衛生管理マニュアル」に従った食事を提供している病院では，移植患者にも安全な食事が提供されています．移植前後に持ち込み食が必要な場合は，ガイドラインの食品選択基準に従って対応を行います．

　当院では「ニュークックチルシステム」を導入しており，より安全性の高い状態での食事提供が可能となっています．免疫抑制状態の患者さんに対して「低菌食」の提供を行っていますが，提供基準を「一般生菌数$5×10^4$以下，大腸菌群数10^2以下」として，一部の「生の果物」や「握りずし」も提供を可能としています．本症例でも果物の摂取希望が強く，絶食を避けるための食品として有用でした．

（山根俊介　御石絢子）

文　献

1) 金 成元: 造血幹細胞移植時の栄養管理, 臨床栄養, 125: 1, 28-33, 2014.
2) 日本静脈経腸栄養学会 編: 静脈経腸栄養ガイドライン, p.362-368, 照林社, 2013.
3) 日本造血細胞移植学会ガイドライン委員会 編: 造血細胞移植ガイドライン 移植後早期の感染管理 第2版, p.13-14, p.26-30, 2012.

Topics & Key Words

多職種連携

　栄養指導においても多職種連携によるチーム医療が重要となります．京都大学医学部附属病院では，疾患を問わずすべての診療科においてNST（nutrition support team）を結成し，患者さんの栄養管理に積極的に貢献しています．なかでも，臓器移植において，NSTは重要な位置を占めています．たとえば，肺移植におけるNSTでは，呼吸器外科医，内科医（病態栄養専門医・糖尿病専門医），管理栄養士，看護師，作業療法士，言語聴覚士，薬剤師がそれぞれの立場で患者さんを診察し，治療方針を決定しています．また，得られた情報をお互いに共有し，治療方針に反映させています．さらに，肺移植前の術前評価入院時から栄養管理を実施しています．術前には，日常の食生活を評価し，仕事の内容や活動レベル，労作時呼吸困難感などを評価し，必要エネルギー量を決定します．また，体組成分析を行い，骨格筋量や体脂肪量の評価を行っています．とくに，呼吸不全を呈する患者さんでは下肢筋力の低下が著しく，術前から下肢筋力増強を考慮したリハビリが必要となるため，作業療法士に指導を依頼します．移植後は，言語聴覚士が嚥下状態を評価し，1日も早い食事の再開を目指しています．京都大学医学部附属病院呼吸器外科の症例では，食事摂取の開始時期が早い患者さんほど退院が早く予後がよいというデータがあることから，病棟では看護師が食事状況や口腔内の状況を確認し，管理栄養士が患者さんの嗜好を調査し，医師は身体所見に加え，血液データから栄養状態を評価して，経口摂取ができそうなものから患者さんに提供を行います．移植患者さんでは，免疫抑制薬や抗生物質など多くの薬剤が投与されることから，味覚異常や口腔粘膜障害などの異常をきたしやすく，加えて，血中亜鉛濃度の低下をきたしやすいことが知られています．薬剤師は，薬剤の血中濃度や副作用の出現に注意し，原因となる薬剤の特定や予防について提案を行っています．

　このような多職種連携は，移植医療に限ったことではありません．糖尿病外来では，医師の診察に加え，管理栄養士による個別栄養指導，看護師による生活指導やフットケアが行われ，連携して合併症予防に努めています．糖尿病教室では，薬剤師，臨床検査技師，健康運動指導士も療養支援をサポートしています．各職種は，それぞれが専門性をもちアセスメントすることで診療方針を決定し，同時に，各職種が得た情報を共有し，よりよい診療を目指し，患者さんのQOL向上を目指しています．重要なのは，それぞれの職種が電子カルテ上でつながるのではなく，直接的なコミュニケーションがあってこそ連携は実践できることであり，人と人とのつながりが最も大切だといえるでしょう．

〔原島伸一〕

疾患別 36 食物アレルギー

症例

現病歴

70歳女性．20歳ごろから，牛肉を食べるとじんま疹，腹痛および下痢を認めるようになった．また，豚肉，鶏肉でも同様の症状が認められたため，摂取しないようにしていた．40歳時，牛肉を知らずに口にして腹痛と下痢をきたした．55歳時，健康診断で2型糖尿病を指摘され，近医にて薬物療法（グリクラジド）が開始となった．しかし，血糖コントロールが悪化し，当院に紹介．69歳からシタグリプチンが追加となり，個別栄養指導も開始している．

既往歴

両単純性網膜症，左手根管症候群，骨粗鬆症，慢性硬膜下血腫（70歳）．

家族歴

息子が2型糖尿病．

生活歴

18歳から67歳まで喫煙12本/日．

入院時現症

身長 146.3cm，体重 49.5kg，BMI 23.1kg/m^2，血圧 131/74 mmHg，脈拍 56/分．呼吸音正常，肝・脾触知せず．神経学的所見：両アキレス腱反射 減弱，振動覚 両下肢で低下．

主要検査所見

- WBC 6,770/μL（好中球 48.3%，リンパ球 40.2%，好酸球 3.5%）
- RBC 425×10^4/μL
- HBG 13.4g/dL
- Ht 40.5%
- Plt 15.6×10^4/μL
- TP 7.7g/dL
- Alb 3.9g/dL
- AST 28 IU/L
- ALT 24 IU/L
- γ-GTP 210 IU/L
- ChE 304mg/dL
- BUN 10mg/dL
- Cr 0.63mg/dL
- T-Cho 190mg/dL
- TG 140mg/dL
- T-Bil 1.0mg/dL
- UA 7.4mg/dL
- 空腹時血糖値 112mg/dL
- HbA1c 7.2%
- Na 140mEq/L
- K 4.2mEq/L
- Cl 103mEq/dL
- 尿検査：異常なし
- アレルゲン検査：IgE 340 U/mL，鶏肉 0.10 UA/mL 未満，豚肉 0.10 UA/mL 未満，牛肉 0.10 UA/mL 未満
- 骨密度：若年歳比較 56%，同年比較 81%
- InBody：骨格筋量 18.8kg，体脂肪量 13.6kg，体脂肪率 27.6%

📁 病態〜どのような異常なのか〜

　　　　食物アレルギーとは，食物によって引き起こされる，抗原特異的な免疫機序を介して生体

表36-1 ● 食物アレルギーの症状

臓　器	症　状
皮　膚	紅斑　　じんま疹　　血管性浮腫　　瘙痒　　灼熱感　　湿疹
粘　膜	眼症状：結膜充血・浮腫　　瘙痒感　　流涙　　眼瞼浮腫 鼻症状：鼻汁　　鼻閉　　くしゃみ 口腔症状：口腔・口唇・舌の違和感・腫脹
呼吸器	咽喉頭違和感・瘙痒感・絞扼感　　嗄声　　嚥下困難 咳嗽　　喘鳴　　陥没呼吸　　胸部圧迫感　　呼吸困難　　チアノーゼ
消化器	悪心　　嘔吐　　腹痛　　下痢　　血便
神　経	頭痛　　活気の低下　　不穏　　意識障害
循環器	血圧低下　　頻脈　　徐脈　　不整脈　　四肢冷感　　蒼白（末梢循環不全）
全身性	アナフィラキシーおよびアナフィラキシーショック

にとって不利益な症状が誘発される現象のことをいいます．食物アレルギーの原因は食物のたんぱく質であり，脂質や糖質などから誘引されることは基本的にはありません．海外の有病率調査では，自己申告による食物アレルギーの有病率は小児が12％，成人で13％であり，成人の有病率は決して少なくはありません．原因食物は年齢によって，その頻度が異なり，成人では甲殻類，果物類，魚類などが多くなります．症状は，じんま疹などの皮膚症状，粘膜症状（唇やまぶたの腫れなど）が多く，アナフィラキシーショックにより生命の危機をともなう場合もあります（表36-1）．食物アレルギーの診断の基本は，①特定の食物摂取後に症状が誘発されるかどうか病歴聴取すること，②それらの症状が免疫学的機序によるという証明（各種免疫学的検査：血中抗原特定的 IgE 抗体検査，皮膚プリックテストなど）をすることよりなります（巻末 図7）．さらに，必要に応じて確定診断のために食物経口負荷試験を行います．食物経口負荷試験では，専門医のもとで原因と考えられる食物を実際に食べて，症状の有無を確認します．一般に，食物アレルギーのなかで食肉アレルギーの発症頻度は低いのですが，牛肉，鶏肉，豚肉の順にアレルギー性は高く，羊肉，兎肉，七面鳥肉へのアレルギー性は低いとされています．しかし，すべての食肉にアレルギーを示すことはきわめてまれとされています．

　食物アレルギーの治療は必要最小限の原因食物の除去となります．原因食物のたんぱく質は，加熱や発酵などの加工によって，抗原性（アレルギーを起こす力）が変化することがある

本症例のPoint!

- ☑ 食物アレルギー（食肉アレルギー）の原因食物とそれによる症状を把握する
- ☑ "食べられる範囲"を把握し，原因食物の除去の必要性を理解する
- ☑ 糖尿病と併存症（骨粗鬆症）をふまえた食事療法を実践させる
- ☑ 食生活を評価する
- ☑ 他の疾患を考慮した栄養食事指導をする

ので，患者さんの"食べられる範囲"を考える場合には，単純に食物に含まれるたんぱく質の量をとらえるだけでなく，原因食物の抗原性の変化についても考慮する必要があります．また，体調が悪いときには，今まで食べていたものを食べることができないこともあります．重篤なアレルギー症状を認める場合には原因食物を除去し，栄養指導では，必要に応じて代替となる栄養素の摂取を提案する必要があります．

病態の読み方

　20歳から，食肉，とくに牛肉を食べると，じんま疹やかゆみなどの皮膚症状と腹痛や下痢などの消化器症状を繰り返すようになり，それ以降，牛肉，豚肉，鶏肉の摂取をやめましたが，医療機関を受診せず，免疫学的検査や食物経口負荷試験を行うことはありませんでした．糖尿病の治療をきっかけに，個別栄養指導を受け，その際，食物アレルギーの病歴が明らかになりました．現在，牛肉，豚肉，鶏肉に対するアレルゲン検査は陰性ですが，IgEは高値でアレルギー素因は残存しているといえます．一般的に食肉アレルギー患者は少なく，またすべての肉（牛肉，豚肉，鶏肉など）の除去が必要になることはほとんどありません．原因食物と食物除去の必要性を正確に把握するためには，食物経口負荷試験を行わなければなりませんが，たまたま口にした牛肉に対して消化器症状をきたしたために食肉摂取に対する不安があること，今後も食肉摂取の希望がないことから，本症例では食物負荷試験は施行しませんでした．

　ただし，本症例で栄養指導を行うには，食物アレルギーだけでなく，2型糖尿病，骨粗鬆症を合併していることも十分に考慮する必要があります．たとえば，患者さんはすべての肉類を摂取していないので，鉄分を多く含む他の食品を積極的に摂るようにうながすことが必要です．骨粗鬆症も併存しており，適度な運動をうながすと同時に，カルシウム摂取不足にならないように指導します．また，腎機能障害がないかもチェックします．成人の食物アレルギーでは，耐性を獲得することはきわめてまれですので，原因食物の摂取を避けると同時に，必要な栄養素，エネルギー量の摂取不足にならないように注意が必要です．

栄養食事指導と経過

　20歳ごろ，「牛肉に対してアレルギーがある」と自己判断し，治療や栄養食事指導を受ける機会がないまま，牛肉を含めた肉類を除去した食生活を約50年間送ってきた患者さんです．

　食物アレルギーは，発症年齢が乳幼児期，原因食物が鶏卵，牛乳，小麦，大豆の場合は耐性を獲得しやすいといわれていますが，この患者さんは成人発症の肉アレルギーであったことから耐性の獲得は難しいと考え，食生活の評価にポイントをおいた介入を行うことにしました．また，病歴と検査結果から，栄養食事指導は食物アレルギーのみではなく，2型糖尿病と骨粗鬆症にも考慮した内容にすることが必要だと考えました（図36-1）．

　聞き取り時に，食物アレルギーがあることでの食生活での悩みについて確認したところ，「もともと肉が嫌いであったこと，肉エキス（だし）ではアレルギーがないこと，（患者さん本人が調理を担当しているため）誤食の不安が少ないことから，とくに悩みはない」とのことで

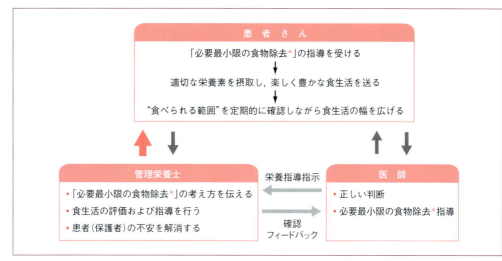

図 36-1 ● 食物アレルギーの栄養指導の目的

* 必要最小限の除去とは，①食べると症状が誘発される食物だけを除去する（「念のため」，「心配だから」といって，必要以上に除去する食物を増やさない），②原因食物でも，症状が誘発されない"食べられる範囲"までは食べることができる（"食べられる範囲"を超えない量までは除去する必要がなく，むしろ積極的に食べることができる）．
[厚生労働科学研究費補助金　免疫アレルギー疾患等予防・治療等研究事業　食物アレルギーの発症要因の解明および耐性化に関する研究：食物アレルギーの栄養指導の手引き2011，p.5，2011を一部改変]

表 36-2 ● 食品のアレルギー表示

必ず表示される7品目	卵・乳・小麦・落花生・えび・そば・かに
表示が勧められている20品目 （特定原材料に準ずるもの）	いくら・キウイフルーツ・くるみ・大豆・バナナ・やまいも・カシューナッツ・もも・ごま・さば・さけ・いか・鶏肉・りんご・まつたけ・あわび・オレンジ・牛肉・ゼラチン・豚肉

した．食事についての知識を深めることを目的に，患者さんには**表36-2**の「食品のアレルギー表示」について説明しました．

　目標栄養量の設定として，エネルギーは30 kcal/kg 標準体重から1,400 kcal/日，たんぱく質は糖尿病腎症第1期の基準である1.0〜1.2 g/kg 標準体重から50〜55 g/日，カルシウムは「骨粗鬆症の予防と治療ガイドライン（2011年版）」の700〜800 mg/日に基づき700 mg/日以上と設定しました．患者さんが提出した3日分の食事記録の結果は，平均エネルギー1,614 kcal，たんぱく質53.1 g，カルシウム466 mg/日で，目標栄養量に対して，エネルギーは過剰，たんぱく質は適正，カルシウムは不足していました．

　一方，体組成計 InBody® による体成分分析の結果，骨格筋量は標準値でした．

　聞き取り調査，食事記録，体成分分析の結果から，食物アレルギーについては，肉類の除去は不安な点なく行えており，代替として魚や大豆製品なども使用できていて，血液検査では貧血がないことから，現状のたんぱく質の摂りかたでよいと判断しました．しかし，2型糖尿病の食事療法としては，間食習慣，エネルギー過剰傾向，野菜不足が問題点としてあげられ，これらの改善のために栄養食事指導の継続が必要であると考えました．また，骨粗鬆

症に対しては，カルシウム，ビタミンD，ビタミンKなどを多く含む食品の摂取をうながす指導を行う予定です．

(原島伸一　井田めぐみ)

▶文　献

1) 日本アレルギー学会 編：アレルギー総合ガイドライン2013, 協和企画, 2013.
2) 日本小児アレルギー学会 食物アレルギー委員会 編：食物アレルギー診療ガイドライン2012, 協和企画, 2011.
3) 厚生労働科学研究班による食物アレルギーの栄養指導の手引き2011 (研究分担者 今井孝成), 厚生労働科学研究費補助金 免疫アレルギー疾患等予防・治療等研究事業 食物アレルギーの発症要因の解明および耐性化に関する研究.
4) 日本糖尿病学会 編著：糖尿病治療ガイド2014-2015, 文光堂, 2014.
5) 骨粗鬆症の予防と治療ガイドライン作成委員会 編：骨粗鬆症の予防と治療ガイドライン2011年版, ライフサイエンス出版, 2011.

Topics & Key Words

プレバイオティクス・プロバイオティクス・シンバイオティクス

　腸管は，食物の消化や栄養素・水の吸収に加えて，消化管ホルモンや神経を介して生体機能を調節するほか，体内で最も大きな免疫臓器として外敵から身を守るなど，生体にとって重要な働きを数多く担っています．大腸を中心に形成される腸内細菌叢（腸内フローラ）を構成する細菌は，食生活や年齢，ストレス，健康状態，生活環境などの要因によって多種多様であり，腸内細菌叢の違いは腸内環境を大きく左右します．ビフィズス菌や乳酸菌などの善玉菌は腸内環境を良好にし，整腸作用をもたらすほか，腸管免疫能を高め，大腸菌などの有害菌の繁殖を抑えることで，有害物質の産生を抑制します．

　プロバイオティクスとは，このような宿主に有益に働く生菌，またはそれらを含む食品や製剤の総称であり，ヨーグルトや乳酸菌飲料，ビフィズス菌や乳酸菌を含む製剤がこれにあたります（p.146，図28-3A）．また，善玉菌の増殖を選択的にうながすことで腸内環境を改善する，難消化性の食品成分をプレバイオティクスといいます（図28-3B）．プレバイオティクスには，難消化性デキストリン，ポリデキストロース，グアガム酵素分解物などの食物繊維や，乳化オリゴ糖，ガラクトオリゴ糖，大豆オリゴ糖などのオリゴ糖が含まれます．プレバイオティクスとプロバイオティクスを一緒に摂取することは，整腸効果をさらに高めると考えられています．このような効果を利用して，プレバイオティクスとプロバイオティクスを混合した製品，もしくは，あわせて摂取することをシンバイオティクスとよび，オリゴ糖入りヨーグルトなどがその例としてあげられます．

　このように腸内環境を整える働きをもつプレバイオティクス・プロバイオティクスは，下痢や便秘の改善，経腸栄養や絶食時の消化吸収機能の保持を目的として，わが国でも，臨床現場のみならず一般家庭においても広く利用されています．一方で近年，腸内細菌叢の構成の違いは，炎症性腸疾患などの消化管疾患，肥満や糖尿病などの代謝性疾患や，食物アレルギーやアトピーなどのアレルギー性疾患など，さまざまな疾患との関連が報告されており，プレバイオティクス・プロバイオティクスを用いて良好な腸内細菌叢を保つことが，今後ますます，全身の健康維持およびさまざまな疾病の予防・治療への応用につながっていくと考えられます．

（城尾恵里奈）

疾患別 37 貧血（鉄欠乏性貧血）

症例

現病歴

40歳代女性．6年前から鉄欠乏性貧血と高コレステロール血症で通院し，クエン酸第一鉄ナトリウム（クエン酸第一鉄 Na®）を投与され，ヘモグロビン値は安定していたが，仕事を再開後，服薬がおろそかになり，来院時はヘモグロビン値が低下していた．服薬再開をうながしても胃腸症状の訴えがあり，以前のような毎日の内服は困難となった．

家族歴

とくになし．

既往歴

とくになし．

入院時現症

身長 169.5 cm，体重 54.5 kg，BMI 19.0 kg/m^2（標準体重 60.3 kg），血圧 100/65 mmHg，脈拍 82/分，肝・脾触知せず，眼瞼結膜に軽度貧血を認めるも黄疸は認めず．

主要検査所見

・WBC 6,940/μL	・RBC 423×10^4/μL	・Hb 10.4 g/dL	・Ht 33.9%
・Plt 25.4×10^4/μL	・MCV 80.2 fL	・MCH 24.7 pg	・MCHC 30.8%
・血清鉄 17 μg/dL	・TIBC 414 μg/dL	・UIBC 397 μg/dL	・Alb 4.2 g/dL
・AST 15 IU/L	・ALT 11 IU/L	・γ-GTP 12 IU/L	・UA 4.2 mg/dL
・Cr 0.42 mg/dL	・BUN 10 mg/dL	・T-Cho 182 mg/dL	・TG 44 mg/dL
・HDL-C 80 mg/dL	・LDL-C 93 mg/dL	・Na 140 mEq/L	・K 4.1 mEq/L
・尿所見：異常なし	・心電図：異常なし		

📁 病態〜どのような異常なのか〜

　体内の鉄の総量は成人男子で約2〜5 g あり，そのうち約65％は赤血球に含まれるヘモグロビン鉄として，3.5％は筋肉のミオグロビン鉄や細胞の呼吸酵素あるいは薬物代謝酵素のヘム鉄として存在します．残りの0〜2 g は貯蔵鉄で，脾臓，骨髄，肝臓にフェリチンやヘモジデリンとして存在します．

　一般の食事には約10 mg/日の鉄分が含まれていますが，食品からの鉄吸収率は8〜10％といわれ，1日あたりに失われる鉄の1 mg を食物から吸収しています．食事に含まれる鉄分は鉄欠乏のない成人の1日の必要量を満たしていますが，月経のある女性では約1.5倍必要

表37-1 ● 鉄欠乏性貧血の原因

鉄摂取の不足	食物摂取量の不足，偏食 鉄吸収の障害：消化機能の低下，消化管術後，胃酸濃度の低下
鉄需要の増大	発育・成長 妊娠・授乳
鉄排泄の増加	月経過多 病的出血：胃腸の潰瘍，悪性腫瘍からの出血 血尿および血色素尿

出典：高後 裕：新臨床内科学 第9版，高久史麿ほか 編，p.845，医学書院．

といわれ，また妊娠・授乳期と成長期には一般成人の2倍の鉄が必要になります．

　鉄の消失が摂取量を上まわると貯蔵鉄の欠乏が始まります（表37-1）．この段階ではヘモグロビン濃度や血清鉄は正常のままですが，血清フェリチン濃度は低下し，食事中の鉄吸収の代償的増加や不飽和鉄欠乏能（UIBC）で表記されるトランスフェリン濃度の代償的増加が生じます．貯蔵鉄が底をつくと赤血球産生に利用される鉄が不足して，やがて小球性貧血，続いて低色素性貧血が生じます．

病態の読み方

　女性は妊娠・授乳期に鉄の重要性が増大し，相対的に鉄欠乏状態に陥ることがありますが，本症例は，初診で鉄欠乏性貧血と診断されたときには授乳期はすでに終わっていました．便潜血陰性などから消化管出血も考えにくく，月経による出血過多が考えられました．診断時に貯蔵鉄の指標の1つである血清フェリチンも4 ng/mLと著明に減少していました．今回の病態の悪化は，日常生活が多忙になり，それまで投与されていた鉄剤を規則正しく飲めなくなったことが原因と考えられます．また，以前から自覚していた胃腸症状が，鉄剤の中断で軽快したこともアドヒアランスの低下を招きました．鉄欠乏性貧血が進行すると倦怠感や動悸に加え，さじ状爪，口角炎，舌炎が生じることもあり，日常生活に支障をきたす原因となりますが，本症例では，ヘモグロビン値の低下が軽度であったため極端な貧血の症状が出現せず，そのため患者さんが内服を怠るようになったと考えられます．また，鉄を多く含む食品をくわしく知らなかったことも原因の1つと考えられます．

本症例のPoint!

- ☑ 鉄欠乏性貧血の原因を探り，診断を行う
- ☑ 薬剤服用の際に，アドヒアランスを確認する
- ☑ 食事療法の遵守程度を評価する
- ☑ 食事療法・薬物療法を実践させる

表37-2 ● 鉄を多く含む食品

鉄を多く含む食品		めやす量	含有量〔mg〕
肉類	鶏レバー	1切れ（20g）	1.8
	牛レバー	1切れ（20g）	0.8
穀類	トウモロコシ	100mL	1.9
	そば（ゆで）	10g	0.8
豆類	大豆（乾）	20g	1.9
	豆乳	200g	2.4
	納豆	1パック（50g）	1.6
野菜	小松菜	50g	1.4
	ホウレンソウ	50g	1.0
	春菊	50g	0.8

栄養食事指導

　服薬のアドヒアランスが悪いので，食物からも鉄を摂取してもらう必要がありました．まず，鉄がどのような食品に多く含まれているかを知ってもらい，そのなかでも吸収しやすいヘム鉄を多く含む食品を摂るように説明をしました．ヘム鉄は動物の体内のヘモグロビン，ミオグロビン，肝臓などに含まれますので，レバーや肉，魚などから摂るよう説明しました．鉄を多く含む食品は**表37-2**のようになっており，患者さん本人の嗜好を聴取したうえで食事指導をしていくことが重要となります．

経　過

　食事指導と並行して，鉄剤も1週間に2日のみ服用することで患者さんの同意が得られ，約2カ月後にはヘモグロビン値は10.4g/dLから11.4g/dLまで改善していました．平均赤血球容積（MCV）も80.2fLから80.6fLとわずかに増加し，血清鉄，UIBCも改善傾向にあります．患者さんに対しては，医師の側から鉄剤の飲みかたや薬剤の選択を考え直すことで服薬アドヒアランスを向上させ，栄養士の側から鉄を含む食品のなかで食べやすい食物を伝えていくことで，今後も食事からの鉄分摂取を増やし，鉄欠乏性貧血の治療を続けていきたいと思います．

（山本卓也　黒江 彰　矢野秀樹）

Topics & Key Words

生物時計・生活リズム・睡眠

　生物には，地球の自転で生じる明暗によって制御される24時間周期の体内時計が備わっています[1]．哺乳類の体内で，概日リズムは生物の生理機能や生化学的な反応の進行になくてはならない生理学的な現象です．1972年に，動物の行動を制御する概日リズムのセンターとして，中枢神経にある視索上核が発見されました．外界からの光刺激は視神経を通って視索上核に合図を送り，さまざまな行動を同期させています．たいへん面白いことに，中枢神経ばかりでなく，身体のすみずみの細胞1個1個にも概日リズムをつかさどる時計遺伝子が発現しており，この時計遺伝子によってコードされる核内転写因子であるCLOCKやBMAL1という蛋白質が会合し，さまざまな標的となる遺伝子の上流域に結合して，リズミカルに活性化しています．

　多くの疾患が概日リズムや睡眠と深い関係にあることは，ずいぶん前から知られていました．心筋梗塞や脳梗塞，心臓突然死，肺梗塞といった血管疾患は早朝から午前中にかけて発症のピークを示しています[2]．また，喘息やリウマチの関節症状は早朝に症状が増悪し，アトピー性皮膚炎や偏頭痛は夜間に増悪することも知られています．さらに，ある種のがん，乳がんや卵巣がん，大腸がんなどは，この概日リズムの異常との関連が指摘されています．たとえば，大腸がんの発生は交代勤務などのシフトワーカーに多く，ヒトの大腸がん組織では時計遺伝子の異常が発見されており[3]，これらの遺伝子異常との関連性の研究も急速に進行しています．

　一方，食事は時計遺伝子を同調させる重要な合図であり，これは中枢神経系の時計ばかりでなく末梢の個々の細胞の時計にも働く合図としてきわめて重要です．したがって，食事を生体のリズムにあわせて食べることは，全身の代謝ばかりでなく，多くの疾患にもかかわるシグナルとして重要です．朝食を抜くことと肥満との関連は疫学調査で明確に示されており，糖尿病の発症との関連も指摘されています．

　時計遺伝子は細胞の基本的な周期活動との関連も明らかにされていることから，こうした日周期や生体リズムを考慮した予防・治療について，がんや心血管疾患，あるいはメタボリックシンドロームや糖尿病といった領域で研究が進められています．

▶ **文　献**

1) Kurose T, et al.：J Diabetes Investig, 2：176-177, 2011.
2) Maury E, et al.：Circ Res, 106：447-462, 2010.
3) Mazzoccoli G, et al.：World J Gastroenterol, 20：4197-4207, 2014.

（黒瀬　健）

38 貧血(巨赤芽球性貧血)

症例

現病歴
70歳代男性．3年前から血小板減少と貧血が出現し，その後に白血球減少もきたし，再生不良性貧血と診断された．顆粒球コロニー刺激因子(G-CSF)に蛋白同化ステロイド薬を加える治療で白血球，血小板および赤血球も改善し，外来通院をしていたが，治療開始2年後に再び倦怠感とともに貧血が出現した．

家族歴
とくになし．

既往歴
B型肝炎．

入院時現症
身長 171.0 cm，体重 67.5 kg，BMI 23.1 kg/m^2 (標準体重 64.3 kg)，血圧 130/85 mmHg，脈拍 82/分，肝・脾触知せず，眼瞼結膜に貧血を認める．

主要検査所見
- WBC 3,320/μL
- RBC 159×10^4/μL
- Hb 6.7 g/dL
- Ht 20.3%
- Plt 2.6×10^4/μL
- MCV 127.7 fL
- MCH 42.1 pg
- MCHC 33.0%
- Alb 3.9 g/dL
- AST 37 IU/L
- ALT 32 IU/L
- UA 6.2 mg/dL
- Cr 2.56 mg/dL
- BUN 24 mg/dL
- Na 139 mEq/L
- K 4.5 mEq/L
- フェリチン 3,232 ng/mL
- 網状赤血球 2.4%
- ビタミンB$_{12}$ 308 pg/mL
- 葉酸 3.0 ng/mL
- 心電図：異常なし

📁 病態〜どのような異常なのか〜

　細胞が増えるためにはDNAの合成が必要です．ビタミンB$_{12}$や葉酸は増殖する細胞のDNA合成に関係しているので，それらの不足は赤血球の合成を障害することにつながります．ビタミンB$_{12}$は胃の壁細胞から分泌される内因子と結合し，小腸の末端部で吸収され，肝臓に貯蔵されます．葉酸は十二指腸と小腸の上部で吸収されます．

　ビタミンB$_{12}$や葉酸が欠乏すると細胞分裂がうまくいかないため，骨髄中の赤芽球(赤血球になる前の細胞)が大きくなり，血液中に出てくる赤血球も大きくなります．骨髄での造血能は上がりますが，赤血球になる前に壊れてしまい，大球性貧血が起こります(p.192, 表38-1)．ビタミンB$_{12}$の不足する原因としては，吸収部位である小腸を切除した場合だけで

なく，胃を全摘出したあともビタミン B_{12} の吸収に必要な内因子が不足し，吸収が阻害される場合があります．

一方，葉酸は体内貯蔵量が少ないので，妊娠，造血機能の亢進（溶血性貧血，炎症など）でもしばしば欠乏します．また，アルコールの多飲により小腸での吸収が障害されることもあります．貧血は徐々に進むことが多いため，明らかな貧血症状がみられないこともあります．一般的な貧血症状（動悸，息切れ，顔面蒼白など）に加えて，味覚低下，食欲不振，悪心などのほかに年齢不相応な白髪もみられます．

さらに，ビタミン B_{12} の欠乏では，四肢のしびれなどの知覚障害と歩行障害などの運動失調や精神障害をきたすこともあります．

病態の読み方

本症例は，再生不良性貧血の診断後，薬物治療になかなか反応せず輸血を繰り返し，それによる鉄過剰症の合併に対し鉄キレート薬などを投与したため，腎障害が出現していました．蛋白同化ステロイド薬の投与で網状赤血球の増加が認められ，その後，外来で治療を続けていましたが，倦怠感から食欲不振を合併していました．ようやく病態が改善してきたころに貧血が再び進行し，原因を調べるために行った採血検査で，ビタミン B_{12} は正常範囲にあるものの葉酸が低値であることが判明しました．

多くのビタミン B_{12} の機能は十分な量の葉酸によって代替されるため，ビタミン B_{12} 欠乏による貧血も葉酸によって軽減することがあります．しかし，神経学的異常は改善できませんので，巨赤芽球性貧血では，葉酸による治療を行う前にビタミン B_{12} 欠乏の可能性を除外する必要があります．葉酸の吸収は十二指腸と空腸上部で行われ，腸肝循環することが知られています．葉酸欠乏の最も一般的な原因は不十分な摂取（通常は低栄養，またはアルコール中毒によるものが多い），需要の増加（たとえば妊娠や授乳によるもの），吸収障害（たとえば熱帯性スプルー，慢性的下痢またはある種の薬物によるもの）などです（表38-1）．本症例では食欲不振による葉酸摂取不足が示唆されました．葉酸は体内に5〜10 mg貯蔵されていますが，摂取不足が起こると数カ月で葉酸欠乏症が生じます．

本症例のPoint!
- ☑ 再生不良性貧血の治療経過を理解する
- ☑ 薬剤服用の際に，服薬アドヒアランスを確認する
- ☑ 食事摂取を評価する
- ☑ 家庭での体調の変化を確認する
- ☑ 薬剤による検査データの推移を評価する

表38-1 ● 巨赤芽球性貧血の原因による分類

Ⅰ．ビタミン B_{12} 欠乏による巨赤芽球性貧血
A．摂取不足
　菜食主義者，アルコール依存症
B．吸収障害
　1．内因子欠乏
　　a．悪性貧血
　　b．胃全摘，胃部分切除
　　c．先天性内因子単独欠損症，内因子の分子異常症
　2．小腸疾患
　　a．限局性小腸炎（クローン病），腸結核，回腸切除
　　b．吸収不良症候群
　　　（熱帯性スプルー，特発性脂肪便症，セリアック病）
　　c．寄生虫，細菌との競合
　　　（盲係蹄症候群，憩室炎，広節裂頭条虫症）
　　d．家族性選択的ビタミン B_{12} 吸収障害
　　　イマースルンド-グレスベック症候群
　3．膵疾患
　　慢性膵炎，ゾリンジャー-エリソン症候群
C．ビタミン B_{12} の先天代謝異常
　1．先天性トランスコバラミンⅡ欠損症
　2．メチルマロン酸尿症
　3．ホモシスチン尿症
D．笑気ガスによる巨赤芽球症

Ⅱ．葉酸欠乏による巨赤芽球性貧血
A．摂取不足
　アルコール依存症，ヤギ乳哺乳，偏食，経中心静脈，高カロリー輸液，経管栄養
B．吸収障害
　1．吸収不良症候群
　　（熱帯性スプルー，特発性脂肪便症，セリアック病，十二指腸・空腸の切除・吻合・狭窄）
　2．腸内細菌との競合（盲係蹄症候群，憩室炎）
　3．薬剤による吸収障害
　　（抗けいれん薬，避妊薬，アルコール）
　4．先天性葉酸吸収障害
C．需要増大
　1．妊娠，溶血性貧血，白血病，悪性腫瘍
　2．血液透析
D．利用障害
　1．薬剤による利用障害
　　a．葉酸拮抗薬
　　　（メトトレキサート，トリメトプリム，ペンタミジン）
　　b．ビタミン C 欠乏症
　2．肝障害（肝硬変，アルコール依存症）
　3．先天性酵素欠損症
　　（ホルムイミノトランスフェラーゼ欠損症，
　　5-メチルテトラヒドロ葉酸-ホモシステインメチルトランスフェラーゼ欠損症，
　　ジヒドロ葉酸レダクターゼ欠損症）

Ⅲ．その他の原因による巨赤芽球症
A．代謝拮抗薬
　1．プリン代謝拮抗薬
　　（6-メルカプトプリン，6-チオグアニン，アザチオプリン）
　2．ピリミジン代謝拮抗薬
　　（6-アザウリジン，5-フルオロウラシル，アジドチミジン）
　3．その他の薬剤
　　（シトシンアラビノシド，ヒドロキシウレア）
B．先天異常症
　　（先天性オロト酸尿症，レッシュ-ナイハン症候群）
C．原因不明
　1．赤白血病
　2．骨髄異形成症候群
　3．先天性赤血球異形成貧血（CDA）

栄養食事指導

　本症例では，巨赤芽球性貧血に対して，服薬の遵守と食事から葉酸を摂取する必要がありました．葉酸拮抗薬は使用されておらず，血液検査からもビタミン B_{12} は正常範囲であるため本症例は倦怠感から食欲不振をきたし，葉酸摂取不足による巨赤芽球性貧血であると診断されました．栄養指導では，貧血の原因が食事からの葉酸不足であるため，食生活内容の聞き取りを行いました．患者さんは高齢の一人暮らしで，自分では料理をせず，野菜や果物はほとんど食べない偏った食事をしていました．さらに，体調が少し良くなるとアルコールの量が多くなるため，嗜好品への対応も必要でした．

　ヒトは葉酸を体内で合成できないため，食物から摂取する必要があります．**表38-2**のよう

表38-2 ● 葉酸を多く含む食品

葉酸を多く含む食品		めやす量	含有量〔μg〕
緑黄色野菜	ブロッコリー	50g	105
	ホウレンソウ	50g	105
	グリーンアスパラガス	50g	95
淡色野菜	キャベツ	100g	78
	白菜	100g	61
	カリフラワー	60g	56
果物	マンゴー	1/2個(90g)	76
	イチゴ	中5粒(75g)	68
	オレンジ	中1個(130g)	42
豆類	大豆(乾)	20g	46
	豆乳	200g	56
	納豆	1パック(50g)	60
肉類	鶏レバー	1切れ(20g)	260
	牛レバー	1切れ(20g)	200
お茶	緑茶(玉露)	100mL	150
	抹茶	10g	120
穀類・いも類	ジャガイモ	1個(100g)	22
	米(玄米)	1/2カップ(80g)	22

に葉酸を多く含む食品にはブロッコリー，ホウレンソウ，グリーンアスパラガスなどの緑黄色野菜や果物があります．葉酸は熱に弱く加熱調理で容易に分解されてしまうため，調理法により葉酸の含有量が変化しますが，摂取した葉酸は体内でたんぱく質と結合して肝臓に蓄えられます．アルコール依存の状態では葉酸の代謝障害によって，その必要量がさらに増加します．

継続的な栄養指導によって，患者さんは病状の改善に食事が重要であると理解し，買い物でサラダやカット野菜，果物を購入するようになり，食事からの栄養バランスは改善していきました．さらに，アルコールを控えるようになり，バランスよく食べることで体調が良くなって倦怠感もなくなることを実感し，規則正しい食生活が送れるようになってきました．このように患者さんの置かれている環境，治療への理解度，食欲不振の原因を確認し，葉酸がどのような食品に多く含まれているかと，その上手な摂りかたについて栄養指導をしていくことが重要です．さらに，葉酸代謝のメカニズムについても管理栄養士は十分な知識をもち，臨床的な背景と医師の治療方針を理解していなければなりません．

経 過

薬剤による葉酸補充も行いましたが，服薬遵守の指導を食事指導と並行して行いました．ヘモグロビン値(Hb)は徐々に回復し，約半年後には6.7g/dLから11.3g/dLまで改善しま

した．本症例は，大球性貧血をともなう再生不良性貧血を合併していますので，平均赤血球容積(MCV)は高値が続いていますが，貧血の改善にともない127.7 fL から123.0 fL まで低下しました．患者さんには，医師の側から葉酸の服薬アドヒアランスの向上を，栄養士の側からは葉酸を多く含む食品を食事で上手に摂取する工夫を指導していくことで，治療効果が高まったと考えられます．

（山本卓也　黒江 彰　矢野秀樹）

Topics & Key Words

かおり・おいしさ・だし

　私たちが食事の際に感じる味には「甘味」,「酸味」,「塩味」,「苦味」の四味があります.それぞれの味はそれぞれ特異的な受容体（味覚受容体）を介して認識されます.

　しかし,私たちが感じる「おいしさ」とは,これらの四味だけではありません.四味以外にまず重要なのは「かおり」です.「風味」といってもよいかもしれません.「かおり」もまた味覚と同様に,嗅覚受容体を介して認識されます.「かおり」には,食物から鼻腔に直接伝わるorthonasal olfactionと,食物が口腔内にある際に口腔から鼻腔に伝わるretronasal olfactionがあります.風味にはむしろretronasal olfactionが大切であるように考えられますが,この2種の区別も含めて,「かおり」については科学的に未解明の部分が多いです.摂食不良の患者さんの訴えのなかにも,もちろん「味が悪いから」というものもありますが,「においが気になるから」というような「かおり」に関する訴えも少なからずあり,「かおり」のメカニズムの探求は重要と思われます.

　一方,「おいしさ」を形成するものとして,もうひとつ大切なものは「うま味」です.うま味には,他の四味と同様に受容体があり,四味に「うま味」を加えて五味ともよばれます.うま味物質としてはアミノ酸のひとつであるグルタミン酸がよく知られていますが,その他のうま味の構成成分については明らかではありません.私たちが,鰹や昆布からとる「だし」には多くのうま味成分が入っていると考えられます.西洋風の料理をおいしく感じるひとつの理由は,油を多用していることだと考えられますが,一方,日本料理は「だし」を利用することで「おいしさ」を引き出しています.最近では,日本食,和食が健康食として注目を集めていますが,その理由のひとつが低脂肪であることです.

　食の楽しみは,人が生きていくうえではとても重要です.なぜ,私たちは食べ物を「おいしく」感じるのか.なぜ,「おいしい」と感じる食物に個人差があるのか.そもそも「おいしい」とは何なのか.これらの問いに答えられるようになることは,栄養学的な観点のみならず,よりよい幸福な人生を送るためのヒントになるのではないかと思います.

（小倉雅仁）

疾患別 39 褥瘡

症例

現病歴

90歳独居女性．自宅屋内で，ソファーからずり落ちた仰臥位体動不能（2日間）で発見され，当院へ救急搬送された．

既往歴

高血圧症（降圧剤内服），ときどき動悸の自覚あり．

家族歴

父：脳卒中，息子：糖尿病，高血圧症，脂質異常症．

入院時現症

身長 154 cm，予測体重 52.3 kg（BMI 22.1 kg/m^2）．循環動態不安定で，血圧 102〜156 / 56〜74 mmHg，脈拍 64〜130/分（心房細動と洞調律の繰り返し）．神経学的には意識混濁，構音嚥下障害，左上下肢麻痺を認めた．左右肩甲部・右臀部の紫斑，左大腿上部後面に 7×3 cm の硬結をともなう潰瘍を認め，長時間圧迫による深い褥瘡を思わせた．

主要検査所見

- WBC 11,300/μL
- RBC 504×10^4/μL
- Hb 17.0 g/dL
- Plt 14.2×10^4/μL
- TP 6.60 g/dL
- Alb 3.40 g/dL
- AST 88 IU/L
- ALT 42 IU/L
- LDH 358 IU/L
- GTP 21 IU/L
- ChE 267 IU/L
- Cr 1.22 mg/dL
- BUN 82.7 mg/dL
- T-Cho 193 mg/dL
- T-Bil 1.57 mg/dL
- CK 1,903 IU/L
- AMY 1,313 IU/L
- 空腹時血糖値 152 mg/dL
- HbA1c 5.6%
- Na 141 mEq/L
- K 4.2 mEq/L
- Cl 104 mEq/L
- 頭部 MRI：右前中大脳動脈領域に亜急性期梗塞像
- 心エコー：心房細動（血栓なし）
- 血液培養：Candida glabrata を同定

病態〜どのような異常なのか〜

　褥瘡は，持続的圧力によって血管が圧迫され，一定時間以上の阻血状態が続いた結果として，皮膚・軟部組織が不可逆的な壊死に陥った状態です．体圧集中部位は体位によって異なるため，仰臥位では仙骨部（褥瘡の50％を占める），側臥位では腸骨稜部や大転子部，腹臥位では膝，坐位では坐骨結節部などに好発します．

　褥瘡発生の二次的要因（図39-1）としては，局所的には，加齢による皮膚の脆弱化，ポケット形成の一因である摩擦・ずれ，失禁・下痢・発汗などによる汚染・浸軟など，全身的には，低栄養，骨突出を生じるやせ，活動性・生体防御機能の低下を生じる加齢・基礎疾患，易感

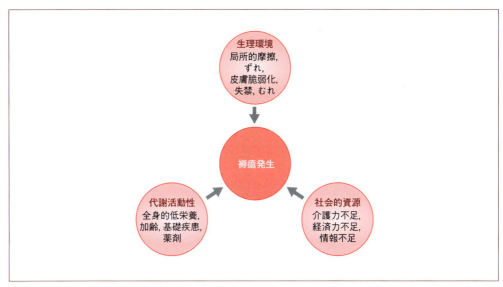

図39-1 ● 褥瘡発生の二次的要因

染性・創傷治癒遷延をきたす抗がん剤・ステロイド剤など，社会的には，介護力・経済力・情報の不足などがあります．

　褥瘡ケアの基本は予防であり，そのために個々の発生リスクを予測するブレーデンスケール（巻末 **表20**）などを使用し，定期的，および状態変化時に，リスクアセスメントを行います．

　褥瘡の深さの判定が困難な急性期（発生から1〜2週間）には，発生原因を追究し，徹底的に除去し，創の保護と適度な湿潤環境の保持を行います．慢性期には，DESIGN-R®（巻末 **表21**）に基づき，浅い褥瘡では創の保護と適度な水分バランスを保ち，深い褥瘡では，壊死組織を除き，感染・浸出液を制御し，ポケットの解消と肉芽・上皮形成促進を図り，創傷治癒過程を進めます．

病態の読み方

　心房細動による心原性脳梗塞とカンジダ感染性心内膜炎による脳梗塞の合併があり，抗凝固療法は禁忌と考え，抗不整脈剤と抗真菌剤で治療を行いました．また，クレアチンキナー

本症例のPoint!

- ☑ 長時間圧迫による褥瘡のため，組織損傷を評価する
- ☑ 第一に，局所および全身の体圧分散の方法を計画する
- ☑ 脳梗塞の治療と並行して褥瘡を鑑みた栄養管理を行う
- ☑ 早期栄養投与のため，投与ルートを迅速に決定する
- ☑ 栄養状態を把握し，既往歴をふまえた栄養処方を設計する
- ☑ 褥瘡の治癒過程に応じた栄養素を考慮する

ゼ値(CK)と血清アミラーゼ値(AMY)の上昇は2日間の絶食・同一体位による組織障害によるものと考えました．入院日より経腸栄養を開始し，その後，嚥下訓練を行い経口摂取へ移行できました．運動機能については，早期からリハビリテーションを開始し，長下肢装具での歩行が可能となりました．

褥瘡治療は，圧切り替え型エアーマットを導入し，体圧分散を図ったことで，背部の紫斑（ステージⅠの褥瘡）は速やかに消退しました．左大腿部の創は皮下脂肪織に達する深い褥瘡でした．外科的壊死組織除去と外用剤による感染・浸出液の制御によって，創傷治癒のための環境づくりを行い，外用療法の継続で適度な湿潤環境を維持し，創の閉鎖を得ました．

栄養食事指導と経過

入院時の栄養アセスメントでは，BMI 22.1 kg/m^2 と体格は標準型であり，意識混濁のため家族からの聞き取りを行うと，日常生活動作(ADL)は自立し，3日前まで食事は自立摂取していたとのことでした．呼吸器疾患および消化器疾患はなく，腸蠕動音は微弱でした．循環動態は不安定でしたが，消化管が使えることから，早期に微量から経腸栄養を開始しました．

栄養計画として，まずは現在の体重を維持する栄養量を目標としましたが，深さの判定が不能(DU)の褥瘡であり，滲出液も多く，褥瘡の経過および血液検査値を参考にしながら連日の栄養評価を行う方針としました．経腸栄養の処方設計に関しては，入院日は腸蠕動音が微弱であり，グルタミンを投与しましたが，翌日には蠕動音が良好となったため，すぐに標準組成の半消化態栄養剤(明治メイバランス®)で管理しました．100 mLを1日3回から開始し，逆流など合併症を起こさないように緩徐に1週間かけて目標量へ到達させました．3日前には3食摂取していたことから，消化態栄養剤は使用せず，また，アルギニンなどの特殊な栄養素に関しては，日本褥瘡学会「褥瘡予防・管理ガイドライン（第3版）」で推奨度をC1（根拠は限られているが，行ってもよい）としているため[1]，急性期では追加を行わず経過観察としました．図39-2に準じて，肉芽形成期より亜鉛および低分子ペプチド（ブイ・クレス

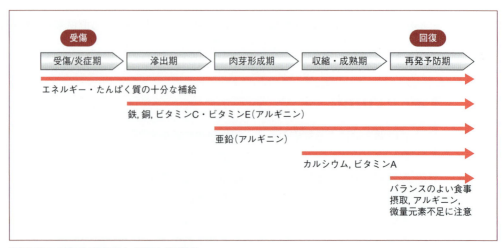

図39-2 ● 創傷治癒過程と必要な栄養素

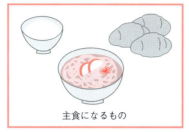
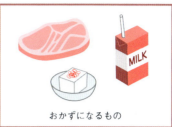

異化亢進によるエネルギー量の検討
（ラージD, S, I の場合）
主食になるもの

たんぱく質の補給を検討
（ラージE, G の場合）
おかずになるもの

図39-3 ● DESIGN-R® に基づくアセスメント

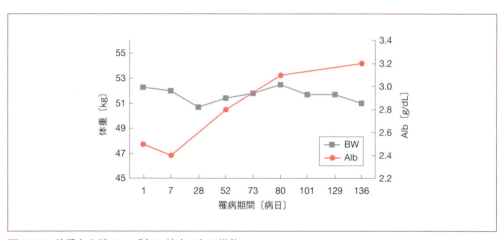

図39-4 ● 体重と血清アルブミン値（Alb）の推移

CP10®）の投与を開始しました[2]．低分子ペプチドは，「褥瘡予防・管理ガイドライン（第4版）」（コンセンサス・シンポジウム2014）[3]にて追加される栄養素であり，アルギニンと同様の効果が報告されています．

経過中，経口摂取訓練を行い，第37病日より完全経口摂取に切り替えました．DESIGN-R®に基づくアセスメント（図39-3）などを参考として食事内容の調整を行いました[4]．体重は入院時体重を維持し，血清アルブミン値（Alb）は入院翌日の2.4 g/dL を最低値として，3.2 g/dL まで回復しました（図39-4）．リハビリテーションは順調に進み，約3カ月で自力歩行が可能となり，褥瘡は治癒に至りました．褥瘡の治癒後は，体重の維持をめやすとして，活動量に応じた栄養量の調整を行いました．

（三谷恒雄　真壁 昇）

▶ 文　献

1) 坪井良治 ほか：褥瘡予防・管理ガイドライン（第3版）．日本褥瘡学会誌, 14: 165-226, 2012.
2) 真壁昇：蛋白質の設定と投与時のポイント．WOC Nursing, 1: 20-28, 2013.
3) 真壁昇：ガイドラインにおける栄養領域の改定．日本褥瘡学会誌, 16: 235, 2014.
4) 真壁昇：エネルギーの設定と投与時のポイント．WOC Nursing: 1: 13-19, 2013.

疾患別 40 終末期・緩和ケア

症例

現病歴

30歳代男性．前年2月に他院で舌がんと診断され，手術をすすめられたが代替療法を行っていた．また，翌年1月から固形物の咀嚼ができず，普通食をミキサーで粉砕した流動食をとっていた．開口障害のため発語も不能で，喀痰も多く，流涎を認めていた．6月に口腔内出血にて受診した際には，病期はT4aN1で，化学療法をすすめられるも希望されなかった．緩和ケア目的にて7月当院に紹介受診となったが，舌痛はオピオイドにてコントロール良好であった．8月に左頸部腫瘤からの排膿を認めて入院となる．

既往歴

うつ病（15歳から）．

入院時現症

血圧 92/54mmHg，脈拍 107/分，体温 38.1℃．身長 168.5cm，体重 39.2kg，BMI 13.8kg/m^2（理想体重 62.5kg，20歳ごろの体重は52kg）．左頬部腫張あり，胸腹部著変なく，四肢の運動障害や浮腫はなし．

主要検査所見

- WBC 23,000/μL
- RBC 435×10^4/μL
- Plt 58.2×10^4/μL
- LTP 6.70g/dL
- Alb 2.80g/dL
- AST 12 IU/L
- ALT 8 IU/L
- LDH 148 IU/L
- γ-GTP 20 IU/L
- CK 19 IU/L
- ChE 180 IU/L
- Cr 0.53mg/dL
- BUN 9.7mg/dL
- T-Cho 85mg/dL
- T-Bil 0.35mg/dL
- 空腹時血糖値 129mg/dL
- Na 133mEq/L
- K 4.4mEq/L
- Cl 95mEq/L
- CRP 18.81mg/dL
- 頭部造影 CT：舌がんの左下顎骨浸潤あり．頸部リンパ節転移が多発し，一部に air 像あり．

病態～どのような異常なのか～

　　頭頸部がんとは，脳や眼を除く顔面頭蓋および頸部臓器に発生するがんの総称で，原発部位には，口唇および口腔，（副）鼻腔，咽頭，喉頭，唾液腺，甲状腺などがあります（**図40-1**）．発生率はがん全体の約6％と低いものの，初診時から進行がんで，全人的苦痛を抱えている例が多く，治療法の選択に苦慮することが多々あります．

　　頭頸部は，咀嚼・嚥下機能や発声，呼吸などをつかさどる器官であり，また，顔面の形態など整容的な問題が重なるため，生活面や精神面で大きな影響を受けます．頭頸部がんのなかでも，舌がんは最も多く，進行すると潰瘍を形成し出血することがあり，咀嚼や嚥下，発声の障害を引き起こしやすくなります．治療は，部位や進行度（巻末**表22**ならびに**表23**）によっ

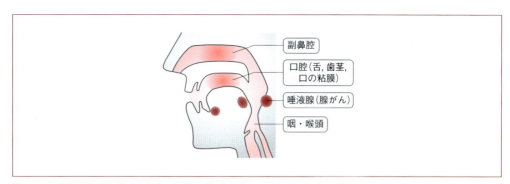

図40-1 ● 頭頸部がん（扁平上皮がん）の発生部位

て，外科的治療，放射線治療，化学療法，およびこれらの集学的治療が行われます．舌がんの5年生存率は，おおむね60〜70％ですが，頸部リンパ節転移を有する症例の予後は不良です．

　舌がんの終末期では，気道浄化ケアや栄養管理などが複雑化し，進行にともなって咀嚼・嚥下障害を引き起こします．また，悪液質前の状態であっても，呼吸器感染症などによる蛋白異化亢進によって，体重減少をはじめとする栄養状態の悪化をきたしがちです．直接的な死因は，重要臓器不全や悪液質によるものよりは，出血や感染，窒息などの合併症によるものが多いです．これらを見越して，胃瘻や気管切開を早期に行うこともありますが，侵襲的処置を希望しない患者さんもいるため，治療法の選択により終末期ケアのありかたは大きく異なってきます．

病態の読み方

　本症例は若年発症の進行舌がんであり，下顎骨や舌骨，顔面皮膚への浸潤がみられ，頸部リンパ節転移も認めていました．抗がん治療を拒否していたため，入院当初は疼痛緩和と栄養管理をおもな治療としました．疼痛のコントロールはオピオイドにより良好となりましたが，スピリチュアルペインを含む全人的苦痛がしだいに表面化してきました．

　入院後の左頸部からの排膿は腫瘍による自壊と考えられ，排膿がしばらく続きました．その後，咳嗽時の圧力により，経口摂取した食物が排膿部から排出されていることがわかり，食道皮膚瘻による左頸部皮下膿瘍が判明しました．ただちに絶食が検討されましたが，経口

本症例のPoint!

- ☑ 双方向のコミュニケーションにより，信頼関係を構築する
- ☑ るい痩改善のため，経腸栄養または高カロリー輸液の適応を検討する
- ☑ 栄養状態の維持・向上を目的として食事内容・形態を工夫する
- ☑ 胃瘻からの栄養処方設計を行う
- ☑ 全人的ケアを行う

摂取は患者さんの唯一の楽しみでしたので，患者さんと家族の強い希望により緩和ケアチームは経口摂取の継続を選択しました．並行して，自宅復帰に向けて，リハビリテーションが開始されましたが，経口からの栄養摂取量が消費量に追いつかず，体力強化に難渋し，嚥下障害が進行しました．

一方，医師や看護師をはじめ，医療スタッフと良好な人間関係が構築されるにつれて，生きる意味や希望に関する会話が増加しました．栄養状態改善のため，これまで拒否し続けていた胃瘻造設を希望するようになり，経皮内視鏡的胃瘻造設術が行われましたが，経口摂取による誤嚥性肺炎を発症し，その後も不顕性誤嚥による肺炎を繰り返しました．当初から気管切開を希望していなかったため，喀痰の排出に難渋しましたが，呼吸リハビリテーションを中心とした緩和ケアが継続されました．

栄養食事指導と経過

入院以降，患者さんからのコミュニケーションは筆談で行われ，信頼関係の構築には時間を要しました．栄養評価では，腸管機能や嚥下機能，呼吸状態に異常はなく，経口摂取を開始しました．血清アルブミン値(Alb)は2.8 g/dL，るい痩は著明でしたが，前悪液質の状態と考えられました．呼気ガス分析により安静時代謝エネルギー消費量を測定し，約1,380 kcalでした．体重1 kgを増加させるエネルギー量が約7,000 kcalであるため，7,000〔kcal〕÷30〔日〕より＋250 kcalとして加算し，1,630 kcalをエネルギー目標量としました．

開口障害がありましたが，5〜10 mm程度の開口は可能で，自宅では歯の隙間および歯と右頬内の隙間より流動食をコップで飲んでいました．ストローを使うことができず，クラッシュゼリーまたは，とろみがないと誤嚥し，ときどき咳嗽反射をきたしていました．また，多くの量を摂ることが困難で，体重は減少傾向との訴えがありました．したがって，経口摂取で不足する栄養量の確保のため，気に入った味の濃厚流動食の使用を推薦しました．しかし患者さんより，「栄養補助食品はどれも味が似ている」「食事らしいものを食べたい」「素材を味わいたい」との要望を受け，常食をベースに，ミキサーをかけ，とろみをつけた料理の提供を行いました．患者さんは，自身のタブレット(iPad)で料理の写真を出し，それを見ながらミキサー食を味わうことで美味しさが増すことを教えてくれました．グラタンやラーメンなど希望された料理にそって，できる限りの食事を提供しましたが，経口での摂取栄養量は1,200〜1,400 kcal程度が限度でした．管理栄養士として，何をしてあげられるだろうか，ではなく，食事や栄養管理について情報を提供し，患者さん自らの考えを教えてもらうスタンスで接していくうちに，信頼関係がとても強くなっていきました．なお，終末期における管理栄養士の役割は，米国栄養士協会の提言に準じて対応しました[2]（**表40-1**）．

座位や立位の耐久性が低下し，嚥下が難しくなってきたことを訴えはじめたころ，患者さんから栄養量に関しての質問が増えました．そして，胃瘻や中心静脈栄養に関する質問を連日するようになりました．その後，胃瘻造設を希望しました．

胃瘻造設術翌日に誤嚥性肺炎をきたしましたが，胃食道逆流にともなうものではなかったため，胃瘻からの注入を開始しました（投与スケジュールを**表40-2**に示す）．腸管は数日前まで使用していたため，半消化態栄養剤を選択しました．今後，自宅に帰ることが目標でした

表40-1 ● 米国栄養士協会の提言

管理栄養士は，ヘルスケアチームの一員として個々の患者に必要な水分や栄養の算定に責任をもつ必要がある．食事が患者にとって最も利益になるかどうかの倫理ガイドラインの作成は患者に有益であり，それによりヘルスケアチームが適切な治療を実施できる

人工栄養に関するポイント

①医療ケアの程度における患者希望は，栄養介入レベルを決定する第一義的な指針である	④水分と食物は医療介入であると考える
②水分や栄養を差し控える決定は，注意深く検討されるべきである．なぜなら，そのような決定は数日あるいは数週間以内では変更することが困難，あるいは不可能であるからである	⑤栄養投与をするかどうか，経口摂取か非経口栄養法かの選択・決定によって，精神的な快適さや不安の減少，悪液質，見ために対する自尊心の改善，人間関係の改善，自暴自棄になる恐怖から逃れることを患者に提供することが可能である
③非経口栄養法によって期待される効果は，それによってもたらされる不利益と比較して，ヘルスケアチームによって評価されなければならず，また患者と相談されるべきものである．ケアは，患者の肉体的・精神的快適さに焦点をあてるべきである	⑥死期が差し迫ったものとなり，食事によって状態が改善しないなら，栄養サポートは逆に患者の負担になるかもしれないことを考慮しなければならない

出典：Maillet JO, et al.：J Am Diet Assoc, 102：716-726, 2002.

表40-2 ● 経腸栄養の投与計画

	経腸栄養のレジメン	タイミング	投与時間	栄養量
Step 1	OS-1® (400 mL) ＋ グルタミン CO®(1パック)	×3（朝・昼・夕）	*2時間かけて	220 kcal たんぱく質 0 g （L- グルタミン 14 g） 水分 1,200 mL
Step 2	①水 40 mL ＋ グルタミン CO®(1パック) ②SemiSolid® (200 mL)	×3（朝・昼・夕） ×3（朝・昼・夕）	*1ショット *1ショット	1,300 kcal たんぱく質 43 g （L- グルタミン 14 g） 水分 520 mL
Step 3	①水 40 mL ＋ EPA1100®(1パック) ②SemiSolid® (250 mL)	×3（朝・昼・夕） ×3（朝・昼・夕）	*1ショット *1ショット	1,620 kcal たんぱく質 54 g 水分 615 mL
Step 4	①OS-1® (400 mL) ＋ EPA1100®(1パック) ②SemiSolid® (250 mL)	×3（朝・昼・夕） ×3（朝・昼・夕）	*15分かけて *1ショット	1,740 kcal たんぱく質 54 g 水分 1,700 mL

＊：L- グルタミンおよび EPA1100のエネルギー量（約100～120 kcal）を含めて算出．

ので，短時間で容易に注入できる半固形栄養剤（アイソカル SemiSolid®）の投与を開始しました．また投与初期には，腸管吸収促進を考慮して L-グルタミンを用い，のちに，炎症性サイトカインや蛋白融解因子のシグナルを阻害して抗炎症作用および体重減少の抑制が期待できる EPA や DHA の投与を行いました．

その後，誤嚥性肺炎の繰り返しにより異化亢進となり，体力の消耗を招き，体動困難になったことから，経口摂取を中止して胃瘻からの完全経腸栄養管理になりました．がん性疼痛管理を行いながら，栄養状態の維持・向上を目指し，気道浄化ケアによって肺炎を予防する方向性となりました．

（梶山 徹　真壁 昇）

文献

1) 日本頭頸部癌学会 編：頭頸部癌取扱い規約（第5版），金原出版，2012.
2) Maillet JO, et al.：J Am Diet Assoc, 102：716-726, 2002.

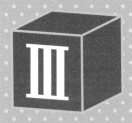 患者背景に応じた指導

患者指導
41 高齢者・超高齢者（サルコペニア）

　いまや，わが国の総人口の25％が65歳以上の高齢者・超高齢者であり，高齢者の栄養管理は非常に重要なものになってきています．高齢者の栄養指導で重要なことは，加齢にともなって生じる骨格筋量の減少とその機能（筋力）の低下，つまりサルコペニア（加齢性筋肉減少症）をいかに食い止め，QOLの低下や虚弱を引き起こさないようにするか，ということです．ここでは，加齢以外に明らかな原因が認められない加齢性（一次性）サルコペニアについて述べていきます．

1 ▶ 高齢者の代謝

　エネルギー代謝の面では，加齢にともなって基礎代謝量は低下し，消費エネルギーも減少しています．とくに，65歳を超えるとエネルギー消費量の減少速度は増すともいわれています．一方，脂肪の消化吸収の変化は臨床的には問題にならない程度と考えられており，消化吸収に重要である小腸の吸収面積の維持については，高齢者と非高齢者の小腸を比べると，表面比および絨毛膜の高さにおいて差がないとされています．それゆえ，高齢者では食事をすることで小腸の機能を保つことが重要です．

　では，蛋白質代謝について考えますと，高齢になると，蛋白質合成を促進する因子への感受性の低下と糖質摂取によるインスリン分泌によって，アミノ酸の蛋白質同化作用が阻害されることなどが知られており，これらがサルコペニアの原因となっている可能性が示唆されます．とくに，蛋白質同化作用が高いとされている分岐鎖アミノ酸のひとつ，ロイシンに対する感受性が高齢者では低下していると考えられるうえ，高齢によるたんぱく質の摂取不足により骨格筋の筋蛋白質合成が低下しているため，骨格筋の減少を引き起こし，サルコペニアへと悪循環が生じます．

2 ▶ サルコペニアがもたらす負の連鎖

　世界保健機関（WHO）が死亡に関与するリスク因子として提示しているなかに「身体不活動」が入っており，これはサルコペニアと強い関連性があることを示しています．図41-1に一連の流れを示します．図のように，一度サルコペニアにより身体活動量が低下すると，その身体不活動がさらなる筋量・筋力の低下を引き起こし，サルコペニアを加速させるといわれています．

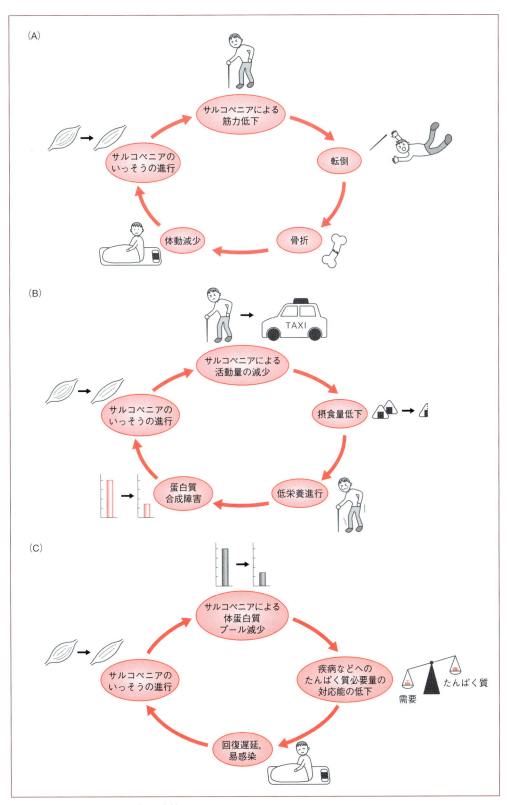

図41-1 ● サルコペニアの負の連鎖

3 ▶ サルコペニアの予防をふまえた高齢者・超高齢者に適した栄養指標

高齢者・超高齢者に対する栄養指導の際には，以下の点に注意します．

① 「日本人の食事摂取基準(2015年版)」に基づき，70歳以上の高齢者においては，BMI 21.5〜24.9をめやすにします．体重を週に1回はかならずモニタリングし，摂取エネルギー量を増減させることが重要となります．
② たんぱく質摂取量は1.0〜1.2 g/kg/日にし，高齢であるという理由でたんぱく質摂取量を制限する必要はありません．とくに食事で摂取量が減少している高齢者には，アミノ酸スコアの高い動物性たんぱく質源を積極的に摂るようにすすめます．健康な高齢者でも，たんぱく質の摂取不足状態で長期間すごせば骨格筋量の減少をきたします．
③ 食事全体のたんぱく質：脂質：糖質のエネルギー比率は，15〜20％：20〜25％：50〜60％をめやすにします．
④ ビタミンや微量元素などの微量栄養素の摂取量については，若年者と同様に考えて問題ありません．
⑤ 脱水症にかからないよう適量の水分摂取をすすめます．

以上，高齢者の摂るべき栄養指標について簡単に述べましたが，サルコペニアを予防するため，食事の摂取量が減少している高齢者こそ，肉や魚，卵などの動物性たんぱく質源を十分に摂取し，適度な脂質の摂取をうながすべきです．決して野菜ばかりのメニューを強制してはいけません．

4 ▶ サルコペニア予防に注目されている栄養素

1) 必須アミノ酸（ロイシン）

食物摂取時のインスリン応答は，筋蛋白質合成の促進に重要な役割を果たしますが，高齢によるインスリン抵抗性の増加が筋蛋白質同化作用を現れにくい状態にしていると考えられています．それに対し効果がある必須アミノ酸がロイシンといわれています．

2) ビタミンD

血中ビタミンD量の低下が高齢者の筋力や歩行速度の低下と関連するといわれており，運動機能と血清ビタミンD濃度の上昇には有意な相関関係が示されています．
しかし，このような成分が含有された栄養補助食品を摂取することで，通常の食事量を減らすことがないよう注意しなければなりません．

5 ▶ サルコペニア予防のための運動

高齢者では，インスリン感受性を改善させる筋蛋白質合成を直接刺激するレジスタンス運動と，インスリン刺激による蛋白質同化作用を改善する有酸素運動とを組み合わせた，コン

バインドエクササイズを毎日行う運動形態が効果的だと考えられています．

　高齢化社会を迎え，サルコペニアに対する栄養管理は，今後ますます重要になってくると思われます．ひと昔前に行われていた，高齢者の日常生活動作（ADL）を損ねるような安易な安静・臥床，誤った食物の提供などには十分に注意をはらって指導していかなければなりません．

〔玉井由美子〕

42 高齢者・超高齢者（歯周病）

　歯周病は感染症であり，歯周組織への細菌感染に対する宿主抵抗の結果として引き起こされた炎症によって，歯肉上皮，歯肉結合組織，歯根膜の破壊や歯槽骨の吸収が生じる疾患です．つまり一番の原因は，日ごろの歯磨きの不十分さです．歯の表面に付着している細菌の塊は歯垢（プラーク）とよばれ，バイオフィルムという細菌塊をつくり，簡単には，はがれなくなります．とくに歯周病に関係があるのは，歯肉縁下プラークといわれる歯周ポケットの内側のプラーク細菌です．このプラーク細菌の死骸が歯石です．歯周病が進むと，プラークの細菌がより有害な種類のものに変化し，歯を支えている歯茎や骨（歯周組織）を壊していきます．

　歯周病は，う蝕（虫歯）と異なり，進行してもほとんど痛みを感じず，自分では症状が進んでいることに気がつきません．このような疾患をサイレントディジーズ（silent disease）といい，糖尿病や高血圧症などの生活習慣病とよばれる疾患は，ほとんどがこの範疇に入ります．遺伝や白血病などの特別な要因による歯周病以外，ほとんどの歯周病は生活習慣病としてとらえられています．

　歯周ポケットの内部にバイオフィルムが形成されると，細菌が繁殖するほか，炎症反応が起こることから，全身の健康にも害を及ぼします．前者の細菌の繁殖に関しては，肺炎，心臓病，動脈硬化などを引き起こし，後者においては，炎症物質が全身の臓器・組織などに悪影響を及ぼす疾患として，糖尿病，妊婦の低体重児出産があげられています．ここでは栄養と歯周病に関した疾患をあげていきます．

1 ▶ 心臓病と歯周病

　歯周病患者は，健常人に比べて心臓病にかかるリスクが1.5～2倍高いとされており，心臓病や心臓発作と歯周病に相関性があることが認められています．その理由として，歯周病の原因菌が心臓の血管を詰まらせることや，血管の細胞を傷害することがあげられています．したがって，歯周病を罹患している心臓病患者においては，歯周病対策と同時に心臓病を悪化させないためにも，塩分の制限や水分管理，体重管理などの栄養管理が重要です．

2 ▶ 肺炎と歯周病

　厚生労働省「平成23年人口動態統計月報年計（概数）」の概況で，高齢者（65歳以上）の死因の第3位が肺炎となっています．誤嚥性肺炎を起こした患者の肺の中から歯周病原因菌（嫌気性グラム陰性桿菌など）が高い頻度で見つかることより，肺炎と歯周病には強い関連性があるとされています．肺炎は，肺に侵入した細菌の感染力がヒトの免疫力を上まわった場合

に発症しますので，体力が落ちているときや，高齢になって免疫力が弱くなってくると，かかりやすくなります．したがって，日ごろから体力を温存し，抵抗力をつけていくためには，バランスのよい食事管理も重要です．

3 ▶ 糖尿病と歯周病

　歯周病は，糖尿病網膜症や糖尿病腎症などの細小血管障害，脳梗塞や心筋梗塞などの大血管障害に次ぐ，糖尿病の注目すべき合併症といわれています．また，糖尿病は，喫煙とならんで，歯周病の二大リスク因子とされています．糖尿病患者において歯周病が多発する原因として，血糖値の上昇にともない，増殖に糖を必要とする特異的細菌（*Capnocytophaga* 属の細菌など）の割合が増加することが示されてきました．しかしながら，近年では，糖尿病による好中球の機能不全，コラーゲンの合成阻害，歯根膜線維芽細胞の機能異常，微小循環障害，最終糖化産物（AGEs）の炎症性組織破壊への関与，さらに，アディポサイトカインの炎症への関与なども理由としてあげられています．

　歯周病のような慢性疾患が存在すると，炎症性物質である腫瘍壊死因子α（TNFα）が大量に分泌され，インスリン抵抗性が高まり，血糖コントロールが悪化して高血糖状態になります．しかし，歯周病の治療を行い，病原性細菌を取り除いて炎症が消失すると，炎症性物質の産生が抑制され，結果的に末梢組織におけるインスリン抵抗性が取り除かれ，血糖コントロールが改善します．血糖コントロールが不良な患者ほど歯周病の重症度が高く，より進行する可能性が高いとされており，両者は密接な相互関係にあります．歯周病ケア，血糖コントロール管理の点からも，食事療法はおろそかにできないといえます．

4 ▶ 骨粗鬆症と歯周病

　骨粗鬆症の患者さんは，そうでない人に比べて，歯周病にかかっている場合の歯槽骨吸収（歯を支える骨が少なくなっていく）量がはるかに多くなり，歯周病の進行が促進されます．閉経後骨粗鬆症の患者さんにおいて，歯周病が進行しやすい原因として最も重要と考えられているのが，エストロゲンの欠乏です．エストロゲンの分泌が少なくなると，全身の骨がもろくなるとともに，歯を支える歯槽骨ももろくなります．また，歯周ポケット内では，炎症を引き起こす物質がつくられ，歯周炎の進行が加速されると考えられています．

　多くの研究で，骨粗鬆症と歯の喪失とは関連性があるとされています．歯周病で歯を失うと咀嚼量が低下して，バランスのとれた食事をしにくくなり，全身の骨密度が低下する可能性が高くなります．歯周病の治療と同時に，咀嚼低下時にでも，患者さんごとの咀嚼状況に応じた栄養管理が重要です．

（辻 秀美）

文 献

1) 沼部幸博：「歯周医学（ペリオドンタルメディシン）」が変化させた歯周病学．月刊「デンタルハイジーン」別冊 歯科衛生士のためのペリオドンタルメディシン，p.5, 医歯薬出版, 2009.
2) 石川 烈：歯周病と全身の健康, p.4, 医学情報社, 2006.
3) 三谷 章雄 ほか：日本歯科保存学雑誌, 55: 313-319, 2012.
4) 厚生労働省：メタボリック症候群が気になる方のための健康情報サイト e-ヘルスネット．http://www.e-healthnet.mhlw.go.jp/（2014年12月現在）
5) 日本糖尿病学会 編：科学的根拠に基づく糖尿病診療ガイドライン2013, p.141-143, 南江堂, 2013.
6) 日本臨床歯周病学会：歯周病が全身に及ぼす影響．http://www.jacp.net/jacp_web/general/effect.html（2014年12月現在）

患者指導
43 仕事が不規則

　患者さんの問診において重要な項目はさまざまあります．栄養士は，最初に食習慣やふだん食べている食事内容についての聞き取りを行うことが多いですが，それ以前に，患者さんの基本的な生活背景を知ることはとても重要です．入院中の患者さんであれば看護師や担当医が詳細な聞き取りを行っている場合が多く，それを参考にして栄養士からは確認程度にしますが，外来患者で，カルテに記載がない場合は，自ら聞き取りを行う必要があります．聞き取る内容には，家族，学校，仕事の有無，生活における信条などがありますが，そのなかでも仕事は，患者さんの日常生活の時間の大きな部分を割くため重要です．

　仕事が不規則な職業を考えてみましょう．警察官，ガードマン，夜間工事のスタッフ，シフト制の工場勤務者，スポーツインストラクター，仕事時間が不規則な夫をもつ妻，医者・看護師をはじめとする病院スタッフなどがあげられます．仕事が不規則な人のすべてが，それが要因で，いわゆる生活習慣病の治療や発症への注意が必要になるわけではありません．しかし，生活習慣病の一次予防・二次予防のために，必要最低限の知識を伝える必要があります．

　人生の大半，長ければ約50年間を費やす仕事において，その時間が不規則であれば，その不規則さにどう対応していくかが重要です．そこで，仕事が不規則な患者さんに栄養指導を行う際には，その提案が患者さんにとって必要であること以上に，その提案が患者さんの日々の生活に合っていて，さらに行動変容が可能かどうかについて考えることはとても重要です．医療者の一員として，栄養指標の基準値やガイドラインを伝えることは大切ですが，根本的に実行不可能なことを伝えるのであれば，栄養指導を十分行ったとはいえません．

症　例

　52歳男性．身長 175 cm，体重 87 kg，BMI 28 kg/m²（標準体重 67 kg）．20歳代の体重は60 kgとやせ型だった．40歳代くらいから徐々に体重が増えはじめ，現在がピークとなっている．職業は，3交代制の工場勤務．2週間ごとに8時〜16時，15時〜23時，22時〜翌8時のシフトで勤務し，職場ではモニター確認のため座って仕事をしていることが多い．一人暮らしで食事は外食とコンビニ利用が中心．職場の健診で，48歳時にメタボリックシンドロームを指摘されていたが，そのまま放置していた．50歳時に強い疲労を感じ，近くのクリニックを受診したところ，随時血糖値 350 mg/dL，尿糖 4＋であったため，市民病院への受診をうながされた．家族歴は，母が2型糖尿病（インスリン使用），高血圧，肥満．受診後，空腹時血糖値 225 mg/dL，HbA1c 9.2％にて2型糖尿病と診断され，すぐに2週間の教育入院をすすめられたが，急には仕事を休めないという理由で1カ月後の入院となった．

1) 栄養指導

　入院後，病院食は1日に1,800 kcal（27 kcal/kg IBW），たんぱく質85 g，食塩9 g 未満を提供しました．聞き取りによる入院前の食事内容は，おおよそ1日あたりエネルギー3,000〜4,000 kcal，食塩15 g 程度の摂取で，仕事が終わったあとに食べて眠るという生活でした．仕事中は眠くなるからと食事はあまり食べず，缶コーヒーを5〜6本は飲んでいました．栄養指導では基本的な1,800 kcal の食品構成の説明を行いましたが，工場勤務の不規則な時間の食事について，具体的にどのように行っていくかを考えました．

2) 経過

　2週間の入院中に空腹時血糖値が120 mg/dL 前後まで下がり，体重が3 kg 減少し，血圧も正常化しました．服薬による影響と，おそらくこれまで食事時間が不規則だった患者さんが規則正しい食生活を送ったことによる変化であったと思われます．また，ふだんの推定摂取量に比べ，はるかに少ない食事量でも，ゆっくり食べることや野菜料理が多いことにより，なんとか継続できました．しかし，入院中の生活時間を退院後に継続することは困難であり，今後できることは何かについて患者さん自らが検討を行いました．

　そこで，患者さんの出勤パターン（8時〜16時，15時〜23時，22時〜翌8時）にあわせた食事時間を考慮しました．8時〜16時は通常の勤務時間であり，とくに検討しませんでしたが，15時〜23時の場合は，朝食の時間を早めるか，夕食を仕事後にとらないようすすめました．22時〜翌8時の場合は，夜間に何か間食がないか確認しました．そのほか，缶コーヒーを控えることや，ゆっくりよく噛んで食べること，噛みごたえのある食材を使用したメニューを選ぶことにより，1食でドカ食いにならないよう指示しました．

3) ピットフォール

　患者さんの「できません！」の言葉に対して，「本当にできないのか？」の確認が必要です．実際は，自分に甘えていて，何らかの理由づけをしてできないと主張している場合も少なくありません．さらに，その栄養指導が，患者さんの生活のなかで，どの程度の範囲を占めているのか把握することも重要です．状態の悪化もふまえて，医療の選択権はつねに患者さん自身にあり，食事療法が解決方法のすべてではないことを，患者さんも栄養士も受け止めていく必要があると考えます．栄養指導においては，食事療法の必要性を強く感じてもらうようなエンパワーメント的要素が重要です．ただし，栄養士はカウンセリング手法を含む臨床心理学をきちんと学んではいないため，栄養指導に活かしていくには今後の教育が重要であると考えます．

（和田啓子）

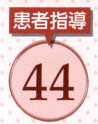

44 偏食傾向・食べ過ぎ

1 ▶ 偏食

　偏食とは，食べられる食品の幅がせまい，野菜を食べない，果物を食べない，魚や肉を食べず卵のみを食べる，決まった飲料以外は飲まないなど，特定の食品以外は食べない状態が長く続く場合をいいます．

　特定の食品以外を食べなくても，栄養素の代替となる食品，たとえば，魚が嫌いであっても肉や卵が食べられれば，たんぱく質の摂取としての問題はないのですが，偏食のままでよいということではありません．偏食がひどい状態ではビタミンやミネラルなどの栄養素が不足しやすくなり，バランスの悪い食事になってしまいます．バランスの悪い食事よりもよい食事をすすめる理由としては，わが国における多目的コホート研究(厚生労働省研究班)の結果で，野菜・果物の摂取によって胃がんのリスクが低下する，魚をよく食べると虚血性心疾患のリスクが低下する，食塩や塩蔵食品をよく食べると胃がんのリスクが増加する，などが知られているからです．

　偏食傾向のある患者さんへ指導をするときは，患者さんの生活背景を知り，設定した目標(バランスのよい食事)に近づくための方法を患者さんと一緒に考え，そして実施状況を評価し，再度一緒に考える作業を繰り返すことが大切だと考えています．実際には，まず，患者さんの疾患の有無や食習慣や生活習慣などの聞き取り調査をし，家族構成の確認を行います．同居の家族がいる場合には，患者さんの家族に協力をうながすのもひとつの方法です．独居の患者さんには，本人にあった調理方法や食品の選びかたを説明しましょう．調理が得意であれば，「主食・主菜・副菜」の考えかたや食事バランスガイドなどを用いて，どの食品をどの程度食べたらよいかの説明を行うことで，容易に食生活の改善が図れる場合もあります．調理が苦手な患者さんには，スーパーでの惣菜や食品の選びかたなど，生活にあわせた具体的な方法を説明するとよいでしょう．コンビニの利用が身近な患者さんには，コンビニに置いてある食品を用いてバランスよく食べることができるよう，食品の選びかたや献立の組み立てについて説明するとよいでしょう．そして，定期的に栄養素の摂取を評価し，バランスのよい食事となるよう指導していきましょう．

2 ▶ 食べ過ぎ

　食べ過ぎとは，食べ物からのエネルギー摂取量がエネルギー消費量を上まわる状態になるまで食べることをいいます．食べ過ぎの状態が続くと，過剰のエネルギーは脂肪として蓄えられ，体重増加につながります．体重1 kgの増減は約7,000 kcalのエネルギーの増減に相当します．現在，体重が増加している患者さんは，食べ過ぎの状態が続いた結果であるとい

えます(疾患由来の体重増加は除く).食べ過ぎが習慣になる原因には,目的なく食べる,早食いである,食べたことを意識していない,好きな食品は少ししか食べていないように感じる,食事のバランスが悪い,空腹感よりもストレスによって食べてしまうなど,食行動や食認識に問題のある場合があります.体重が増加したときには患者さんに原因を考えてもらい,「外食で食べ過ぎたから増えた」,「野菜を食べず,油っこいものを食べ過ぎたから増えた」,「いやなことがあってやけ食いをしたから増えた」など,患者さんが体重増加の原因に気づくことができるよう指導していくことが大切だと考えています.

「久しぶりに体重を測ったら3kg増えていた」という患者さんに対しては,自宅での体重測定の回数を増やしたり,食事や活動内容の記録をすすめる指導を行い,自分の身体や生活内容に意識が向くよううながしましょう.「どうしても食事量が足りない」と感じる患者さんには,食事バランスの見直しやエネルギーの低い食品(野菜,海藻,キノコ,コンニャクなど)を用いた献立の紹介や食べる順番を指導しましょう.調理が難しい患者さんには,スーパーで購入できるエネルギーの低い食品でつくった惣菜の選びかたなどを指導するのもよいでしょう.「早食い」の患者さんには,ゆっくりよく噛んで料理を味わい,楽しみながら食事をするよう指導しましょう.箸置きを準備し,食事をひと口食べるごとに箸を置くのもよいでしょう.歯に問題がないのであれば,噛みにくく固い食品(ゴボウ,昆布,大きくカットした野菜など)を献立に用いるのもひとつの方法です.「欠食習慣」がある場合には,規則正しい時間に食事を摂るよううながします.「1食の量が多すぎる／少なすぎる」場合は,毎食同じくらいの量を食べられるよう指導します.「ながら食い」の患者さんには,ながら食いをやめることで,食べる量を意識してもらいましょう.目につくところには低エネルギーの食品を置き,手軽に食べられるお菓子や果物は目につくところに置かないなど環境を変えることも,食べ過ぎによる体重増加を防ぐためによい方法となります.

長年の食習慣である「偏食傾向」や「食べ過ぎ」を変えていくことは容易ではありませんが,患者さんのペースや環境にあわせて根気よく指導していきましょう.

(井田めぐみ)

▶ 文 献

1) 日本糖尿病療養指導士認定機構 編:糖尿病療養指導ガイドブック2013(血糖コントロール目標改訂対応版),メディカルレビュー社,2013.
2) 国立がん研究センター:多目的コホートに基づくがん予防など健康の維持・増進に役立つエビデンスの構築に関する研究(厚生労働省がん研究班による指定研究班).http://www.ncc.go.jp/jp/research_promotion/research/06_tsugane.html (2014年12月現在)
3) 児玉浩子 ほか 編:小児臨床栄養学,p.355-357,診断と治療社,2011.
4) 厚生労働省:授乳・離乳の支援ガイド,2007. http://www.mhlw.go.jp/shingi/2007/03/s0314-17.html (2014年12月現在)

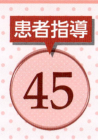

45 疾患を未受容

栄養指導において，患者さんが自分の疾患を受容していることは基本となります．そうでなければ，いくら指導しても十分な効果を得ることはできません．栄養指導を行うことで，最終的には行動変容に結びつけていくことが重要ですが，その第一歩が疾患の受容です．

行動変容には，J. O. Prochaska らが提唱した，図45-1に示すような5段階の「行動変容ステージ」があります．

「疾患を未受容」の状態は「前熟考期」にあたります．栄養指導を受ける段階で，患者さんがまだ前熟考期にとどまっている場合には，具体的な指導は行わず，まずは患者さんの気持ちや考えを傾聴し，患者さんが聞き入れられる範囲で食事療法についての一般的な情報を提供するにとどめます．

その後，主治医に，どのように病状の説明を行っているかを聞き，あわせて今後の治療方針について確認し，栄養指導の方針についても確認し合います．可能であれば，チームカンファレンスなどで，他の医療職種のスタッフとも話し合い，指導方針の統一をすることが望まれます．なぜならば，複数の職種がチームで患者さんに多面的に対応することで，患者さん自身がより「気づき」へと近づきやすくなるからです．ここでは筆者が経験した一例を紹介します．

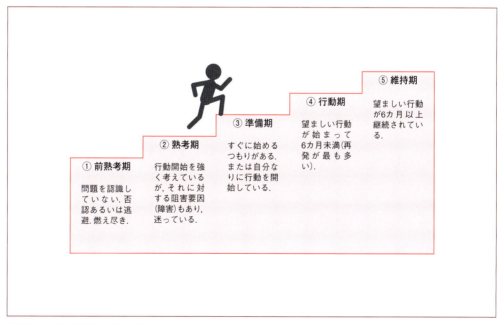

図45-1 ● 行動変容ステージ

> **症　例**
>
> 66歳女性．ステロイド糖尿病，重症筋無力症．
> 53歳時に重症筋無力症と診断され，ステロイド治療が開始された．54歳時に胸腺摘出術を施行された．60歳時にHbA1c 6.8％と耐糖能異常を認めていたが，食事療法のみで経過観察されていた．その後，HbA1c 6.4％程度で推移していたが，徐々にHbA1cが上昇傾向となり，66歳時，精査の結果から糖尿病と診断され，外来で栄養指導が開始となった．
>
> 【身体所見】
>   身長156.4 cm，体重57.4 kg，BMI 23.5 kg/m^2（標準体重53.8 kg）．
>
> 【検査所見】
>   HbA1c 7.0％，TP 6.1 g/dL，Alb 3.9 g/dL，ChE 269 IU/L，Cr 0.5 mg/dL，
>   T-Cho 179 mg/dL，HDL-C 53 mg/dL，LDL-C 107 mg/dL，TG 71 mg/dL，尿蛋白（−）．
>
> 【指示栄養量】
>   1,400 kcal（26 kcal/kg IBW）
>
> 【処方】
>   ピリドスチグミン臭化物（メスチノン®）120 mg
>   プレドニゾロン（プレドニン®）5 mg
>   タクロリムス（プログラフ®）2 mg　　ほか

　食事摂取状況を確認すると，間食にケーキやまんじゅうなどの菓子類を毎日摂取しており，さらに「健康によいと聞いた」と果物を眠前に摂取していました．1日の間食摂取量は菓子類で500 kcal，果物で200 kcalでした．

　まずは基本的な食事療法について説明し，菓子類と果物を半量にするとともに，さらに菓子類は2日に1回とし，主食を減らしたうえで食後に摂取するように指導しました．また，毎月1回の外来栄養指導を継続して行うこととしました．

　しかし，数カ月しても食行動に変化がないため，患者さんの思いを話してもらったところ，「私は本当に糖尿病ですか？　家族に糖尿病の者は誰もいないし，薬の影響だと先生は言っていましたが」という発言とともに，「看護師さんからおやつは少しならよいと聞きました（実際には減らすように指導された）」との発言がありました．さらによく話を聞くと，患者さんには糖尿病の合併症から透析を受けている知人がいることや，一人暮らしで子供も遠方に住んでいることなどを話しはじめました．この患者さんは自身が糖尿病を受容できておらず，その背景には知識不足による糖尿病合併症への過度の恐怖感，また社会心理学的な不安感があることが考えられました．患者さんには，糖尿病になっても血糖コントロールをすれば合併症を防げることを伝え，また，糖尿病やその治療についてわからないことや心配なことがあったら，なんでも相談してくださいとお話ししました．

　さらに，栄養指導後，主治医に状況を伝え，医師からも病状説明を再度行ってもらうこととし，医師および看護師とカンファレンスを行い，指導方針の統一を試みました．また，菓

子類や果物の摂取方法に関する指導内容についても，確認し合い，発言に一貫性をもたせるようにしました．

その後，患者さんは徐々に糖尿病であることを受け入れ，食事療法にも前向きとなり，指示栄養量を守れるようになりました．その結果，半年後にはHbA1cは6.5%に減少しました．

患者さんが疾患を受け入れられない理由には，さまざまな事情が関係します．栄養指導では，食生活だけでなく，心理的要因や生活背景についても注意する必要があります．一方的に指導するだけでなく，患者さんの話をよく聞くことで，多くの情報を収集し，よりよい栄養指導を行うための道標を見過ごさないようにすることが重要です．

（大島綾子）

▶ **文　献**
・日本糖尿病療養指導士認定機構 編：糖尿病療養指導ガイドブック2013, p.117-132, メディカルレビュー社, 2013.

46 軽度認知症

患者指導

1 ▶ 認知症患者数の増加

　2013年（平成25年）に厚生労働省から報告された「認知症有病率等調査について」によると，2010年（平成22年）時点で全国の65歳以上の高齢者における認知症の有病率は15％にも及び，有病者数は約439万人と推計されています．正常な高齢者が認知症に転化していく過程（正常と認知症の中間）の状態を軽度認知症（MCI）といいます．軽度認知症の全国有病率は13％，有病者数は約380万人と推計されています．また，認知症のおもな合併症には糖尿病や高血圧，脳梗塞のほか，胃潰瘍・逆流性食道炎など栄養管理を必要とする疾患が多くみられます．とくに高齢者の場合，糖尿病における重症低血糖は脳細胞への傷害や認知症のリスクとなり，脳梗塞を引き起こす危険性が高いため，血糖コントロールの支援が重要となります．

2 ▶ 認知度の評価

　認知症のスクリーニングとしては，長谷川式簡易知能評価スケール（HDS-R）やミニメンタルステート検査（MMSE）などが用いられています．軽度認知症の診断基準としては，①認知症または正常のいずれでもないこと，②客観的な認知機能の経時的低下，または，主観的な低下の自己報告あるいは情報提供者による報告があること，③日常生活能力は維持されており，かつ，複雑な手段的機能は正常か障害があっても最小であること，と定義されています．

3 ▶ 認知症による症状と影響

　認知症の症状は中核症状（認知機能障害）と周辺症状（BPSD，心理・行動症状）に大別されます（図46-1）．
　中核症状には，記憶障害〔記銘（覚える），保持（保存する），再生（呼び起こす）という機能のいずれかが障害された状態〕や時間・場所・人物を含む状況把握，理解の障害などの見当識障害，聞く・話す・読む・書く・計算など語学の操作能力に障害が出る失語や，失行・失認，また，得られた知識から計画を立て，順序立てて遂行する実行機能の障害，判断力の障害などがあります．さらに，周辺症状では，今までできていた能力が低下することで喪失感を抱き，うつ状態や興奮などの心理・行動症状が現れるとされています．この症状は，物理的環境や他者とのかかわりなど，家族や地域を含めた社会的環境に影響されます．

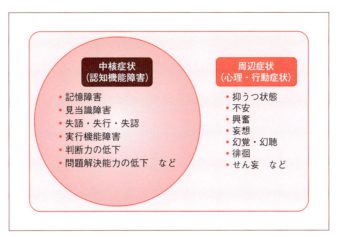

図46-1 ● 認知症の症状

4 ▶ 認知症と食行動

　認知症の食行動異常には偏食，過食，拒食が存在し，食に対しては異常なこだわりを示すことが多いとされています．認知症の多くは高齢者で，少食・嚥下障害からの低栄養や体重減少が評価されるべき項目となります．一方，食品選択の判断力や食生活改善への実行力の低下にともない，偏食・過食が増強し，自身の嗜好に合う食品を好きな時間に摂取することで，体重増加となる場合もあります．近年では，認知症の発症や進行の程度は，生活習慣ならびに生活習慣病と強い関連があることが指摘されはじめています．そのため，生活での認知機能障害進行に関するリスク因子の改善に努める必要があります．また，サルコペニア，インスリン抵抗性，内臓脂肪との関連も指摘されており，これらは栄養管理を行ううえでも評価される項目となるため，体組成の測定も重要となります．

5 ▶ 栄養指導のポイント

　栄養指導では，患者さんの認知機能を把握したうえで指導方法や内容を考慮する必要があります．認知機能障害により，適切な栄養量から摂取量を考えることや，指導内容を順守する能力が低下するため，画一的な指導ではなく個人の認知度や生活環境にあわせて指導を行うことが重要です．

　認知度の確認ののち，生活環境や食事内容の聞き取りを行います．生活環境では，同居している家族の有無，買い物や宅配サービスなど食品の調達方法の確認を行い，食事内容では間食の有無や，嚥下機能，食事形態，偏食，過食，少食などの評価を行います．患者さん本人からの聞き取りでは十分な評価ができない場合もあるため，家族や介護者からの聞き取りもあわせて行うことで情報に信頼性が高まります．そして，行動変容ステージにおける行動期（食事療法への行動期）および食事療法に対する患者さんの思いを確認します．不安感・心理的負担など，周辺症状により指導の受け入れができない場合もあるため，患者さんの訴えを傾聴し，落ち着いた口調で話すなどのコミュニケーション方法も，患者さんとの信頼関係

を築くうえで重要となります．さらには，栄養指導として多くの情報を提供するより，介入すべきポイントを絞って簡易化し，段階をつけて指導を行うことが必要です．患者さん本人が達成可能な目標を設定し，再指導時にそれができていることを評価することで，次の食生活の課題に取り組める心理的状態をつくることが，長期的な療養生活を送るための足がかりとなります．そして，家族や介護者へも指導を行い，周囲のサポートや公的サービスを含めた地域の社会資源を利用することも必要です．

（水野菜穂子）

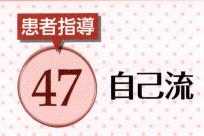

47 自己流

患者指導

　情報が氾濫している現代において，インターネットや書籍，患者仲間など，あらゆる方法により情報を入手し自己流で食事療法を行っている患者さんは少なくありません．ただし，自己流であるがゆえに間違った知識の習得や，効果が低い，さらには病態を悪化させるような食事療法を行っている場合もあります．そのため，管理栄養士など医療スタッフの介入により正しい知識の習得および行動変容へ導くことはきわめて重要であるといえます．

　ここでは，筆者が実際に経験した自己流で食事療法を行っていた2症例を紹介します．

症例1

　58歳男性．高血圧ならびに肥満症（BMI 28 kg/m^2）．減量のために欠食および主食を食べないようにしていたが，空腹感から間食・夜食として菓子類の摂取につながっていた．

　担当医より減量の必要性を説明されており，患者さんは食事療法を開始していたが，体重の変化はあまりみられなかった．栄養士が「診察時より体重が減っていますが，何か気をつけられていたことはありますか」と聞くと，患者さんからは「先生からやせるように言われて今回は本気でやせようと頑張っているのですが，そのわりには体重が減りません．具体的には，昼食を食べないようにしたことと，ごはんを食べないようにしました」との答えがあった．患者さんの発言から，減量への意識をもって自分なりの努力はしているものの，欠食や主食を欠如するなどといった極端な行動になっていることがわかった．ただし，体重減少を認められそうであったため，さらに食生活の内容についてよく聞いていくと，「午後3時ごろや寝る前に空腹感があり，菓子パンや菓子類を食べてしまっていることがある」と，欠食や主食の欠如によって空腹感が生じ，間食・夜食として嗜好品の摂取につながっていることが判明した．

　このときの指導においては，最初に患者さんの行動を否定するのではなく，診察を契機に自身の食生活を変化させ努力していることに対して言葉にして認めていくことが必要です．また，患者さん自身が食生活を振り返り，自身の行動に対しての思いや評価を話せるような配慮が必要となります．その後に，具体的に必要な食事療法についての知識を提供し，患者さん自身が自分の行動の問題点に気づくことが行動変容には重要です．

　この患者さんの場合は，欠食や主食の欠如が空腹感につながることや菓子類のエネルギー量を情報提供することで，自らの食生活が高エネルギー摂取に結びついていることを患者さん本人に気づいてもらうようにしました．その結果，1日3食の食事および主食摂取を含めた食事バランスに配慮することの重要性を理解し，行動変容に移すことで減量へとつながりました．

症例2

　62歳女性．2型糖尿病，糖尿病腎症 第3期．血糖コントロールをよくしたいため，炭水化物を摂取せず，たんぱく質中心の食事にしていた．

　初回の栄養指導にて，栄養士から食事について気をつけていることを聞くと，「ごはんやパンなどの炭水化物を食べずに，肉や魚，大豆製品などを食べるとよいと聞きました．そのため半年前から実行しています」とのことだった．

　血液検査データをみると，6カ月前よりCr値は1.3 mg/dLから1.5 mg/dLへ，BUN値は25 mg/dLから40 mg/dLへ，蛋白尿は定性2＋から3＋へ上昇．患者さんは血糖コントロールのために自己流の食事療法を開始していたが，たんぱく質の過剰摂取が腎機能の増悪につながっている可能性が認められた．栄養士から「今の食事習慣に変えるきっかけになったことはありますか」と聞くと，「テレビ番組で（この食事法が）血糖値がよくなると言っていた」とのことだった．

　このケースについても，患者さんの行動を否定せず，まずは病態の改善のために努力していることを言葉にして認めることが大切です．ただし，炭水化物を制限することは食後血糖値を低下させますが，現在の病態では腎機能に配慮することが重要であり，現状の食事習慣は病態に好ましくなく，たんぱく質の過剰摂取になることで腎機能の増悪につながっていることを伝えなければなりません．患者さん自身が現状の病態を理解しているか，病状に適した食事療法の知識があるかどうか，それらを理解したうえでの行動変容なのかを確認し，患者さんの理解にあわせた説明が必要になります．この患者さんの場合には，現状の病態の理解と病状に適した食事療法の知識が不十分であったため，検査値などの変化を含めて説明し，適切な食事療法へうながしました．

　2症例とも，病態をよくしたいという気持ちがあり，それぞれ行動変容に移していましたが，自己流の食事療法を行うがゆえに効果が現れにくい，または病態の悪化につながった症例です．患者さんの自己効力感を高めるうえで，患者さんと栄養士の信頼関係の構築は非常に重要となります．そのため，患者さんの考えや行動に対して決して否定せず，食事内容を変化させたことを評価し，患者さんの思いを話せるような配慮が必要です．そのなかから食行動の変化につながる情報を確認し，何がきっかけだったのかを把握することで，患者さんの思考パターンや行動を把握できるかもしれません．また，誤った食事療法を行っている場合には，そのデメリットをひとつひとつ丁寧に説明し，患者さん自身が問題点を理解し，正しい食事療法が行えるよう支援していく必要があります．

〔浅井加奈枝〕

Topics & Key Words

カーボカウントと糖質制限

　私たちが日々摂取している食材は，三大栄養素である炭水化物，たんぱく質，脂質をさまざまな比率で含有しています．血糖値への影響の観点からすると，炭水化物は消化・吸収が早く，食後に最も早く血糖値を上昇させ，食後の血糖値上昇の約90％を担っているとされています．そこで，食後の血糖値上昇に最も大きな影響をもつ炭水化物に関して，必要な量を，血糖値を不必要に乱すことなく，上手に摂取するためのひとつの方法として，カーボカウントが利用されています．

　カーボカウントとは食事中の炭水化物量を計算して管理する方法で，1930年代に米国で提唱され，注目される契機となったのは1983年から1993年にかけて行われた大規模臨床試験であるDCCT（Diabetes Control and Complications Trial）だとされています[1]．DCCTは，1型糖尿病患者を，1日3回以上インスリン注射をする強化療法群と1日2回までの従来療法群の2群にランダムに割りつけて合併症の進展などを調べた研究で，血糖値をより正常に近く保つことで糖尿病合併症の発症・進展を抑制できることを示した初めての大規模臨床試験です．この研究の強化療法群の一部でカーボカウントによる栄養療法が採用されました[2]．

　カーボカウントの使用に際し注意すべき点は，カーボカウントとは炭水化物を制限することで血糖値の低下を期待する低炭水化物食（糖質制限）のことではないと理解することです．確かに，低炭水化物食による短期的な血糖値および血清脂質値の改善効果は報告されていますが，長期効果，大血管障害の発症および死亡率の上昇リスクなどへのデータ集積は十分ではなく，糖尿病患者の長期にわたる低炭水化物食の実施は現時点では推奨されていません．日本糖尿病学会では，2013年3月に発表した「日本人の糖尿病の食事療法に関する日本糖尿病学会の提言」[3]において，腎症合併などによる特別な栄養制限がない糖尿病患者に推奨される三大栄養素の摂取比率を「一般的には，炭水化物50〜60％エネルギー（150g/日以上），たんぱく質20％エネルギー以下を目安とし，残りを脂質とする」としており，過度な炭水化物制限への注意喚起をしています．

　糖尿病における食事療法は，総エネルギー摂取量の適正化によって肥満を解消し，インスリン作用からみた需要と供給のバランスを円滑にし，高血糖のみならず糖尿病の種々の病態を是正することを目的としています．したがって，特定の栄養素に偏った食事制限ではなく，代謝バランスのとれた食事療法の継続が大切です．

患者指導

▶ **文　献**

1) The Diabetes Control and Complications Trial Research Group：N Engl J Med, 329：977-986, 1993.
2) Anderson EJ, et al.：J Am Diet Assoc, 93：768-772, 1993.
3) 日本糖尿病学会：日本人の糖尿病の食事療法に関する日本糖尿病学会の提言〜糖尿病における食事療法の現状と課題〜, 2013. http://www.jds.or.jp/modules/important/?page=article&storyid=40（2014年12月現在）

（長嶋一昭）

患者指導

48 アルコール・間食がやめられない

1 ▶ アルコールがやめられない

　「酒は百薬の長」といわれるように，適量を守れば，血行を促進し緊張感をやわらげ，身体によい働きをもたらします．ただし，そのような働きは適量を守っている場合に限られます．厚生労働省「健康日本21」では，「節度ある適度な飲酒」を，1日平均アルコール量で20 g 程度としています．お酒の種類によって異なりますが，1日に1種類とすると，およそビール中瓶1本（500 mL）か日本酒1合（180 mL），もしくは赤ワイングラス2杯（200 mL）または焼酎半合（90 mL）くらいが適量とされています．しかし，アルコール摂取が問題となる疾患もあり，上記の適量範囲であっても許されない場合もあります．アルコール性肝障害をはじめとする肝疾患や，水分制限のあるうっ血性心不全の患者さんのほか，透析を行っている患者さんは，原則として禁酒となります．また，食事療法が必須の糖尿病においては，アルコール摂取が糖尿病の治療のうえで好ましくない結果をもたらす場合には禁止する必要があります．主治医が認める場合には指示エネルギーの10％以内のアルコール摂取が許可されますが，毎日の摂取は脂肪肝や肝障害の原因となるので，休肝日といってアルコールを摂らない日を週2日，できれば連続で2日設ける必要があります．

　さて，アルコールがやめられない患者さんにどのようにアプローチしていくかですが，まずは，なぜアルコール摂取を控える必要があるのかを説明し，「禁酒」への動機づけを行い，「禁酒」をしたらどのような効果があるのか，「禁酒」するにはどうしたらよいのか，医療者側から情報を提供します．たとえば，糖尿病患者の場合は，アルコール摂取にともなって低血糖を起こすリスクがあり，低血糖を起こすことは血糖コントロールを悪化させる原因となるため，アルコール摂取をやめることで血糖コントロールが改善しうることを説明します．また，アルコールをやめる方法については，自宅で飲むことが多い人には家にアルコール類を置いておかない，外食時に飲むことが多い人は極力外食を避ける，また昨今ではノンアルコールビールなどがあるため，代替として使用する，などの方法を伝えます．

　これらの方法で禁酒できる患者さんもいますが，やはりなかなか実行に移せない患者さんも多いのが現実です．アルコールを摂取することで人間関係が円滑になるから，ストレスが緩和されるから，食事がおいしくなるから，時間をもてあましているから，これらは栄養指導時に患者さんからよく聞く言葉です．私たち医療者は，「禁酒が必要」であるにもかかわらず「禁酒ができない」患者さんの言葉を傾聴し，言葉の奥にどのような気持ちが隠されていて行動変容を起こせず禁酒できないのか，行動の原点を探していく必要があります．

2 ▶ 間食がやめられない

　糖尿病患者や肥満患者の場合，食事療法が治療の基本となります．①適正なエネルギー量の食事，②栄養素のバランスがよい食事，③規則的な食事習慣を守ることが重要ですが，食事療法を「間食」が妨げてしまうことはしばしばあります．間食の指導は，この原則を遵守しながらどのように付き合っていくかが難しいところです．

　「間食をやめましょう」と指導してすぐに間食をやめられるのであれば問題はないですが，間食を摂らずに一生を過ごすというわけにもいきません．私たち医療者は間食がもたらす患者さんにとっての不利益，間食をやめたときの利益を伝え，個々の生活背景や嗜好，病態などを考慮して，間食をどうしたらよいかを一緒に考えていくことが大切です．

　たとえば，お菓子などの嗜好食品を間食として食べている場合には，単純糖質や脂質が高いことが多く，少量でも高エネルギーの摂取となり，適正なエネルギー量を超えてしまいがちであることを指導します．食品のエネルギー量を知るには，市販のお菓子ならば外の箱や袋に栄養表示が明記されていますので，かならず確認して購入するよう指導することも有効です．また，栄養表示のない食品については，よく食べる食品がどのくらいのエネルギー量であるか，めやす量を覚えてもらうよう指導します．どうしてもまんじゅうが食べたいのであれば，まんじゅうを半分食べ，主食を数口控えるなど，1日の指示エネルギー量のなかから食品を置き換えたり控えたりする工夫を医療スタッフとともに患者さん自身が考えることも大切です．間食を摂取する頻度が毎日なのであれば，まずは隔日にするよう目標を掲げて，目標を達成できれば次は週に2回，その次は週1回のご褒美にするというように，摂取頻度についても指導していきます．最近では，代替甘味料を使用した清涼飲料水や菓子類なども市販されていますので，どうしても食べたくなった場合に摂取できるよう紹介しておくのもよいでしょう．ただし，エネルギー表示については，食品100ｇあたり（飲用であれば100mLあたり）5kcal未満であればエネルギーを含まない旨（無・ゼロ・ノン・レス）の表示，20kcal未満であればカロリーオフ，低カロリーと表示ができるということもあわせて伝え，患者さんが正しい知識をもてるようにします．

　私たち医療者は，アルコールの問題にしても，間食の問題にしても，一方的にならないよう患者さんの考え方を尊重しながら，正しい知識を提供し，行動変容が促進される方向へ導いていくように指導をしていくことが大切です．

〔松原亜海〕

患者指導
49 外食

　食生活は皆さまざまで，生活スタイルにより外食の機会が多くなる患者さんもいます．外食は，自宅での食事のようにはいかず，自身で内容を調整することが難しい食事です．しかし，個々の食習慣・生活習慣を尊重することが大切ですので，患者さん自身が「外食で食事を調整することは難しい」と感じて，食事療法全体をおろそかにしてしまうことのないよう，「できそう」と思えるように情報提供してサポートしていくことが私たち医療スタッフの役目になります．
　喫食場所に関係なく，食事療法では「主食・主菜・副菜」をそろえた食事バランスが基本となります．それぞれの食材がどれに分類されるかを指導し，利用頻度が多い外食を聴取してその傾向を当てはめることで，患者さん自身が外食で適した食事を選択することができるでしょう．

1 ▶ 和食

　食事療法の基本である「主食・主菜・副菜」がそろう定食を例にすることで，患者さんは食品構成を理解しやすくなります．とくに主菜料理は，食材や調理法の違いにより，脂質，たんぱく質，食塩の量などが大きく異なるため，その違いを料理例で提示しておくと選択基準を把握することができます．また，定食にはみそ汁や漬物などの食塩含有量の高い料理がついていることが多く，減塩が必要な患者さんにはそれぞれの食塩含有量を伝えるほか，残すことや汁物であれば具のみを食べることなどの対策で得られる食塩摂取量の変化を示すとよいでしょう．
　丼ものは普通サイズで米飯が250 gほど盛りつけられていますが，通常の米飯茶碗とは大きさが異なり，さらに上に具材が乗せられるため，米飯量を把握しづらくなります．至適栄養量にあわせて，残す指示も必要になるでしょう．丼の米飯に浸みた丼つゆは抜くことができないため，減塩が必要なのに「つゆだく」を好む患者さんはとくに要注意です．また，具材はたんぱく質源中心で野菜が不足しがちになるため，サイドメニューでおひたしやサラダなどの野菜料理を取り入れる必要があります．

2 ▶ 洋食

　ファミリーレストランなど，栄養成分表示がある店も増えてきていますので，患者さんも参考にすることができます．メニューで栄養量をながめることで，メイン料理の調理法，ソースなどの味つけによりエネルギー量が変化することを患者さん自身も把握できます．
　米飯を選択した際には，和食とは異なり平皿に盛りつけられることが多いため，摂取量の

把握が困難になります．栄養指導時に食品サンプルなどを用いて見た目量の比較を示しておくことで，ふだんの米飯茶碗で食べている量にとどめることができます．

カレー料理店にはさまざまなメニューがあり，具材により栄養量は変化しますが，カレールーには脂質が多く含まれているため，摂取エネルギー量を抑えることは難しい場合があります．一方で，たんぱく質制限が必要な患者さんには，肉などのたんぱく質源の量が少ないものを選択してエネルギーも確保するという利点があります．ただし，食塩量が多いため，らっきょうや福神漬でさらに食塩を加えることのないようにする必要があります．

3 ▶ 中華料理

中華料理は油を使っているメニューが多く，下ごしらえとして油通しもしているため，見た目よりもエネルギーが高くなります．ただし，青菜などの緑黄色野菜の料理では，β-カロテンなど脂溶性ビタミンを効率よく摂取することができます．

酢豚，青椒肉絲，鶏肉唐揚げ，海鮮炒めなどのメイン料理のほか，点心料理にもたんぱく質を含む料理が多いため，数種の料理を食べる場合はそれぞれを調整します．また，点心の皮は小麦粉が主体のため，主食と両方を食べる際にはこちらも調整する必要があります．

主食料理の選択しだいで食塩摂取量が異なります．たとえば，炒飯やラーメンなど主食に味をつける料理は食塩量が多くなるため，白いご飯と副食をあわせたときの食塩量と比較して，あらかじめ患者さんに提示しておくとよいでしょう．

4 ▶ 居酒屋

居酒屋では，さまざまなメニューがあるため，調理法や食材により，エネルギー，栄養素の摂りかたが大きく異なります．たとえば，焼き鳥であれば部位により，脂質，エネルギーが異なります．ささみ，レバー，砂肝など低エネルギーなものから，とり皮，手羽先など高脂質・高エネルギーなものもあります．また，調味料，油の使用量によりエネルギー量も変化するため，患者さんが食べる機会が多いものを把握することが必要です．

5 ▶ コンビニエンスストア

最近は24時間営業の店舗も多く，いつでも営業しているため利用しやすいのではないでしょうか．そして，ほとんどの商品に栄養成分表示の記載があるため，栄養量の検討がつきやすいという利点もあります．食塩調整が必要な患者さんには，ナトリウムから食塩量への換算を提示しておくとよいでしょう．また，「カロリーオフ」などの強調表示をしている商品も数多く販売されています．ある栄養素の摂取を制限する必要がある場合は，含有量が少ない，または含有していないものを選択することになりますが，「ゼロ」，「ノン」，「無」など含まない旨の表示と，「控えめ」，「低」，「少」，「ライト」など低い旨の表示の違いに惑わされないことが大切です．

（古御門恵子）

患者指導

50 健康食品

1 ▶ コラーゲン，ビタミンC

「美容効果」，「関節痛改善効果」などの機能性効果をうたい文句に，コラーゲン（コラーゲンペプチド）を高濃度に含んだ健康食品が出まわっています．また，身近に売られている飲料にもコラーゲンを含有しているものが多く，よく摂取されているサプリメントです．

> **症例 1**
> 本症例は慢性腎臓病（CKD）ステージ4，当院へ紹介受診後，栄養指導を開始．食事摂取に関する適正量の把握ができてきたころ，患者さんより「最近コラーゲンを友人にすすめられて気になっているがどうだろうか」との質問を受けた．

コラーゲンは，多細胞生物の皮膚，血管，腱，歯などの組織に存在する繊維状のたんぱく質であり，ヒトではとくに生体構成たんぱく質の約30％を占めています．また，コラーゲンの40％が皮膚に，約20％が骨および軟骨に存在しています．コラーゲンの効果としては，①美肌効果，②関節痛症改善効果，③骨粗鬆症改善効果などがあげられますが，いずれもデータ不足や詳細な検討が不十分なものがほとんどで，有益な効果は望めないのが現状です．

コラーゲン入りの健康食品に含まれるコラーゲン量は，1回摂取量が3,000 mg から，多いものでは10,000 mg までに及び，これをたんぱく質量へ換算すると約3〜10 g 相当です．多くの保存期腎不全の患者さんへの指示量を考えれば，これらの健康食品を利用することで，食事でたんぱく質制限をしているにもかかわらず，結果的に過剰摂取につながってしまう可能性があります．

さらに，健康食品に含まれるコラーゲンは，ゼラチンを酵素により分解し，より吸収しやすく低分子化したコラーゲンペプチドが利用されています．アミノ酸組成においては必須アミノ酸のトリプトファンが欠落しているため，アミノ酸スコアはきわめて低いたんぱく質になります．

また注目すべきは，一緒に含有されているビタミンCです．コラーゲンの生成にはビタミンCが必要となるため，このような商品にはビタミンC配合のものが多くみられます（表50-1）．

ビタミンCの代謝最終産物のシュウ酸は，近位尿細管でろ過されます．腎臓が正常であれば，1日10 g の排出が可能といわれています．しかし腎機能が低下した場合，シュウ酸は体内に蓄積するため，腎不全患者では体内のシュウ酸濃度が高くなるとの報告があります．厚生労働省「日本人の食事摂取基準（2015年版）」では，ビタミンCの推奨量は100 mg/日です．健常人でも2,000 mg/日以上摂取した場合，腎結石や悪性の下痢などが起こりやすくなるため，水溶性ビタミンであっても過剰摂取は望ましくありません．腎不全患者にとっての適正

表50-1 ● コラーゲン含有健康食品一覧

タイプ	販売元	コラーゲン含有量〔mg〕	ビタミンC含有量〔mg〕
液体	A社	10,000	1,000
	B社	10,000	1,000
	C社	3,000	1,000
	D社	2,000	500
	E社	1,000	100
粉末	F社	5,000	100
	G社	5,000	50
ゼリー	H社	3,000	1,000

液体タイプは健康食品のようなものもあれば，ジュースのパッケージで販売されているものもあります．

なビタミンC量は定まっていませんが，保存期腎不全患者のビタミンC推奨量は60 mg/日の継続的な摂取を推奨するともいわれており，通常の健康食品に含まれるビタミンC含有量は，腎不全患者にとって多いといえます．

　本症例の患者さんは，今まで経験していないたんぱく質制限の開始により，筋力・体力などの衰えがあるのではないかとの不安や，病態を受け止められていない動揺などがあり，健康食品摂取の提案に至ったのではないかと考慮し，患者さんの食事療法に対しての思いを傾聴しました．そして，たんぱく質制限を含む食事療法の必要性を理解してもらったうえで，たんぱく質の摂取には利用効率を示すアミノ酸スコアの高い食品を積極的に取り入れるようにして，適度なビタミンC補給にはバランスよく鮮度のよい食材を利用し，副菜では葉物野菜などを意識して摂取するように伝えました．また，腎不全用の特殊食品の利用もすすめました．

2 ▶ グルコサミン・コンドロイチン硫酸

「関節痛でお悩みの方に」，「ひざの痛みが気になる方に」などのうたい文句で，市場にはグルコサミンやコンドロイチン硫酸を含む健康食品が出まわっています．加齢や過体重で慢性的な膝の痛みを感じている患者さんを中心に，グルコサミンやコンドロイチン硫酸を含む健康食品を利用されていることが多いようです．

症例2

　本症例は，血糖コントロールを目的に診察と栄養指導を受けている糖尿病の患者さんで，内服加療で経過観察中だった．栄養指導では，間食や主菜の摂取量が多いことに対して指導をし，経過をみていた．また，軽い関節痛を感じており，知人にすすめられてグルコサミンやコンドロイチン硫酸を含む飲料を飲みはじめ，このころより血糖コントロールの悪化傾向が認められた．

　グルコサミンとは，グルコースにアミノ基（$-NH_2$）がついたアミノ糖で，動物の皮膚や軟

表50-2 ● グルコサミン・コンドロイチン硫酸を含む飲料の原材料一覧

A社	生乳(50%未満), 砂糖・異性化液糖, 乳製品, デキストリン, キチン分解物(エビ・カニ由来), クエン酸, 安定剤(CMC), 香料, 乳化剤
B社	リンゴ果汁, 砂糖, サメ軟骨抽出物, グルコサミン, 酸味料, 香料
C社	果糖ぶどう糖液糖, レモン果汁, グルコサミン(エビ), はちみつ, 砂糖, サメ軟骨抽出物(コンドロイチン硫酸含有), 香料, 酸味料, ビタミンC
D社	果糖, コラーゲンペプチド, サメ軟骨抽出物(コンドロイチン硫酸含有), デビルズクローエキス, カミツレ抽出液, オリーブ葉抽出物, 鶏軟骨抽出物, 鶏冠抽出物(ヒアルロン酸含有), グルコサミン, クエン酸, 塩水湖水ミネラル液, 香料, N-アセチルグルコサミン, キトサン, 甘味料(スクラロース)
E社	リンゴ, 異性化液糖, サメ軟骨抽出物, トレハロース, グルコサミン, 酸味料, 香料, 甘味料(スクラロース)
F社	砂糖・果糖ぶどう糖液糖, 乳製品, グルコサミン(エビ), コラーゲン(ゼラチン), 酸味料, 香料, 安定剤(大豆多糖類), カラメル色素, ヒアルロン酸, 甘味料(アセスルファムK, スクラロース)

骨,甲殻類の殻に含まれています.また,コンドロイチン硫酸は,軟骨,結合組織,粘液に含まれるムコ多糖の一種で,豚や鶏の軟骨や納豆やオクラなどのねばねばした食品に含まれています.軟骨部分でクッションの役目をするプロテオグリカンは,加齢などにより水分保持能力が低下した結果,軟骨が摩耗し関節炎の発症につながりますが,グルコサミンやコンドロイチン硫酸があることによりプロテオグリカンが再生されるといわれています.

グルコサミンを摂取すると血糖値が高くなることがあるという報告がありますが,これはグルコサミンがインスリン分泌やインスリンの取り込みに影響しているためと考えられています.つまり,グルコサミンの摂取は,代謝阻害のリスクを上昇させ,コレステロール値や血圧の上昇を誘発する懸念もあるとされています.一方で,血糖値,血清コレステロール値,血圧への影響がなかったとの報告もあるため,検査結果に注意して経過をみていく必要があります.また,飲料製品を利用しているときは,原材料に含まれている糖質が血糖値へ影響を及ぼす可能性があるので確認を行います(**表50-2**).

コンドロイチン硫酸はヘパリンの構成成分であるため,大量摂取により出血のリスクを高めてしまう恐れがあります.ワルファリンなどの抗凝固薬を内服している患者さんに対しては,薬の作用を増強してしまう可能性もあるため,コンドロイチン硫酸の摂取を中止する必要があります.

本症例の患者さんは,砂糖を含む飲料製品を利用していたため,指導の際に原材料表示の確認を一緒に行い,また,グルコサミン摂取による血糖値への影響に関する報告を伝え,摂取をいったん中止するよう指導しました.さらに,関節痛は重症化してからでは治療が奏効しないため,早めに専門医に診てもらうよう対応しました.

(京面ももこ　御石絢子)

▶ 文　献

1) 日本医師会,日本薬剤師会,日本歯科医師会 総監修,日本健康食品・サプリメント情報センター 編：健康食品・サプリメント[成分]のすべて, p. 221-223, p. 273-274, p. 506-509, 同文書院, 2011.
2) 平田純生,藤田みのり 編著：腎不全と健康食品・サプリメント・OTC薬, p.34-37, p.174-177, p. 187-189, 南江堂, 2006.
3) 下村吉治 編：サプリメントのほんととウソ—エビデンスに基づいたサプリメントの有効性—, p. 94-95, ナップ, 2013.
4) 福澤健治,宗 正敏：臨牀透析, 24: 1782-1784, 2008.
5) 独立行政法人健康栄養研究所：「健康食品」の安全性・有効性情報. https://hfnet.nih.go.jp (2014年12月現在)

付録 I

疾患の分類と基準（掲載順）

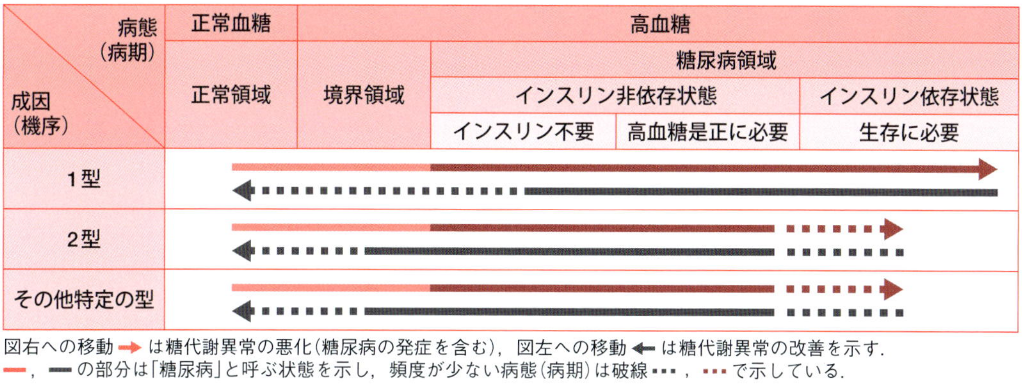

病態 （病期） 成因 （機序）	正常血糖	高血糖			
	正常領域	境界領域	糖尿病領域		
			インスリン非依存状態		インスリン依存状態
			インスリン不要	高血糖是正に必要	生存に必要
1型					
2型					
その他特定の型					

図右への移動 → は糖代謝異常の悪化（糖尿病の発症を含む），図左への移動 ← は糖代謝異常の改善を示す．
―，― の部分は「糖尿病」と呼ぶ状態を示し，頻度が少ない病態（病期）は破線 ・・・，・・・ で示している．

図1● 糖尿病における成因（発症機序）と病態（病期）の概念（第4章 p.23）

［日本糖尿病学会 糖尿病診断基準に関する調査検討委員会：糖尿病の分類と診断基準に関する委員会報告．糖尿病，53：454，2010を一部改変］

表1● 原発性高脂血症の分類（第5章 p.29）

原発性高カイロミクロン血症
①家族性リポ蛋白リパーゼ（LPL）欠損症 ②アポリポ蛋白 CⅡ欠損症 ③原発性V型高脂血症 ④その他の原因不明の高カイロミクロン血症
原発性高コレステロール血症
①家族性高コレステロール血症 ②家族性複合型高脂血症
内因性高トリグリセライド血症
①家族性Ⅳ型高脂血症 ②特発性高トリグリセライド血症
家族性Ⅲ型高脂血症
原発性高 HDL-コレステロール血症

厚生省特定疾患原発性高脂血症調査研究班．
出典：日本動脈硬化学会 編：動脈硬化性疾患予防のための脂質異常症治療ガイド2013年版，p.15，杏林舎，2013．

表2● 続発性高脂血症の分類（第5章 p.29）

高コレステロール血症
1）甲状腺機能低下症 2）ネフローゼ症候群 3）原発性胆汁性肝硬変 4）閉塞性黄疸 5）糖尿病 6）クッシング症候群 7）薬剤（利尿薬・β遮断薬・コルチコステロイド・経口避妊薬・サイクロスポリンなど）
高トリグリセライド血症
1）飲酒 2）肥満 3）糖尿病 4）クッシング症候群 5）尿毒症 6）SLE 7）血清蛋白異常症 8）薬剤（利尿薬・非選択性β遮断薬・コルチコステロイド・エストロゲン・レチノイドなど）

出典：日本動脈硬化学会 編：動脈硬化性疾患予防のための脂質異常症治療ガイド2013年版，p.15，杏林舎，2013．

表3● 高脂血症の表現型分類（第5章 p.29）

表現型	I	Ⅱa	Ⅱb	Ⅲ	Ⅳ	V
増加するリポ蛋白分画	カイロミクロン	LDL	VLDL LDL	レムナント	VLDL	カイロミクロン VLDL
コレステロール	→	↑〜↑↑↑	↑〜↑↑	↑↑	→または↑	↑
トリグリセライド	↑↑↑	→	↑↑	↑↑	↑↑	↑↑↑

出典：日本動脈硬化学会 編：動脈硬化性疾患予防のための脂質異常症治療ガイド2013年版，p.14，杏林舎，2013．

表4 ● CKD診療ガイド―治療のまとめ（抜粋，第6章 p.35）

CKD 病期	生活習慣改善	食事指導	脂質管理	貧血管理	骨・ミネラル対策
ハイリスク群	禁煙 BMI＜25	高血圧があれば 減塩6g/日未満			
ステージ G1 A2 G1 A3	禁煙 BMI＜25	高血圧があれば 減塩6g/日未満	食事療法・運動療法 LDL-C 120mg/dL 未満	腎性貧血以外の原因検索 （腎機能的に腎性貧血は考えにくい）	ステロイド薬治療中や原発性副甲状腺機能亢進症では通常治療
ステージ G2 A2 G2 A3	禁煙 BMI＜25	高血圧があれば 減塩6g/日未満	食事療法・運動療法 LDL-C 120mg/dL 未満	腎性貧血以外の原因検索 （腎機能的に腎性貧血は考えにくい）	ステロイド薬治療中や原発性副甲状腺機能亢進症では通常治療
ステージ G3a A1 G3a A2 G3a A3	禁煙 BMI＜25	減塩6g/日未満 たんぱく質制限食[*1] （0.8〜1.0g/kg体重/日）	食事療法・運動療法 LDL-C 120mg/dL 未満 薬物による横紋筋融解症への注意	腎性貧血以外の原因検索 鉄欠乏対策[*2] 腎性貧血は赤血球造血刺激因子製剤（ESA）[*3]でHb 10〜12g/dL	P, Ca, PTH：基準値内 低アルブミン血症では補正Caで評価 リン制限食
ステージ G3b A1 G3b A2 G3b A3	禁煙 BMI＜25	減塩6g/日未満 たんぱく質制限食[*1] （0.8〜1.0g/kg体重/日）	食事療法・運動療法 LDL-C 120mg/dL 未満 薬物による横紋筋融解症への注意	腎性貧血以外の原因検索 鉄欠乏対策[*2] 腎性貧血は赤血球造血刺激因子製剤（ESA）[*3]でHb 10〜12g/dL	P, Ca, PTH：基準値内 低アルブミン血症では補正Caで評価 リン制限食
ステージ G4 A1 G4 A2 G4 A3	禁煙 BMI＜25	減塩6g/日未満 たんぱく質制限食[*1] （0.6〜0.8g/kg体重/日） 高K血症があれば摂取制限	食事療法・運動療法 LDL-C 120mg/dL 未満 薬物による横紋筋融解症への注意 フィブラート系はクリノフィブラート以外は禁忌	腎性貧血以外の原因検索 鉄欠乏対策[*2] 腎性貧血は赤血球造血刺激因子製剤（ESA）[*3]でHb 10〜12g/dL	P, Ca, PTH：基準値内 低アルブミン血症では補正Caで評価 高P血症ではCaCO$_3$などのリン吸着薬 PTHが基準値を超える際は活性型ビタミンD[*4]
ステージ G5 A1 G5 A2 G5 A3	禁煙 BMI＜25	減塩6g/日未満 たんぱく質制限食[*1] （0.6〜0.8g/kg体重/日） 高K血症があれば摂取制限	食事療法・運動療法 LDL-C 120mg/dL 未満 薬物による横紋筋融解症への注意 フィブラート系はクリノフィブラート以外は禁忌	腎性貧血以外の原因検索 鉄欠乏対策[*2] 腎性貧血は赤血球造血刺激因子製剤（ESA）[*3]でHb 10〜12g/dL	P, Ca, PTH：基準値内 低アルブミン血症では補正Caで評価 高P血症ではCaCO$_3$などのリン吸着薬 PTHが基準値を超える際は活性型ビタミンD[*4]

[*1] エネルギー必要量は健常人と同程度（25〜35kcal/kg 体重/日）．
[*2] 鉄欠乏があれば鉄剤投与を検討．とくにESAを使用していれば，フェリチン≧100ng/mL，鉄飽和度≧20%．
[*3] ESA使用は腎臓専門医に相談．
[*4] 活性型ビタミンDの投与量に注意．
出典：日本腎臓学会 編：CKD診療ガイド―治療のまとめ，2012．http://www.jsn.or.jp/guideline/pdf/CKDguide2012_2.pdf（2014年12月現在）

表5 ● 成人ネフローゼ症候群の診断基準（第7章 p.39）

1. 蛋白尿
   3.5g/日以上が持続する
   （随時尿において尿蛋白/尿クレアチニン比が3.5g/gCr以上の場合もこれに準ずる）
2. 低アルブミン血症
   血清アルブミン値3.0g/dL以下．血清総蛋白量6.0g/dL以下も参考になる
3. 浮腫
4. 脂質異常症（高LDL-コレステロール血症）

1. 上記の尿蛋白量，低アルブミン血症（低蛋白血症）の両所見を認めることが本症候群の診断の必須条件である．
2. 浮腫は本症候群の必須条件ではないが，重要な所見である．
3. 脂質異常症は本症候群の必須条件ではない．
4. 卵円形脂肪体は本症候群の診断の参考となる．

出典：厚生労働省 平成22年度厚生労働省難治性疾患対策進行性腎障害に関する調査研究班：成人ネフローゼ症候群の診断基準，2011．

表6 ● CKDの重症度分類（第7章 p.40）

原疾患		蛋白尿区分		A1	A2	A3
糖尿病		尿アルブミン定量〔mg/日〕尿アルブミン/Cr比〔mg/gCr〕		正常	微量アルブミン尿	顕性アルブミン尿
				30未満	30〜299	300以上
高血圧 腎炎 多発性嚢胞腎 移植腎 不明 その他		尿蛋白定量〔g/日〕尿蛋白/Cr比〔g/gCr〕		正常	軽度蛋白尿	高度蛋白尿
				0.15未満	0.15〜0.49	0.50以上
GFR区分 （mL/分/1.73m^2）	G1	正常または高値	≧90			
	G2	正常または軽度低下	60〜89			
	G3a	軽度〜中等度低下	45〜59			
	G3b	中等度〜高度低下	30〜44			
	G4	高度低下	15〜29			
	G5	末期腎不全（ESKD）	<15			

重症度は原疾患・GFR区分・蛋白尿区分を合わせたステージにより評価する．CKDの重症度は死亡，末期腎不全，心血管死亡発症のリスクを▨のステージを基準に，▨，▨，▨の順に上昇させる．
出典：日本腎臓学会 編：CKD診療ガイド2012，p.3，東京医学社，2012．

表7 ● 肥満度分類（第11章 p.60）

BMI	判定	WHO 基準
＜18.5	低体重	Underweight
18.5≦〜＜25	普通体重	Normal range
25≦〜＜30	肥満（1度）	Preobese
30≦〜＜35	肥満（2度）	Obese class I
35≦〜＜40	肥満（3度）	Obese class II
40≦	肥満（4度）	Obese class III

- ただし，肥満（BMI ≧25）は，医学的に減量を要する状態とは限らない．なお，標準体重（理想体重）は最も疾病の少ないBMI 22を基準として，標準体重〔kg〕＝身長〔m〕^{2}×22で計算された値とする．
- BMI ≧35 を高度肥満と定義する．

出典：日本肥満学会 肥満症診断基準検討委員会：肥満症診断基準2011．肥満研究 臨時増刊号，17：i，2011．

表8 ● 肥満に起因ないし関連し，減量を要する健康障害（第11章 p.61）

肥満症の診断基準に必須な合併症
1) 耐糖能障害（2型糖尿病・耐糖能異常など）
2) 脂質異常症
3) 高血圧
4) 高尿酸血症・痛風
5) 冠動脈疾患：心筋梗塞・狭心症
6) 脳梗塞：脳血栓症・一過性脳虚血発作（TIA）
7) 脂肪肝（NAFLD）
8) 月経異常，不妊，妊娠合併症（妊娠高血圧症候群，難産）
9) *睡眠時無呼吸症候群（SAS）・Pickwick 症候群
10) *整形外科的疾患：変型性関節症（膝，股関節）・変型性脊椎症，腰痛症
11) 蛋白尿（肥満腎症）

診断基準には含めないが，肥満に関連する疾患
1. 良性疾患：胆石，子宮筋腫，静脈血栓症・肺塞栓症，気管支喘息，皮膚疾患（偽性黒色表皮腫，摩擦疹，汗疹）
2. 悪性疾患：胆道癌，大腸癌，乳癌，子宮内膜癌

＊脂肪細胞の量的異常がより強く関与

出典：日本肥満学会 肥満症診断基準検討委員会：肥満症診断基準2011．肥満研究 臨時増刊号，17：ii，2011．

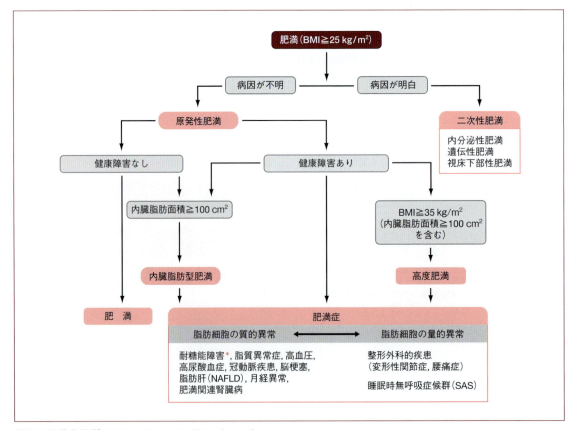

図2 ● 肥満症診断のフローチャート（第11章 p.61）

＊2型糖尿病・耐糖能異常を含む．

［日本肥満学会 肥満症診断基準検討委員会：肥満症診断基準2011．肥満研究 臨時増刊号，17：vi，2011 を一部改変］

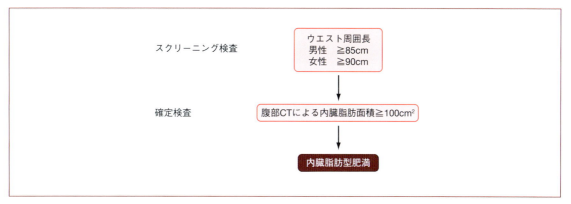

図3 ● 内臓脂肪型肥満の判定基準（第11章 p.61）

[日本肥満学会 肥満症診断基準検討委員会：肥満症診断基準2011. 肥満研究 臨時増刊号, 17：vi, 2011 を一部改変]

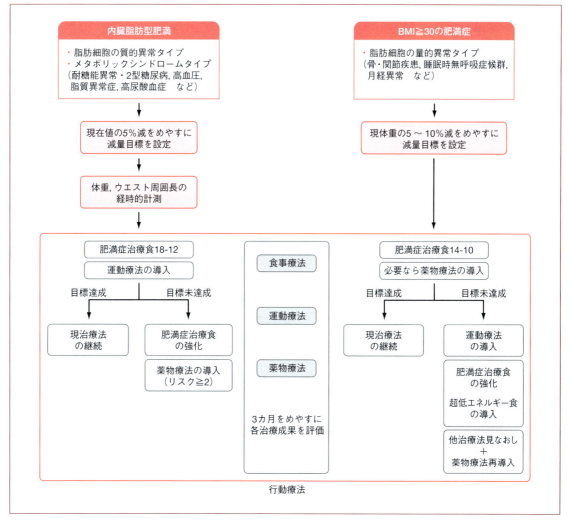

図4 ● 肥満症治療指針（第11章 p.62）

[日本肥満学会 肥満症治療ガイドライン作成委員会：肥満症治療ガイドライン2006, p.16, 2006 を一部改変]

表9 ● メタボリックシンドローム診断基準（第12章 p.67）

内臓脂肪（腹腔内脂肪）蓄積
・ウエスト周囲長　男性：85cm 以上，女性：90cm 以上
内臓脂肪面積　男女とも ≧ 100 cm² に相当
上記に加え，以下のうち2項目以上
脂質代謝異常
・高トリグリセライド血症 ・低 HDL-コレステロール血症
トリグリセライド値　150 mg/dL 以上 　　かつ / または 　HDL-コレステロール値　40 mg/dL 未満（男女とも）
血圧高値
収縮期血圧　130 mmHg 以上 　　かつ / または 　拡張期血圧　85 mmHg 以上
糖代謝異常
・空腹時高血糖
空腹時血糖値　110 mg/dL 以上

＊ CT スキャンなどで内臓脂肪量測定を行うことが望ましい．
＊ ウエスト周囲長は立位，軽呼気時，臍レベルで測定する．脂肪蓄積が著明で臍が下方に偏位している場合は肋骨下縁と前上腸骨棘の中点の高さで測定する．
＊ メタボリックシンドロームと診断された場合，糖負荷試験が勧められるが，診断には必須ではない．
＊ 高トリグリセライド血症，低 HDL-コレステロール血症，高血圧，糖尿病に対する薬物治療を受けている場合は，それぞれの項目に含める．
＊ 糖尿病，高コレステロール血症の存在はメタボリックシンドロームの診断から除外されない．
出典：メタボリックシンドローム診断基準検討委員会：日本内科学会雑誌，94：794-809，2005．

表10 ● 高尿酸血症の病型分類（必要な指標の計算，検査法，第12章 p.68）

尿中尿酸排泄量の算出法
$$\text{尿中尿酸排泄量} = \frac{\text{尿中尿酸濃度[mg/dL]} \times \text{60分間尿量[mL]}}{100 \times \text{体重[kg]}} \quad \text{[mg/kg/時]}$$ 正常値 0.496（0.483〜0.509）mg/kg/ 時
尿酸クリアランスおよび Ccr とその比の算出法
$$\text{尿酸クリアランス} = \frac{\text{尿中尿酸濃度[mg/dL]} \times \text{60分間尿量[mL]}}{\text{血漿尿酸濃度[mg/dL]} \times 60} \times \frac{1.73}{\text{体表面積[m}^2\text{]}}$$ 正常値 11.0（7.3〜14.7）mL/ 分 $$\text{Ccr} = \frac{\text{尿中クレアチニン濃度[mg/dL]} \times \text{60分間尿量[mL]}}{\text{血漿クレアチニン濃度[mg/dL]} \times 60} \times \frac{1.73}{\text{体表面積[m}^2\text{]}}$$ 正常値 134（97〜170）mL/ 分 $$R = \frac{\text{尿酸クリアランス}}{\text{Ccr}} \times 100\%$$ $$= \frac{\text{尿中尿酸濃度[mg/dL]} \times \text{血漿クレアチニン濃度[mg/dL]}}{\text{血漿尿酸濃度[mg/dL]} \times \text{尿中クレアチニン濃度[mg/dL]}} \times 100\%$$ 正常値 8.3（5.5〜11.1）%

尿酸クリアランス，Ccr 試験実施法（60分法）	
3日前	高プリン食・飲酒 制限
起床後	絶食，飲水 コップ2杯
外来	−30分：飲水 300 mL，0分：30分後排尿 30分：中間時採血（血中尿酸・血中クレアチニン測定） 60分間：全尿採取（尿量測定，尿中尿酸・尿中クレアチニン測定）

出典：日本痛風・核酸代謝学会 ガイドライン改訂委員会 編：高尿酸血症・痛風の治療ガイドライン 第2版，p.63-64，メディカルレビュー社，2010．

表11 ● 痛風関節炎の診断基準（第12章 p.68）

1. 尿酸塩結晶が関節液中に存在すること
2. 痛風結節の証明
3. 以下の項目のうち6項目以上を満たすこと
   a) 2回以上の急性関節炎の既往がある
   b) 24時間以内に炎症がピークに達する
   c) 単関節炎である
   d) 関節の発赤がある
   e) 第一MTP関節の疼痛または腫脹がある
   f) 片側の第一MTP関節の病変である
   g) 片側の足関節の病変である
   h) 痛風結節（確診または疑診）がある
   i) 血清尿酸値の上昇がある
   j) X線上の非対称性腫脹がある
   k) 発作の完全な寛解がある

1. または2. あるいは3. の11項目のうち6項目以上を満たせば痛風であるとする。
出典：日本痛風・核酸代謝学会 ガイドライン改訂委員会 編：高尿酸血症・痛風の治療ガイドライン 第2版, p.67, メディカルレビュー社, 2010；Wallace SL, et al.: Arthritis Rheum, 20：895-900, 1977.

表12 ● 痛風関節炎の診断上の注意点（第12章 p.68）

1. 痛風発作中の血清尿酸値は低値を示すことがあり、診断的価値は高くない
2. 関節液が得られたら迅速に検鏡し、尿酸塩結晶の有無を同定する
3. 痛風結節は診断上価値があるが頻度は低い

出典：日本痛風・核酸代謝学会 ガイドライン改訂委員会 編：高尿酸血症・痛風の治療ガイドライン 第2版, p.67, メディカルレビュー社, 2010.

表13 ● 原発性骨粗鬆症の診断基準（第13章 p.73）

脆弱性骨折あり
1) 椎体骨折または大腿骨近位部骨折あり
2) その他の脆弱性骨折があり、骨密度がYAMの80%未満

脆弱性骨折なし
骨密度がYAMの70%以下または−2.5SD以下

低骨量をきたす骨粗鬆症以外の疾患または続発性骨粗鬆症を認めず、骨評価の結果が上記の条件を満たす場合、原発性骨粗鬆症と診断する。YAM：若年成人平均値（腰椎では20〜44歳、大腿骨近位部では20〜29歳）。
出典：日本骨代謝学会・日本骨粗鬆症学会合同 原発性骨粗鬆症診断基準改訂検討委員会：原発性骨粗鬆症の診断基準（2012年度改訂版）, Osteoporosis Japan, 21：9-21, 2013.

表14 ● 診察室血圧に基づいた心血管病リスク層別化（第14章 p.78）

リスク層 （血圧以外の予後影響因子）	Ⅰ度高血圧 （140〜159/ 90〜99 mmHg）	Ⅱ度高血圧 （160〜179/ 100〜109 mmHg）	Ⅲ度高血圧 （≧180/≧110 mmHg）
リスク第一層 （予後影響因子がない）	低リスク	中等リスク	高リスク
リスク第二層 （糖尿病以外の1〜2個の危険因子、3項目を満たすMetSのいずれかがある）	中等リスク	高リスク	高リスク
リスク第三層 （糖尿病、CKD、臓器障害/心血管病、4項目を満たすMetS、3個以上の危険因子のいずれかがある）	高リスク	高リスク	高リスク

出典：日本高血圧学会高血圧治療ガイドライン作成委員会 編：高血圧治療ガイドライン2014, p.33, ライフサイエンス出版, 2014.

表15 ● NYHA（New York Heart Association）分類（第15章 p.82）

Ⅰ度　心疾患はあるが身体活動に制限はない．日常的な身体活動では著しい疲労，動悸，呼吸困難あるいは狭心痛を生じない．
Ⅱ度　軽度の身体活動の制限がある．安静時には無症状．日常的な身体活動で疲労，動悸，呼吸困難あるいは狭心痛を生じる．
Ⅲ度　高度な身体活動の制限がある．安静時には無症状．日常的な身体活動以下の労作で疲労，動悸，呼吸困難あるいは狭心痛を生じる．
Ⅳ度　心疾患のためいかなる身体活動も制限される．心不全症状や狭心痛が安静時にも存在する．わずかな労作でこれらの症状は増悪する．

出典：日本循環器学会：急性心不全治療ガイドライン（2011年改訂版），p.8，2011．

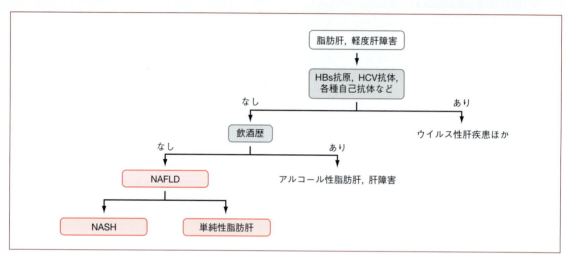

図5 ● NAFLDのスクリーニング診断（第22章 p.113）

［日本肝臓学会：NASH・NAFLDの診療ガイド2010，p.33，文光堂，2010を一部改変］

表16 ● NAFLD activity score（NAS）の評価方法（第22章 p.113）

項目	定義	スコア
脂肪化程度	低倍から中等度の倍率での脂肪化 ＜5％ 5〜33％ ＞33〜66％ ＞66％	0 1 2 3
実質の炎症病期	炎症巣の評価 なし ＜200倍の拡大で2カ所 200倍の拡大で2〜4カ所 200倍の拡大で5カ所以上	0 1 2 3
肝細胞傷害（肝細胞風船様腫大）	なし 数個の ballooned hepatocytes 多数の ballooned hepatocytes	0 1 2

NAS 5点以上をNASHとすると仮定して，約7割が診断可能である．ただし，実質の炎症，肝細胞風船様腫大の程度は診断する者の主観が入り，病理学者の間でもそのスコアが異なることが多い．
出典：日本肝臓学会：NASH・NAFLDの診療ガイド2010，p.37，文光堂，2010．

表17 ● NASHの壊死・炎症のgrading（第22章 p.113）

grade1（軽度）	脂肪肝（主として大滴性）66％以下 中心静脈周囲の軽度肝細胞風船様腫大 軽度の小葉内炎症性細胞浸潤なし または軽度の門脈域炎症
grade2（中等度）	脂肪肝（程度は不問） 中心静脈周囲の肝細胞風船様腫大（顕著） 中心静脈周囲性線維化を伴う小葉内好中球浸潤 軽度から中等度の小葉内，門脈域線維化
grade3（高度）	小葉全体に広がる脂肪肝 肝細胞風船様腫大と明らかな disarray（中心静脈周囲性） 好中球浸潤を伴う肝細胞風船様腫大と軽度慢性炎症 軽度から中等度の門脈域炎症性細胞浸潤

線維化の評価が加わるため，stage 分類とオーバーラップしてくる部分がありわかりにくい点が残る．
出典：日本肝臓学会：NASH・NAFLD の診療ガイド2010，p.39，文光堂，2010.

表18 ● NASHの線維化分類（staging，第22章 p.113）

stage 1	中心静脈周囲性線維化（肝細胞周囲性） 限局性，あるいは広範囲
stage 2	中心静脈周囲性線維化と門脈域の線維化
stage 3	中心静脈周囲性線維化と架橋形成を伴う門脈域の線維化
stage 4	肝硬変

出典：日本肝臓学会：NASH・NAFLD の診療ガイド2010，p.39，文光堂，2010.

表19 ● 肝硬変の重症度分類（Child-Pugh分類，第24章 p.123）

臨床所見・生化学検査	危険増大に関する点数		
	1	2	3
血清総ビリルビン値〔mg/dL〕	1〜2	2〜3	＞3
血清アルブミン値〔g/dL〕	＞3.5	2.8〜3.5	＜2.8
腹水	なし	軽度	中等度以上
肝性脳症〔度〕	なし	1〜2	3〜4
プロトロンビン時間（秒延長）	1〜4	4〜6	＞6
プロトロンビン時間〔％〕	＞70	40〜70	＜40

各項目の点数の総計で病期を判定する（グレード A：5〜6点，グレード B：7〜9点，グレード C：10〜15点）．

(A) 予後因子（各項目1点）

① BE ≦－3mEq/L
　またはショック
② PaO_2≦60mmHg（室温）
　または呼吸不全
③ BUN ≧40mg/dL
　（Cr ≧2.0mg/dL）または乏尿
④ LDH ≧基準値上限2倍
⑤ 血小板数≦10×10^4/mm^3
⑥ 総 Ca 値≦7.5mg/dL
⑦ CRP ≧15mg/dL
⑧ SIRS 診断基準*で陽性項目数≧3
⑨ 年齢≧70歳

(B) 造影 CT グレード

炎症の膵外進展度

膵造影不良域**	前腎膀腔	結腸間膜根部	腎下極以遠
1/3以下	0点	1点	2点
1/3～1/2	1点	2点	3点
1/2以上	2点	3点	4点

原則として発症後48時間以内に判定

CT グレード　1　2　3

1/3以下　：各区域に限局している場合，または膵の周囲のみの場合
1/3～1/2：2つの区域にかかる場合
1/2以上　：2つの区域全体を占める，またはそれ以上の場合

(C) 重症度判定基準

予後因子3点以上，または造影 CT グレード2以上を重症．いずれでもないものを軽症とする．

BE：ベース・エクセス，PaO_2：動脈血酸素分圧，BUN：血中尿素窒素，LDH：乳酸脱水素酵素，Ca：カルシウム

図6 ● 急性膵炎重症度判定基準（第26章 p.131）

＊SIRS 診断基準項目：1）体温＞38℃または＜36℃，2）脈拍＞90回/分，3）呼吸数＞20回/分または $PaCO_2$＜32mmHg，4）白血球数＞12,000/mm^3 か＜4,000/mm^3，または10％幼若球出現
＊＊膵を便宜的に3つの区域（膵頭部，膵体部，膵尾部）に分け，判定する

［厚生労働省：急性膵炎重症度判定基準，2008を一部改変］

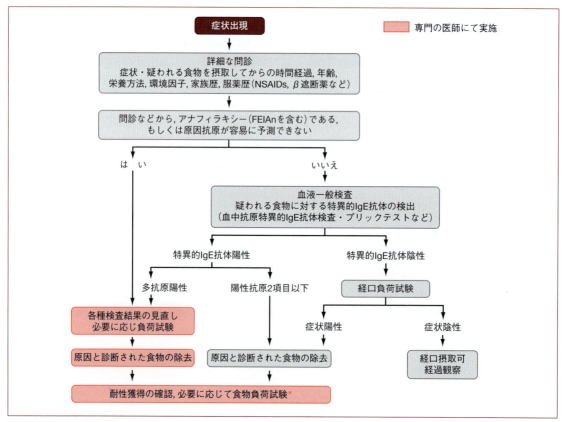

図7 ● 食物アレルギー診断のフローチャート（即時型症状，第36章 p.181）

＊学童期以降発症の即時型症例は一般的に耐性を獲得する頻度は低い．
　［日本小児アレルギー学会 食物アレルギー委員会 編：食物アレルギー診療ガイドライン2012，p.47，協和企画，2011を一部改変］

表20 ● ブレーデンスケール(第39章 p.197)

知覚の認知 (圧迫による不快感に対して適切に反応できる能力)	1. 全く知覚なし 痛みに対する反応(うめく, 避ける, つかむなど)なし. この反応は, 意識レベルの低下や鎮静による. あるいは体のおおよそ全体にわたり痛覚の障害がある	2. 重度の障害あり 痛みのみに反応する. 不快感を伝えるときには, うめくことや身の置き場なく動くことしかできない. あるいは, 知覚障害があり, 体の1/2以上にわたり痛みや不快感の感じ方が完全ではない	3. 軽度の障害あり 呼びかけに反応する. しかし, 不快感や体位変換のニーズを伝えることが, いつもできるとは限らない. あるいは, いくぶん知覚障害があり, 四肢の1, 2本において痛みや不快感の感じ方が完全でない部位がある	4. 障害なし 呼びかけに反応する. 知覚欠損はなく, 痛みや不快感を訴えることができる
湿潤 (皮膚が湿潤にさらされる程度)	1. 常に湿っている 皮膚は汗や尿などのために, ほとんどいつも湿っている. 患者を移動したり, 体位変換するごとに湿気が認められる	2. たいてい湿っている 皮膚はいつもではないが, しばしば湿っている. 各勤務時間中に少なくとも1回は寝衣寝具を交換しなければならない	3. ときどき湿っている 皮膚はときどき湿っている. 定期的な交換以外に, 1日1回程度, 寝衣寝具を追加して交換する必要がある	4. めったに湿っていない 皮膚は通常乾燥している. 定期的に寝衣寝具を交換すればよい
活動性 (行動の範囲)	1. 臥床 寝たきりの状態である	2. 座位可能 ほとんど, または全く歩けない. 自力で体重を支えられなかったり, 椅子や車椅子に座るときは, 介助が必要であったりする	3. ときどき歩行可能 介助の有無にかかわらず, 日中ときどき歩くが, 非常に短い距離に限られる. 各勤務時間中にはほとんどの時間を床上で過ごす	4. 歩行可能 起きている間は少なくとも1日2回は部屋の外を歩く. そして少なくとも2時間に1回は室内を歩く
可動性 (体位を変えたり整えたりできる能力)	1. 全く体動なし 介助なしでは, 体幹または四肢を少しも動かさない	2. 非常に限られる ときどき体幹または四肢を少し動かす. しかし, しばしば自力で動かしたり, または有効な(圧迫を除去するような)体動はしない	3. やや限られる 少しの動きではあるが, しばしば自力で体幹または四肢を動かす	4. 自由に体動する 介助なしで頻回にかつ適切な(体位を変えるような)体動をする
栄養状態 (普段の食事摂取状況)	1. 不良 決して全量摂取しない. めったに出された食事の1/3以上を食べない. たんぱく質・乳製品は1日2皿(カップ)分以下の摂取である. 水分摂取が不足している. 消化態栄養剤(半消化態, 経腸栄養剤)の補充はない. あるいは, 絶食であったり, 透明な流動食(お茶, ジュースなど)なら摂取したりする. または, 末梢点滴を5日以上続けている	2. やや不良 めったに全量摂取しない. 普段は出された食事の約1/2しか食べない. たんぱく質・乳製品は1日3皿(カップ)分の摂取である. ときどき消化態栄養剤(半消化態, 経腸栄養剤)を摂取することもある. あるいは, 流動食や経管栄養を受けているが, その量は1日必要摂取量以下である	3. 良好 たいていは1日3回以上食事をし, 1食につき半分以上は食べる. たんぱく質・乳製品を1日4皿(カップ)分摂取する. ときどき食事を拒否することもあるが, 勧めれば通常補食する. あるいは, 栄養的におおよそ整った経管栄養や高カロリー輸液を受けている	4. 非常に良好 毎食おおよそ食べる. 通常はたんぱく質・乳製品を1日4皿(カップ)分以上摂取する. ときどき間食(おやつ)を食べる. 補食する必要はない
摩擦とずれ	1. 問題あり 移動のためには, 中等度から最大限の介助を要する. シーツでこすれずに体を動かすことは不可能である. しばしば床上や椅子の上でずり落ち, 全面介助で何度も元の位置に戻すことが必要となる. 痙攣, 拘縮, 振戦は持続的に摩擦を引き起こす	2. 潜在的に問題あり 弱々しく動く. または最小限の介助が必要である. 移動時皮膚は, ある程度シーツや椅子, 抑制帯, 補助具などにこすれている可能性がある. たいがいの時間は, 椅子や床上で比較的よい体位を保つことができる	3. 問題なし 自力で椅子や床上を動き, 移動中十分に体を支える筋力を備えている. いつでも, 椅子や床上でよい体位を保つことができる	

出典:Barbara Braden and Nancy Bergstrom, 1988.

表21 ● DESIGN-R®（褥瘡経過評価用，第39章 p.197）

		Depth（深さ） 創内の一番深い部分で評価し，改善に伴い創底が浅くなった場合，これと相応の深さとして評価する	
d	0	皮膚損傷・発赤なし	
	1	持続する発赤	
	2	真皮までの損傷	
D	3	皮下組織までの損傷	
	4	皮下組織を越える損傷	
	5	関節腔，体腔に至る損傷	
	U	深さ判定が不能の場合	

		Exudate（滲出液）	
e	0	なし	
	1	少量：毎日のドレッシング交換を要しない	
	3	中等量：1日1回のドレッシング交換を要する	
E	6	多量：1日2回以上のドレッシング交換を要する	

		Size（大きさ） 皮膚損傷範囲を測定（長径〔cm〕×長径と直交する最大径〔cm〕）*1	
s	0	皮膚損傷なし	
	3	4未満	
	6	4以上 16未満	
	8	16以上 36未満	
	9	36以上 64未満	
	12	64以上 100未満	
S	15	100以上	

		Inflammation/Infection（炎症／感染）	
i	0	局所の炎症徴候なし	
	1	局所の炎症徴候あり（創周囲の発赤，腫脹，熱感，疼痛）	
I	3	局所の明らかな感染徴候あり（炎症徴候，膿，悪臭など）	
	9	全身的影響あり（発熱など）	

		Granulation tissue（肉芽組織）	
g	0	治癒あるいは創が浅いため肉芽形成の評価ができない	
	1	良性肉芽が創面の90％以上を占める	
	3	良性肉芽が創面の50％以上90％未満を占める	
G	4	良性肉芽が，創面の10％以上50％未満を占める	
	5	良性肉芽が，創面の10％未満を占める	
	6	良性肉芽が全く形成されていない	

		Necrotic tissue（壊死組織） 混在している場合は全体的に多い病態をもって評価する	
n	0	壊死組織なし	
N	3	柔らかい壊死組織あり	
	6	硬く厚い密着した壊死組織あり	

		Pocket（ポケット） 毎回同じ体位で，ポケット全周（潰瘍面も含む）（長径〔cm〕×短径*2〔cm〕）から潰瘍の大きさを差し引いたもの	
p	0	ポケットなし	
	6	4未満	
P	9	4以上 16未満	
	12	16以上 36未満	
	24	36以上	

部位〔仙骨部，坐骨部，大転子部，踵骨部，その他（　　　　）〕　　　　　　　　　　　　　合計*3

*1 持続する発赤の場合も皮膚損傷に準じて評価する
*2 "短径"とは，"長径と直交する最大径"である
*3 深さ（Depth：d.D）の得点は合計には加えない
出典：日本褥瘡学会：DESIGN-R®，2013．http://www.jspu.org/jpn/member/pdf/design-r.pdf（2014年12月現在）

表22 ● 口腔がんのTNM分類（第40章 p.200）

【T：原発腫瘍】
　TX：原発腫瘍の評価が不可能
　T0：原発腫瘍を認めない
　Tis：上皮内癌
　T1：最大径が2cm以下の腫瘍
　T2：最大径が2cmを超えるが4cm以下の腫瘍
　T3：最大径が4cmを超える腫瘍
　T4a：骨髄質，舌深層の筋肉（外舌筋），上顎洞，顔面の皮膚に浸潤した腫瘍
　T4b：咀嚼筋間隙，翼状突起または頭蓋底に浸潤した腫瘍，または内頸動脈を全周性に取り囲む腫瘍

【N：所属リンパ節】
　NX：所属リンパ節転移の評価が不可能
　N0：所属リンパ節転移なし
　N1：同側の単発性リンパ転移で最大径が3cm以下
　N2a：同側の単発性リンパ節転移で最大径が3cmを超えるが6cm以下
　N2b：同側の多発性リンパ節転移で最大径が6cm以下
　N2c：両側あるいは対側のリンパ節転移で最大径が6cm以下
　N3：最大径が6cmを超えるリンパ節転移

【M：遠隔転移】
　MX：遠隔転移の評価が不可能
　M0：遠隔転移なし
　M1：遠隔転移あり

下顎歯肉癌については，T4aは下顎管分類を採用する．
出典：日本口腔腫瘍学会 口腔癌治療ガイドライン改訂委員会／日本口腔外科学会 口腔癌診療ガイドライン策定委員会 編：科学的根拠に基づく口腔癌診療ガイドライン2013年版. http://www.jsco-cpg.jp/item/04/index.html（2014年12月現在）

表23 ● 口腔がんの病期分類（第40章 p.200）

	N0	N1	N2	N3	M1
Tis	0				
T1	I	III	IVA	IVB	IVC
T2	II	III	IVA	IVB	IVC
T3	III	III	IVA	IVB	IVC
T4a	IVA	IVA	IVA	IVB	IVC
T4b	IVB	IVB	IVB	IVB	IVC

出典：日本口腔腫瘍学会 口腔癌治療ガイドライン改訂委員会／日本口腔外科学会 口腔癌診療ガイドライン策定委員会 編：科学的根拠に基づく口腔癌診療ガイドライン2013年版. http://www.jsco-cpg.jp/item/04/index.html（2014年12月現在）

付録II

検査項目一覧

検査項目〔単位〕	基準値	検査項目の解説および関連する疾患
Alb〔g/dL〕	3.9〜5.1	アルブミン．栄養評価で最も用いられるマーカーであるが体内貯蔵量が多いため，低栄養状態に陥ってもただちに血清 Alb 値に反映されないので注意する **高値** 脱水やアルブミン製剤の投与 **低値** 肝硬変，慢性肝炎，ネフローゼ症候群，蛋白漏出性胃腸炎，腎炎，蛋白異化亢進，低栄養
ALP〔IU/L〕	115〜359	アルカリホスファターゼ．おもに胆道系疾患の鑑別に用いられる．骨疾患でも上昇する．年齢差があり小児では高値となる **高値** 急性・慢性肝炎，肝硬変，肝細胞がん，閉塞性黄疸，甲状腺機能亢進症，骨悪性腫瘍など
ALT (GPT)〔IU/L〕	男：10〜42 女：7〜27	アラニンアミノトランスフェラーゼ．肝細胞に特異的に存在し，異常値は肝障害を意味し，蛋白合成能の低下を引き起こす **高値** 急性・慢性肝炎，脂肪肝，胆汁うっ滞，閉塞性黄疸，肝不全，過栄養など
AST (GOT)〔IU/L〕	12〜30	アスパラギン酸アミノトランスフェラーゼ．心筋，肝臓，骨格筋，赤血球などに含まれ，それぞれの部位で傷害が起こると血中に増加し異常高値となる．心筋・骨格筋傷害は AST，LDH，CK，肝障害は AST，ALT，溶血は AST，LDH，K などをあわせて評価するとよい **高値** 急性・慢性肝炎，急性心筋梗塞，筋疾患，溶血性貧血など
BMI〔kg/m^2〕	18〜25	body mass index．18.5未満：やせ，18.5以上25未満：普通，25以上30未満：肥満レベル1，30以上35未満：肥満レベル2，35以上40未満：肥満レベル3，40以上：肥満レベル4
BUN〔mg/dL〕	8〜22	血清尿素窒素．蛋白質の最終代謝物であり，腎機能障害や術後に上昇し，肝障害で低下する **高値** 腎機能傷害，甲状腺機能亢進症，体蛋白異化亢進，高たんぱく食など **低値** 肝不全など
C ペプチド〔ng/mL〕	1.00〜2.50	内因性のインスリン分泌能を評価する **高値** 肥満，甲状腺機能亢進症，インスリノーマ，腎不全 **低値** 糖尿病，膵疾患，副腎機能低下症など
ChE〔IU/L〕	201〜436	コリンエステラーゼ．肝臓での蛋白合成能の指標．その動態は Alb とほぼ相関するが ChE の方が鋭敏に変動する **高値** 非アルコール性脂肪性肝炎・肝疾患（NASH・NAFLD），ネフローゼ症候群，甲状腺機能亢進症，肥満など **低値** 急性・慢性肝炎，肝硬変，肝がん，重症感染症，悪性腫瘍，栄養不良など
CK〔IU/L〕	男：61〜257 女：43〜157	クレアチンキナーゼ．心臓・骨格筋・脳神経系に多く含まれており，傷害により血中濃度が上昇する **高値** 心疾患，骨格筋疾患，脳疾患，甲状腺機能低下症，術後，過度な運動など **低値** 甲状腺機能亢進症．高齢者や長期臥床による筋肉量の低下
Cl〔mEq/L〕	101〜108	クロール．そのほとんどが細胞外液に存在し，生体内の酸・塩基平衡や浸透圧の調整など重要な役割を果たしている **高値** 呼吸性アルカローシス，下痢，高張性脱水など **低値** 呼吸性アシドーシス，嘔吐など
Cr〔mg/dL〕	男：0.65〜1.06 女：0.46〜0.78	クレアチニン．腎機能のスクリーニング検査項目として用いられるが，現在は，血清 Cr 値，年齢，性別を用いた eGFR での評価が推奨される **高値** 糸球体腎炎，腎不全，うっ血性心不全，血液濃縮など **低値** 肝障害，尿崩症，妊娠，筋萎縮，長期臥床など

＊ 基準値は施設によって異なることがあります．

(検査項目一覧つづき)

検査項目〔単位〕	基準値	検査項目の解説および関連する疾患
CRP〔mg/dL〕	0.2以下	急性相反応性蛋白またはC反応性蛋白．感染症や組織傷害など，各種，炎症性疾患で上昇する．細菌や一部の真菌性のものはよく反応するが，ウイルス性のものは上昇程度が低い．CRPが高値の場合，蛋白合成能低下，蛋白異化亢進によりAlbなどは低値となる **高値** 感染症，悪性腫瘍，自己免疫性疾患，組織壊死，そのほか炎症性疾患
D-Bil〔mg/dL〕	0.0〜0.2	直接ビリルビン．肝臓でグルクロン酸抱合されたビリルビン．D-Bilの増加は，肝細胞からの排出・流出障害を表す．黄疸の原因検索(抱合前か抱合後なのか)のため総ビリルビンとともに測定する． 総ビリルビン＝間接ビリルビン＋直接ビリルビン **高値** 急性・慢性肝炎，肝硬変，肝がん，肝内胆汁うっ滞，閉塞性黄疸など
eGFR〔mL/分/1.73m²〕	90以上	推算糸球体濾過量．血清Cr値，年齢，性別を用いて算出する．18歳未満は適応外である **低値** eGFR＜15で末期腎不全
Fe〔μg/dL〕	男：45〜175 女：40〜148	血清鉄 **高値** 鉄過剰症，肝疾患，無効造血など **低値** 鉄欠乏性貧血，潜在性鉄欠乏，真性多血症，栄養不良など
γ-GTP〔IU/L〕	男：9〜54 女：7〜29	γ-グルタミルペプチダーゼ．肝・胆道疾患系の指標となる．アルコールによく反応するが遺伝的にアルコール分解酵素をもつ人は，飲酒と必ずしも相関しない **高値** アルコール性肝障害，急性・慢性肝炎，肝硬変，肝がん，肝内胆汁うっ滞など
Hb〔g/dL〕	男：13.7〜16.8 女：11.6〜14.8	ヘモグロビン．貧血や赤血球増加症の評価に用いる．Hbで貧血の有無，MCVで貧血の種類を判別する **高値** 脱水，赤血球増多症 **低値** 各種貧血，低栄養
HbA1c〔%〕	4.6〜6.2	ヘモグロビンA1c(エーワンシー)．糖尿病の診断および治療効果判定に用いられる **高値** 糖尿病 失血，溶血，肝硬変など赤血球寿命が短縮するような疾患では低値となる
HDL-C〔mg/dL〕	男：40〜91 女：50〜104	HDL-コレステロール．末梢細胞に蓄積したコレステロールを取り込み，肝臓へ運び，代謝する **高値** 慢性閉塞性肺疾患(COPD)，原発性胆汁性肝硬変など **低値** 急性・慢性肝炎，肝硬変，腎不全，甲状腺機能亢進症，糖尿病，肥満など．HDL-Cを薬剤で増加させることは困難であり，HDL-Cを低下させる要因(喫煙，運動不足，肥満，高糖質食など)を取り除く必要がある
Ht〔%〕	男：40.7〜50.1 女：35.1〜44.4	ヘマトクリット．全血中における赤血球の割合を表す **高値** 脱水，赤血球増多症，新生児，高地居住者など **低値** 各種の貧血，水過症など
K〔mEq/L〕	3.6〜4.8	カリウム．細胞内液中に存在し，生体内の酸・塩基平衡や浸透圧の調整など重要な役割を果たしている．細胞の機能や筋肉(とくに心筋)や神経興奮に関与している **高値** 代謝性アシドーシス，腎不全の乏尿期など **低値** 代謝性アルカローシス，インスリン投与，下痢，嘔吐など
LDH〔IU/L〕	124〜226	乳酸脱水素酵素．LDHは体内すべての細胞に存在するため，血清LDH活性上昇は組織傷害の程度を表す．アイソザイムを調べることで損傷臓器の推定に役立つ **高値** 慢性肝炎，肝硬変，溶血性疾患，悪性貧血，心筋障害，白血病，悪性リンパ腫，悪性腫瘍，横紋筋壊死，肝硬変など **低値** 失活因子，遺伝性LDH欠損症
LDL-C〔mg/dL〕	62〜140	LDL-コレステロール(LDL-C)はコレステロールを末梢細胞へ運搬する重要な働きがある一方，その上昇は冠動脈疾患のリスク因子となる **高値** 動脈硬化，ネフローゼ症候群，家族性高コレステロール血症，糖尿病，肥満，閉塞性黄疸 **低値** 肝硬変，家族性低コレステロール血症，甲状腺機能亢進症，慢性肝炎

検査項目〔単位〕	基準値	検査項目の解説および関連する疾患
MCHC〔g/dL〕	31.7～35.3	平均赤血球ヘモグロビン濃度
MCV〔fL〕	83.6～98.2	平均赤血球容積．貧血の種類を判別する **高値** 大球性貧血（VB_{12}／葉酸欠乏性貧血など） **正常** 正球性貧血（再生不良性貧血，溶血性貧血，急性出血，腎疾患などに伴う二次性貧血など） **低値** 小球性貧血（鉄欠乏性貧血，慢性出血など）
Na〔mEq/L〕	137～144	ナトリウム．そのほとんどが細胞外液に存在し，生体内の酸・塩基平衡や浸透圧の調整など重要な役割を果たしている **高値** 下痢，嘔吐，発汗，尿崩症など **低値** 急性・慢性腎不全，ネフローゼ症候群，心不全，肝硬変，利尿薬など
P〔mg/dL〕	2.6～4.5	無機リン．生体内でCaに次いで多く存在し，その80～90％は骨にある．糖代謝や蛋白質のリン酸化，酸・塩基平衡の調整など重要な役割を果たしている **高値** 腎不全，乳酸アシドーシス，甲状腺機能低下症，副甲状腺機能低下症など **低値** 副甲状腺機能亢進症，糖尿病性アシドーシス，下痢，嘔吐，ビタミンD不足など
pCO_2〔mmHg〕	35～45	動脈血液中に溶解したCO_2分圧であり，肺におけるガス交換の効率を示す指標 **高値** 呼吸性アシドーシス，COPD，肺水腫，肺線維症 **低値** 呼吸性アルカローシス，過換気，肺不全．代謝性アシドーシス，腎不全
pH	7.35～7.45	**高値** 呼吸性アルカローシス，過換気など．代謝性アルカローシス，嘔吐など **低値** 呼吸性アシドーシス，COPDなど．代謝性アシドーシス，糖尿病ケトアシドーシス，乳酸アシドーシス，腎不全など
Plt〔$\times 10^4/\mu L$〕	15.8～34.8	血小板数．血液疾患がない場合，血小板数は肝の線維化状態を表し，肝硬変で低値となる **高値** 出血，鉄欠乏性貧血，感染症，炎症など **低値** 再生不良性貧血，急性白血病，特発性血小板減少性紫斑病，播種性血管内凝固症候群
pO_2〔mmHg〕	85～95	動脈血液中に溶解したO_2分圧であり，血液中のO_2ガスの利用度を反映 **高値** 過換気，代謝性アシドーシス，酸素吸入 **低値** 低酸素症（肺水腫，肺線維症）
RBC〔$\times 10^4/\mu L$〕	男：435～555 女：386～492	赤血球数 **高値** 脱水，赤血球増多症 **低値** 各種の貧血，水血症など
SpO_2〔％〕	96％以上	酸素飽和度．酸素が結合しているヘモグロビン（Hb）の割合 **低値** 換気不全，肺胞毛細管ブロック症候群
T-Bil〔mg/dL〕	0.3～1.3	総ビリルビン．血清T-Bilが3mg/dL前後から眼球結膜が黄染してくる **高値** 急性肝炎，アルコール性肝炎，肝硬変，肝内胆汁うっ滞，閉塞性黄疸，溶血性貧血など 直接ビリルビンと間接ビリルビンの優位差を確認し，肝前・肝後の評価を実施する
T-Cho〔mg/dL〕	140～220	総コレステロール．生体の主要脂質成分のひとつ．細胞膜や各種ステロイドホルモンの前駆体として重要である **高値** ネフローゼ症候群，家族性高コレステロール血症，糖尿病，肥満，閉塞性黄疸，甲状腺機能低下症など **低値** 無βリポ蛋白血症，甲状腺機能亢進症

(検査項目一覧つづき)

検査項目〔単位〕	基準値	検査項目の解説および関連する疾患
TG〔mg/dL〕	40～150	トリグリセリド(中性脂肪). エネルギー源として使用され余分は脂肪組織へ貯蔵される. TG が高いと血小板凝集をうながし, 血栓をつくりやすくなる. 動脈硬化のリスク因子として重要. 糖尿病や肥満, 糖・脂質代謝異常などの疾患において有用である **高値** 家族性高トリグリセリド血症, 急性膵炎の恐れ(1,000 mg/dL 以上), 糖尿病, 肥満, 動脈硬化, 痛風, 甲状腺機能低下症など
TIBC〔μg/dL〕	男：253～365 女：246～410	総鉄結合能 **高値** 鉄欠乏性貧血, 潜在性鉄欠乏, 真性多血症など(血清鉄：低下, UIBC：増加) **低値** ネフローゼ症候群, 肝障害, 慢性感染症, 膠原病など
TP〔g/dL〕	6.3～8.1	総蛋白. Alb とグロブリンで構成されており, 体内の異常や栄養状態を総合的に評価する **高値** 脱水, 免疫グロブリンの増加 **低値** 栄養不良, 肝疾患, ネフローゼ症候群, 急性感染症, 消耗性疾患, 手術後など
UA〔mg/dL〕	男：3.8～7.0 女：2.6～5.6	尿酸. 腎機能検査のスクリーニングとして, BUN, Cr とあわせて測定される. 高尿酸血症は体内における産生亢進や腎からの排泄障害などに起因する **高値** 腎不全, 痛風, 肥満, 飲酒, 糖尿病など **低値** 腎性低尿酸血症, 尿酸低下薬, 重症肝障害など
UIBC〔μg/dL〕	129～316	不飽和鉄結合能 **高値** 鉄欠乏性貧血, 潜在性鉄欠乏, 真性多血症など(血清鉄：低値) **低値** 鉄過剰症, 再生不良性貧血, 急性肝炎など(血清鉄：高値), ネフローゼ症候群, 慢性感染症, 膠原病など
WBC〔/μL〕	3,300～8,600	白血球数. 感染症や炎症性疾患で上昇し, 重篤な疾患では低値となることが多い **高値** 急性感染症, 炎症性疾患, 慢性白血病など **低値** 敗血症, 再生不良性貧血, 悪性貧血, 急性白血病など
Zn〔μg/dL〕	65～110	亜鉛. 必須微量金属のひとつ. 低値では食欲不振や味覚障害など栄養状態に影響が出てくる. 創部治癒の際はたんぱく質のほか, Zn が必須となる **高値** 赤血球増多症, 溶血性貧血, 甲状腺機能亢進症など **低値** 長期の高カロリー輸液, 味覚障害, 創傷治癒遅延, 炎症性腸疾患, 腸性肢端皮膚炎, 糖尿病, 肝硬変
空腹時血糖値(FPG)〔mg/dL〕	126以下	**高値** 糖尿病, 薬剤性高血糖, ストレス性高血糖など **低値** 糖尿病治療薬による低血糖, 下垂体機能低下症, 副腎不全, インスリノーマなど
血圧〔mmHg〕	至適血圧 ＜120(収縮期) ＜80(拡張期) 正常血圧 ＜130(収縮期) ＜85(拡張期)	肥満, 塩分過剰, カリウム不足, 脂肪魚の不足, 水分不足
ケトン体(尿中/血中)〔尿定性/血中 μmol/L〕	陰性 26～122	糖の代謝異常により脂質およびタンパク質を分解し, ケトン体が産生され, 代謝性アシドーシスとなる. 血中濃度が腎閾値を超えると尿中へ排出される **高値** 糖代謝異常(糖尿病・糖原病), 飢餓, 下痢, 嘔吐, 脱水など
骨密度〔%〕	YAM (young adult mean)の 80% 以上	70%未満は骨粗鬆症
体脂肪率〔%〕	男：15～19% 女：20～25%	**高値** 肥満

検査項目〔単位〕	基準値	検査項目の解説および関連する疾患
トランスフェリン〔mg/dL〕	男：190〜300 女：200〜340	栄養アセスメント蛋白の一種．Alb よりも半減期が短く，栄養状態を早期に反映する．鉄代謝に関連し鉄欠乏状態でトランスフェリン(Tf)は高値となる **高値** 鉄欠乏性貧血，真性赤血球増多症 **低値** 栄養不良，肝障害，感染症，炎症性疾患など
尿潜血〔尿定性〕	陰性	腎・尿路系疾患をはじめとする多くの血尿をきたす疾患のスクリーニング検査として有用 **陽性** 腎・尿管・膀胱・前立腺の炎症，発作性夜間血色素尿症，溶血性貧血など
尿蛋白〔尿定性．尿定量 g/日〕	陰性 0.02〜0.12	**陽性** 急性・慢性腎炎，ネフローゼ症候群，腎盂腎炎，発熱，過労など 1日総蛋白排泄量が150mg/日以上続いた場合を病的蛋白尿とよぶ
尿中 UN〔g/日〕	6.5〜13.0	尿中に排泄された尿素窒素量から，肝・腎のおおまかな異常や，窒素バランスの評価ができる **高値** 熱性疾患，飢餓，高たんぱく食摂取後など **低値** 重症肝障害，慢性腎不全など
尿糖〔尿定性．尿定量 mg/日〕	陰性 40〜85	腎閾値160〜180mg/dL を超えると尿中へ排泄される **陽性** 糖尿病，腎性糖尿など
フェリチン〔ng/mL〕	男：180.0未満 女：150.0未満 （閉経前非妊婦）	体内の貯蔵鉄の量を把握できる **高値** 貯蔵鉄増加 **低値** 鉄欠乏性貧血，潜在性鉄欠乏，発作性夜間ヘモグロビン尿症など
プレアルブミン〔mg/dL〕	男：23.0〜42.0 女：22.0〜34.0	栄養アセスメント蛋白の一種．トランスサイレチン(TTR)ともいう．Alb よりも半減期が短く，栄養状態を早期に反映する **高値** ネフローゼ症候群，甲状腺機能亢進症 **低値** 栄養不良，肝障害，炎症性疾患，手術，外傷など
リンパ球分画〔％〕	30.0〜40.0	低栄養状態の持続で細胞性免疫を担う T 細胞が減少する **増加** 感染症（ウイルス），慢性炎症，リンパ性白血病など **低下** 免疫抑制剤，抗がん剤，低栄養など
レチノール結合蛋白〔mg/dL〕	男：3.6〜7.2 女：2.2〜5.3	栄養アセスメント蛋白の一種．Alb よりも半減期が短く，栄養状態を早期に反映する **高値** 慢性腎不全 **低値** 栄養不良，肝障害，甲状腺機能亢進症，炎症性疾患，手術，外傷など

（岡﨑一幸）

日本語索引

あ

- 亜鉛 17, 121
- 青汁 95
- アキレス腱肥厚 28
- 足関節上腕血圧比(ABI) 30
- アシデミア 10
- アシドーシス 9
  - ——，呼吸性 10, 11
  - ——，代謝性 10, 12
  - ——，乳酸 12
- 汗疹 61
- アディポカイン 61
- アナフィラキシーショック 181
- アニオンギャップ(AG) 10
  - ——，補正 11
- アミノ酸 5
- アルカレミア 10
- アルカローシス 9
  - ——，塩素(Cl)抵抗性代謝性 13
  - ——，塩素(Cl)反応性代謝性 13
  - ——，呼吸性 10, 12
  - ——，代謝性 10, 13
- アルコール依存症 173
- アルブミン 14
  - ——尿 45
- アレルギー性疾患 185
- 安静時エネルギー消費量(REE) 136, 143

い

- 胃炎 104
- 胃潰瘍 109
- 胃がん 152
- 胃酸過多 106
- 移植片対宿主病 176
- イソニアジド 95
- 一秒率(%FEV$_1$) 168
- 一過性脳虚血発作 91
- 胃もたれ 106
- 胃瘻 99, 202
- インクレチン 135
- 飲酒 77
  - ——，大量 91
- 飲水制限(水分制限) 40, 82
- インスリン抵抗性 22
- インスリン分泌障害 22
- インスリン療法 24, 158
- インターフェロン(IFN) 118

う〜お

- ウエスト周囲長 60
- うっ血性心不全 81, 226
- うま味 195
- 運動 71
  - ——，無酸素 71
  - ——，有酸素 31, 71, 78, 115, 121
  - ——療法 25, 62, 69, 78, 88, 115, 121
- エイコサペンタエン酸(EPA) 26, 89
- 栄養素 33
- 栄養補助食品 177
- エネルギー 33
  - ——代謝 144
- エリスロポエチン 51
- エルゴメーター 62
- 遠位尿細管性アシドーシス 12
- 嚥下
  - ——機能評価 92, 98
  - ——訓練 98, 166, 198
  - ——障害 96
  - ——反射 97
  - ——リハビリテーション 98
- 炎症性サイトカイン 170
- 炎症性腸疾患 136, 142, 185
- 塩素(Cl)抵抗性代謝性アルカローシス 13
- 塩素(Cl)反応性代謝性アルカローシス 13
- 塩分制限(食塩制限) 36, 40, 41, 43, 52, 79, 82, 93

か

- 外食 228
- 潰瘍性大腸炎 142
- 過換気症候群 12
- カリウム 50, 77
  - ——制限 40

カルシウム	73, 74, 77
肝炎	119, 122
──，C型	118
肝硬変	119, 122
肝疾患	226
肝性糖尿病	124
肝性脳症	123
間接熱量測定	138, 142
感染症	15
──，日和見	175
冠動脈疾患	61, 127
肝内結石	126
肝不全	123
冠リスク因子	86
緩和ケア	200, 202

き

気管支喘息	61
偽性黒色表皮腫	61
喫煙	91
機能性ディスペプシア	105
揮発性酸	10
逆流性食道炎	100
吸収不良症候群	160
急性膵炎	130
急性相蛋白質	15
急性胆管炎	126
急性胆囊炎	126
強化インスリン療法	159
狭心症	84
虚血性心疾患	23, 89
巨赤芽球性貧血	190
魚油	143
近位尿細管性アシドーシス	12
禁煙	87

く

クッシング症候群	60, 78
くも膜下出血	91
グライセミック・インデックス(GI)	65
グライセミック・ロード(GL)	65
グラフ化体重日記	64
グリセロール	4
グルコサミン	95, 231
クレアチニン(Cr)	17, 50
グレープフルーツ	95
クロレラ	95

クローン病	136

け

経口栄養補助	149
──食品	102
経腸栄養	98, 101, 102, 150, 152〜154, 163, 166, 198
──剤	165
経鼻経管栄養	138
経皮的冠動脈形成術(PCI)	85
経鼻的持続陽圧呼吸(nCPAP)	60
血液ガス分析	9
血液透析	57
月経異常	61
血小板数(Plt)	119
血清尿素窒素(BUN)	16, 50, 159
血清フェリチン	187
結石	126
血中抗原特定的 IgE 抗体検査	181
ケトアシドーシス	12, 49
ケトン体	17
下痢	140, 162, 164, 182
顕性アルブミン尿	45
原発性アルドステロン症	13
原発性肥満	61, 62

こ

高 LDL-コレステロール血症	29
口蓋扁桃摘出術	35
高カリウム(K)血症	52
高血圧	43, 61, 76, 77, 82, 91, 223
──症	43, 76, 82, 91
──，二次性	77
──，本態性	77
抗血小板薬	84
高 CO_2 血症	12
高脂血症	29
恒常性(ホメオスタシス)	9
甲状腺機能低下症	60
酵素補充療法	157
抗 TNFα 抗体製剤	139
行動変容	87, 217, 223
高尿酸血症	61, 66, 82
高リン(P)血症	51
高齢者	206
誤嚥	92, 97
──性肺炎	97, 202
呼吸商(RQ)	136, 142, 170

呼吸性アシドーシス 10, 11
呼吸性アルカローシス 10, 12
骨折 72
骨粗鬆症 72, 182, 211
骨ミネラル対策 35
コラーゲン 230
コリンエステラーゼ 16
コレステロール 16
──胆石 127
コンドロイチン硫酸 231
コンバインドエクササイズ 208
コンビニエンスストア 229

さ

再生不良性貧血 191
在宅経管栄養 149
サリチル酸中毒 12
サルコペニア 49, 125, 206, 221
酸塩基平衡 9
残存空腸 161

し

敷石像(cobble stone appearance) 137
子宮筋腫 61
糸球体濾過量(GFR) 17
──, 推算(eGFR) 17, 45, 52, 55
子宮内膜がん 61
シクロスポリン 95
自己効力感 224
脂質 4
──異常症 28, 39, 61, 82, 91
──制限 128, 150, 151
歯周病 210
ジペプチド 6
脂肪肝 61
──, 単純性(NAFL) 113
脂肪酸 4, 89
──, n-3系 171
──, 多価不飽和 89
──, 短鎖 89
──, トランス 143
──, 必須 62, 89
──, 不飽和 89
──, 遊離 61
脂肪乳剤 144, 146
瀉血療法 120
重症筋無力症 218

縦走潰瘍 137
終末期ケア 200, 201
消化管ホルモン 89
消化吸収機能 160
消化性潰瘍 108
消化態栄養剤 154
小球性貧血 187
症候性貧血 18
脂溶性ビタミン 157
静脈栄養 100, 110, 128, 150, 162, 166
──, 中心(TPN) 144, 177
静脈血液ガス 9
静脈血栓症 61
食塩感受性 43
食塩制限(塩分制限) 36, 40, 41, 43, 52, 79, 82, 93
食行動異常 221
食事記録 47
食事調査 36
褥瘡 15, 196
食道がん 149
食物アレルギー 180
食物経口負荷試験 181
食物繊維 89, 125, 128, 132
女性ホルモン 72
食塊 97
腎炎 34
心筋梗塞 84
──, 陳旧性 82
神経障害 23
心血管系疾患 67
腎性貧血 52
心臓病 210
腎臓病料理教室 53
心臓リハビリテーション 86
腎代替療法 57
シンバイオティクス 185
心不全 80
──, うっ血性 81, 226
腎不全 50
じんま疹 182

す～そ

膵炎 130
──, 慢性 130
膵外分泌能 157
膵がん 130
推算糸球体濾過量(eGFR) 17, 45, 52, 55
膵全摘出術 156
膵臓がん 156

膵嚢胞 130
水分制限(飲水制限) 40, 82
睡眠時無呼吸症候群 60, 61
水溶性食物繊維 145
ステロイド糖尿病 218
ステント 84

生活習慣 77
制御性T細胞(Treg) 89
脆弱性骨折 72
成人T細胞白血病 174
成分栄養剤(ED) 140, 163, 166
赤血球造血刺激因子製剤(ESA製剤) 56
摂食障害 96, 173
セレン 121
選択的エストロゲン受容体モジュレーター(SERM) 75
疝痛 126

総胆管結石 126
総鉄結合能(TIBC) 18
総分岐鎖アミノ酸/チロシンモル比(BTR) 114
足病変 23
ソフト菜 98

た

体液過剰(体液貯留) 58, 173
大球性貧血 19, 190
代謝性アシドーシス 10, 12
代謝性アルカローシス 10, 13
　——，塩素(Cl)抵抗性 13
　——，塩素(Cl)反応性 13
大腿骨近位部骨折 72
大腸がん 61
耐糖能障害 61
体内時計 189
大量飲酒 91
多価不飽和脂肪酸 89
だし 195
多職種連携 179
多糖類 2
食べ過ぎ 215
単位配分表 33
短鎖脂肪酸 89
炭酸水素ナトリウム溶液 13
単純性脂肪肝(NAFL) 113
胆石
　——，コレステロール 127
　——症 61, 126
短腸症候群 100

胆道がん 61
単糖類 2
胆嚢結石 126
蛋白・エネルギー低栄養状態(PEM) 137, 143
たんぱく質 5
　——制限 40, 41
蛋白質分解量 17
蛋白尿(肥満腎症) 61
蛋白漏出 39, 137, 138, 143
ダンピング症候群 154

ち〜て

チェーン・ストークス呼吸 12
中鎖脂肪酸 150
　——トリグリセリド(MCT) 150
中心静脈栄養(TPN) 144, 177
腸内細菌 89
　——叢 89, 185
腸粘膜免疫系 137, 143
陳旧性心筋梗塞 82
椎体骨折 72
痛風 61, 66
低栄養状態 173
　——，蛋白・エネルギー(PEM) 137, 143
低カルシウム(Ca)血症 51
低菌食 178
低色素性貧血 187
低脂肪 160
低たんぱく質食 125
低たんぱく飯 52
低リン(P)血症 173
鉄欠乏性貧血 18, 186
鉄制限 120
鉄分摂取 188

と

頭頸部がん 200
橈骨遠位端骨折 72
糖質 2, 135
　——制限 49, 87, 225
同種造血幹細胞移植 175
透析 56, 226
　——，血液 57
　——至適体重(DW) 58
　——，腹膜 57

糖尿病	22, 26, 49, 91, 135, 211, 226, 227, 231
──，肝性	124
──腎症	23, 44, 224
──腎症生活指導基準	47
──，ステロイド	218
──透析予防管理指導	48
──，2型	22, 65, 67, 182, 213, 224
──網膜症	23
動脈血液ガス	9
動脈血pH	9
動脈硬化性疾患	29, 67, 84, 90
時計遺伝子	189
ドコサヘキサエン酸（DHA）	89
トランスサイレチン（プレアルブミン）	15, 136, 142, 148
トランス脂肪酸	143
トランスフェリン	15
トリアシルグリセロール	4
トリグリセリド（TG）	29
──，中鎖脂肪酸（MCT）	150

な 行

内臓脂肪型肥満	61
内臓脂肪面積	64
納豆	95
ナトリウム（Na）	50
──再吸収	37
2型糖尿病	22, 65, 67, 182, 213, 224
二次性高血圧	77
24時間思い出し法	47, 52
24時間蓄尿検査	36
二糖類	2
乳がん	61
乳酸アシドーシス	12
乳酸菌	185
乳糖不耐症	146
乳び胸	149
尿酸	67
尿素窒素（UN）	16
──，血清（BUN）	16, 50, 159
尿蛋白	45
尿中アルブミン	45
妊娠合併症	61
認知症	220
ネフローゼ症候群	38

脳血管障害	90, 97
脳梗塞	23, 61, 91
脳出血	91
脳神経疾患	89
脳卒中	91

は

肺炎	210
──，誤嚥性	97, 202
肺塞栓症	61
肺動脈血栓症	100
半固形栄養剤	203
半消化態栄養剤	154, 166, 198, 202

ひ

非アルコール性脂肪性肝炎（NASH）	113, 123
非アルコール性脂肪性肝疾患（NAFLD）	113
皮下脂肪面積	64
ビタミン	18
──B_1	173
──B_{12}	19, 190
──C	230
──D	51, 73, 74, 208
──K	74
ピックウィック症候群	12
必須脂肪酸	62, 89
被囊性腹膜硬化症（EPS）	58
ビフィズス菌	185
皮膚プリックテスト	181
肥満	24, 60, 67, 77, 116, 127, 223, 227
──外科手術	116
──症	60, 116, 127, 223
──低喚気症候群	61
──，内臓脂肪型	61
標準化透析量（Kt/V）	57
日和見感染症	175
微量アルブミン尿	45
貧血	186, 190
──，再生不良性	191
──，小球性	187
──，症候性	18
──，腎性	52
──，大球性	19, 190
──，低色素性	187
──，鉄欠乏性	18, 186

ふ〜ほ

フェリチン	19
——，血清	187
不揮発性酸	10
副甲状腺ホルモン（PTH）	53
——，分泌亢進	51
副腎皮質ステロイド	35
腹膜透析	57
——関連腹膜炎	56
——離脱理由	58
浮腫	14, 39
不妊	61
不飽和脂肪酸	89
——，多価	89
プラダー - ウィリー症候群	61
プリン体	67, 69
フルダラビン	176
プレアルブミン（トランスサイレチン）	15, 136, 142, 148
プレバイオティクス	140, 145, 146
プロバイオティクス	146, 185
分岐鎖アミノ酸（BCAA）	114, 125, 171
平均赤血球容積（MCV）	194
ベースエクセス（BE）	10
ヘプシジン	119
ヘモグロビン	18, 187
変形性膝関節症	62
偏食	215
補正アニオンギャップ（補正 AG）	11
補正 HCO_3	12
ホモシステイン	74
ポリペプチド	6
本態性高血圧	77

ま 行

マグネシウム	77
摩擦疹	61
末梢静脈挿入型中心静脈カテーテル（PICC）	138, 144
慢性肝炎	119, 122
慢性腎臓病（CKD）	43, 91, 230
——に伴う骨・ミネラル代謝異常（CKD-MBD）	53, 57
慢性腎不全	50
慢性膵炎	130
慢性閉塞性肺疾患（COPD）	168
眠前補食（LES）	114
無酸素運動	71
ムース菜	98
メイロン®	13
メタボリックシンドローム	67, 91, 213
免疫抑制状態	174, 175
免疫抑制薬	35
網状赤血球数（RET）	19

や 行

夜間無呼吸症候群	91
有機酸	50
有酸素運動	31, 71, 78, 115, 121
幽門狭窄	152
遊離脂肪酸	61
葉酸	19, 190

ら〜わ

リパクレオン®	157
リフィーディング症候群	161, 162, 173
療養支援	48
リン（P）	50
リンパ球数	16
るい痩	202
レチノール結合蛋白	15, 136, 142, 148
レニン - アンジオテンシン系阻害薬（RA 系阻害薬）	35
ロイシン	206, 208
ワルファリン	93

外国語索引

A〜C

ABI (ankle brachial index) 30
AG (anion gap) 10
　――補正 11

BCAA (branched-chain amino acid) 114, 125, 171
BE (base excess) 10
BTR (molar ratio of branched-chain amino acids to tyrosine) 114
BUN (blood urea nitrogen) 16, 50, 159

C型肝炎ウイルス (HCV) 118
Child-Pugh 分類 123
CKD (chronic kidney disease) 43, 91, 230
　―― -MBD 53, 57
COPD (chronic obstructive pulmonary disease) 168
Cr (creatinine) 17, 50
CRP (C反応性蛋白) 15, 18

D〜F

DASH食 77
DEXA (dual-energy X-ray absorptiometry) 61
DHA (docosahexaenoic acid) 89
DPP-4阻害薬 26
DW (dry weight) 58

ED (elemental diet) 140, 163, 165
　――, half 140
eGFR (estimate glomerular filtration rate) 17, 45, 52, 55
EPA (eicosapentaenoic acid) 26, 89
EPS (encapsulating peritoneal sclerosis) 58
ESA (erythropoiesis stimulating agent) 製剤 56

FRAX® (Fracture Risk Assessment Tool) 73

G〜I

GALT (gut-associated lymphoid tissue) 137
GFR (glomerular filtration rate) 17
GI (glycemic index) 65
GL (glycemic load) 65

half ED 140
HCO_3^- 欠乏量 13
HCV (hepatitis C virus) 118
HDL-C (HDL-コレステロール) 29

IFN (interferon) 118
IgA 腎症 34, 38, 56
InBody® 83

K〜M

Kt/V (標準化透析量) 57

LDL-C (LDL-コレステロール) 29
LES (late evening snack) 114, 125

MCT (medium chain triglyceride) 150
MCV (mean corpuscular volume) 193

N〜P

n-3系脂肪酸 171
n-3/n-6比 139, 140
NAFL (non-alcoholic fatty liver) 113
NAFLD (non-alcoholic fatty liver disease) 113
NASH (non-alcoholic steatohepatitis) 113, 123
nCPAP (nasal continuous positive airway pressure) 60
NST (nutrition support team) 179
NYHA (New York Heart Association) 分類 82

PCI (percutaneous coronary intervention) 85
PEM (protein-energy malnutrition) 137, 143
PICC (peripherally inserted central catheter) 138, 144
Plt (platelet) 119
PTH (parathyroid hormone) 52
　――分泌亢進 51

R〜Z

RA(レニン-アンジオテンシン)系阻害薬 …………… 35
REE(resting energy expenditure) ……………… 136, 143
RET(reticulocyte) ………………………………… 19
RQ(respiratory quotient) ……………… 136, 142, 170
RTP(rapid turnover protein) …………… 14, 139, 144

SERM(selective estrogen receptor modulator) ……… 75

SGLT2阻害薬 …………………………………… 49

TG(triglyceride) ………………………………… 29
TIBC(total iron binding capacity) ……………… 18
TPN(total parenteral nutrition) ……………… 144, 177
TTR(transthyretin) …………………… 15, 136, 142, 148

UN(urea nitrogen) ……………………………… 16

実践！ケースに学ぶ
栄養管理・食事指導エキスパートガイド　©2015

定価（本体 3,500 円＋税）

2015 年 1 月 20 日　1 版 1 刷

編　者　稲垣　暢也（いながき　のぶや）
　　　　長嶋　一昭（ながしま　かずあき）
　　　　幣　憲一郎（しで　けんいちろう）

発行者　株式会社　南山堂
　　　　代表者　鈴木　肇

〒113-0034　東京都文京区湯島 4 丁目 1-11
TEL 編集（03）5689-7850・営業（03）5689-7855
振替口座　00110-5-6338

ISBN 978-4-525-26051-4　　　　　　Printed in Japan

本書を無断で複写複製することは，著作者および出版社の権利の侵害となります．

JCOPY ＜（社）出版者著作権管理機構　委託出版物＞
本書の無断複写は著作権法上での例外を除き禁じられています．複写される場合は，
そのつど事前に，（社）出版者著作権管理機構（電話 03-3513-6969，FAX 03-3513-6979，
e-mail: info@jcopy.or.jp）の許諾を得てください．

スキャン，デジタルデータ化などの複製行為を無断で行うことは，著作権法上での
限られた例外（私的使用のための複製など）を除き禁じられています．業務目的での
複製行為は使用範囲が内部的であっても違法となり，また私的使用のためであっても
代行業者等の第三者に依頼して複製行為を行うことは違法となります．